Tobias Teismann, Sven Hanning

Das Depressionsbuch

Informationen für Betroffene, Angehörige und Interessierte

Tobias Teismann, Sven Hanning

Das Depressionsbuch

Informationen für Betroffene, Angehörige und Interessierte

BALANCE ratgeber

Tobias Teismann, Sven Hanning
Das Depressionsbuch
Informationen für Betroffene, Angehörige und Interessierte

1. Auflage 2021
ISBN: 978-3-86739-181-8
ISBN E-Book (PDF): 978-3-86739-228-0
ISBN E-Book (EPUB): 978-3-86739-231-0

Bibliografische Information der Deutschen Nationalbibliothek
Die Deutsche Nationalbibliothek verzeichnet diese Publikation in der Deutschen Nationalbibliografie; detaillierte bibliografische Daten sind im Internet über http://dnb.d-nb.de abrufbar.

Weitere Ratgeber, Selbsthilfebücher und Erfahrungsberichte unter www.balance-verlag.de

Lektorat: Katrin Klünter, Köln
Umschlagkonzeption und Umschlaggestaltung: GRAFIKSCHMITZ, Köln, unter Verwendung eines Fotos von João Jesus / pexels.com
Typografiekonzeption und Satz: Iga Bielejec, Nierstein
Druck und Bindung: Westermann Druck Zwickau

Einleitung 6

Wann spricht man von einer Depression? 9
Erscheinungsbild 9
Unterschiedliche Formen der Depression 13
Wie wird eine Depression diagnostiziert? 37
Verlauf depressiver Störungen 47
Wie verbreitet sind depressive Störungen? 56
Zusammengefasst 64

Warum wird und bleibt man depressiv? 66
Stress 68
Verhalten und dessen Folgen 76
Denkinhalte und Denkarten 85
Beziehungen und Beziehungsgestaltung 107
Neurobiologie und Genetik 119
Zusammengefasst 134

Welche Behandlungsarten gibt es? 136
Psychotherapie 138
Medikamentöse Behandlung 205
Andere somatische Therapien depressiver Störungen 232
Zusammengefasst 246

Zum Schluss 248

Buchtipps und Internetseiten zum Weiterlesen 249

Literatur 254

Was ist eigentlich eine Depression? Bin ich schon depressiv, wenn ich mich niedergeschlagen und antriebslos fühle? Wann übertritt man die Schwelle? Was hilft und wie kann ich betroffene Angehörige oder Freunde unterstützen? Depressiv zu sein, kann mit dem Bild umschrieben werden, dass sich um das Leben ein grauer Schleier legt. Selbst geliebte Hobbys fühlen sich auf einmal schwer und überfordernd an. Wie genau man sich das vorstellen kann, ist aber nur schwer in Worte zu fassen.

Depressionen sind häufige und sehr belastende Störungen. Sie können in jedem Alter auftreten, betreffen Frauen gleichermaßen wie Männer und kommen in allen Ländern vor. Tatsächlich wird geschätzt, dass weltweit etwa 350 Millionen Menschen an einer Depression leiden. Auch wenn sehr viele Menschen von Depressionen betroffen sind, ist das Wissen um depressive Erkrankungen in der Allgemeinbevölkerung vielfach rückständig: In einer aktuellen deutschen Bevölkerungsstudie, dem Deutschland-Barometer Depression, gaben beispielsweise 30 Prozent der Befragten an, dass eine Depression ein Zeichen von Charakterschwäche sei, und mehr als 50 Prozent begriffen die Depression als Folge falscher Lebensführung (Stiftung Deutsche Depressionshilfe, Deutsche Bahn Stiftung 2017). Entsprechende Vorstellungen verweisen darauf, wie schwer es ist, das Wesen der Depression zu verstehen. Dies mag auch daran liegen, dass sich jeder von Zeit zu Zeit mal »depressiv« fühlt und viele Leute daher den eigenen Umgang mit Niedergeschlagenheit oder Antriebslosigkeit zum Behandlungsmaßstab machen: »Man darf sich halt nicht so hängen lassen.« So wie viele Menschen sich für den besseren Fußballnationaltrainer halten, glauben auch viele, besser als die Betroffenen über den richtigen Umgang mit Depression Bescheid zu wissen. Die wirkliche Schwere einer klinischen Depression wird dabei verkannt. Sich gelegentlich »depressiv und antriebslos« zu fühlen ist mitnichten das Gleiche, wie an einer Depression zu leiden!

Die Häufigkeit depressiver Störungen bringt es mit sich, dass für die Erforschung der Störung und ihrer Behandlung sehr viele Ressourcen bereitgestellt werden. Entsprechend ist viel über Wesen, Verlauf und Behandlung depressiver Störungen bekannt. Trotz des großen Wissens können wir die Störung jedoch nicht als »entschlüsselt« betrachten. Für die Entstehung und Aufrechterhaltung depressiver Störungen gibt es keine einfache Erklärung. Es existiert kein »Depressions-Gen« und Depressionen sind nicht einfach auf einen Mangel an Botenstoffen im Gehirn zurückzuführen. Die Wahrheit ist komplexer: Depressionen entstehen, wenn vielfältige biologische, psychologische und soziale Problemkonstellationen zusammenkommen. In der Konsequenz gibt es viele Wege, die in eine Depression münden, und Betroffene mit ganz unterschiedlichen Geschichten und Hintergründen.

Glücklicherweise stehen wirksame Mittel zur Behandlung und Prävention depressiver Störungen zur Verfügung. In einer Vielzahl von wissenschaftlichen Arbeiten konnte der Nutzen von Psychotherapie und Pharmakotherapie gut belegt werden. Dieses Wissen scheint in der Bevölkerung angekommen zu sein: Mehr als 90 Prozent der Befragten in der eben genannten Studie gaben an, dass die Behandlung durch Psychotherapeutinnen und Ärzte das geeignete Mittel im Umgang mit Depressionen sei. Gleichzeitig bestehen alte Mythen zur Behandlung: Fast 80 Prozent der Bevölkerung sehen einen Urlaub als geeignetes Mittel gegen Depressionen an und jeweils 20 Prozent halten Süßigkeiten oder Sich-Zusammenreißen für Möglichkeiten zur Bewältigung von Depressionen. Hier besteht offenkundig Informationsbedarf.

Das vorliegende Buch knüpft an dieser Stelle an. Es informiert zunächst über den aktuellen Wissensstand zum Erscheinungsbild, zum Verlauf und zur Häufigkeit depressiver Störungen. Darüber hinaus wird erläutert, wie die Diagnose einer Depression gestellt wird. Im zweiten Kapitel werden Erklärungsansätze depressiver Störungen beschrieben und anhand von Beispielen veranschaulicht. Im dritten Kapitel werden Behandlungsansätze und Behandlungsmöglichkeiten depressiver Störungen vorgestellt.

Wir gehen auf Psychotherapieformen aus dem Bereich der kognitiven Verhaltenstherapie, Onlinetherapie und Möglichkeiten der Selbsthilfe genauso ein wie auf Pharmakotherapie und andere somatische Behandlungsmethoden.

Sicherlich sind nicht alle Informationen, die in diesem Buch beschrieben werden, für Sie persönlich relevant. Lesen Sie einfach nur die Teile, die für Sie von Interesse sind. Die Darstellung baut nicht aufeinander auf, sodass es nicht notwendig ist, alles zu lesen. Das vorliegende Buch ist kein Selbsthilfeprogramm. Ziel des Buches ist es, Informationen zum Verständnis depressiver Störungen und deren Behandlung zu geben. Wir hoffen, dass die Informationen und Anregungen in diesem Buch Ihnen dabei helfen, sich selbst oder einen depressiven Angehörigen besser zu verstehen und – in dieser schweren Zeit – liebevoll zu begleiten.

Tobias Teismann und Sven Hanning

Die 25-jährige Anna kommt kaum noch aus dem Bett. Sie schläft oft 16 Stunden am Tag und fühlt sich danach immer noch erschöpft und energielos. Die wachen Stunden verbringt sie zurückgezogen in ihrer Wohnung und kann sich nicht dazu aufraffen, etwas anzufangen – es macht ihr alles keine Freude und sie sieht in nichts mehr einen Sinn.

Der 51-jährige Benno ist ununterbrochen in Aktion. Er kann nie abschalten, fühlt sich ständig gehetzt, denkt bei der Erledigung der einen Aufgabe schon an die nächste. Nachts kann er nicht schlafen, tagsüber kann er nicht ausruhen. Er fühlt sich überfordert. Die vielen Aufgaben und auch der Kontakt mit anderen Menschen strengen ihn an. Er fühlt sich nur noch ausgelaugt.

Depressive Störungen können sich wie bei Anna und Benno sehr unterschiedlich ausdrücken, sodass es nicht immer leicht ist, eine Depression zu erkennen oder von anderen Störungsbildern zu unterscheiden. Im Folgenden werden zunächst die Symptome einer Depression beschrieben, bevor wir ausführlicher auf verschiedene depressive Störungsbilder und ihr Erscheinungsbild eingehen und erläutern, wie man eine Depression diagnostiziert. Anschließend stellen wir verschiedene Verlaufsformen vor und gehen auf die Häufigkeit depressiver Störungen ein.

Erscheinungsbild

Anhaltende Niedergeschlagenheit und Traurigkeit sind die wesentlichen Anzeichen depressiver Störungen. Unter Depressionen zu leiden, bedeutet aber noch viel mehr, als sich niedergeschlagen zu fühlen. Tatsächlich wirkt sich eine Depression nicht nur darauf aus, wie man sich fühlt, sondern auch darauf, wie man über Dinge denkt, wie man sich verhält, wie man schläft, wie viel Energie man zur Verfügung hat oder wie gut man sich konzentrieren kann.

Gefühle → Durch eine Depression verändert sich das Gefühlsleben auf zwei charakteristische Arten. Negative Emotionen nehmen zu, wohingegen positive Emotionen weniger werden. Auf der einen Seite dominieren somit negative Gefühle wie Niedergeschlagenheit und Traurigkeit, Angst, Wut und Gereiztheit das tägliche Erleben. Auf der anderen Seite treten positive Gefühle wie Freude, Zufriedenheit und Entspannung in den Hintergrund oder fehlen gänzlich: Dinge, die früher Freude und Glücksempfinden auslösten, wie Freunde treffen, einen Film ansehen oder Sport machen, fühlen sich auf einmal »fade«, »hohl« oder »leer« an. Diese fehlende emotionale Beteiligung kann sich steigern bis hin zu einem »Gefühl der Gefühllosigkeit«: Die Betroffenen fühlen sich emotional erstarrt, taub, wie »eingemauert«. Oft beschreiben Betroffene ihr Gefühl als »mehr als Traurigkeit« oder »trauriger als traurig« und geben an, dass niemand dieses Gefühl nachvollziehen kann, der es nicht selbst erlebt hat.

Die 31-jährige Denise ist seit Jahren depressiv. In Zeiten, in denen es ihr besonders schlecht geht, fühlt sie sich wie eine leere Hülle, jede Emotion ist wie aus ihr herausgesaugt, sie steht sich selbst und der Welt völlig gleichgültig gegenüber. Ein Zustand, der sie massiv quält. Insbesondere, wenn sie mit anderen zusammen ist, erschrickt sie und fühlt sich »absolut abartig«, wenn sie merkt, wie egal ihr selbst engste Freunde und Familienangehörige sind.

Verhalten → Depressiven Menschen fehlt es an Energie und Antrieb – selbst Routinehandlungen wie Duschen, Anziehen oder Zähneputzen erscheinen auf einmal schwer, anstrengend und überfordernd. Manche Betroffene beschreiben ein Gefühl, als ob sie ein schweres Gewicht auf den Schultern tragen oder als ob sie durch Sirup waten müssten – jeder

Schritt ist kräftezehrend. In der Konsequenz reduzieren viele Betroffene ihre täglichen Aktivitäten und ziehen sich immer mehr zurück. Andere leiden unter starker Unruhe bis hin zu zielloser Hektik, die es gleichermaßen erschweren, alltäglichen Tätigkeiten nachzukommen.

Die 52-jährige Sabine ist nach dem plötzlichen Tod ihres Sohnes in eine Depression gerutscht. Nach einer Phase tiefer Trauer hat sie jeglichen Halt verloren. Sie ist enttäuscht von Freunden und Arbeitskollegen, die ihren Schmerz nicht nachvollziehen könnten. Ihre Arbeit erledigt sie noch, unternimmt zu Hause aber nichts mehr. Sie liegt ganze Tage nur auf dem Sofa und schaut unbeteiligt fern. Zu jedem einzelnen Schritt einer Handlung muss sie sich mühsam aufraffen. Beim Einräumen der Spülmaschine muss sie sich zu jedem Handgriff durchringen: »Jetzt räum die Tasse ein ..., jetzt räum den Löffel ein ..., jetzt räum den Topf noch ein ...« Alles erscheint ihr wie eine riesige Aufgabe, alles kostet sehr viel Kraft. Am Ende des Tages ist sie völlig erschöpft.

Gedanken → Der depressive Zustand verzerrt das eigene Denken. Es dominiert ein selbstkritischer Blick auf die eigene Person, ein misstrauischer Blick auf andere Personen und ein pessimistischer Blick auf die eigene Zukunft. In extremer Ausprägung erscheinen die eigene Person und das eigene Leben als wertlos und jedes Streben nach Veränderung als hoffnungslos und sinnentleert. Negative Gedanken, Bewertungen und Erinnerungen quälen Betroffene in anhaltenden Grübelschleifen. Viele Betroffene klagen über Konzentrationsprobleme, sie fühlen sich zu zerstreut, um ein Buch zu lesen, und können nicht bei der Sache bleiben. Es treten Schwierigkeiten auf, sich Sachen zu merken oder sich an Dinge zu erinnern. In schweren Fällen kommt es zur Verlangsamung des Gedankengangs, dann fällt es schwer, Gesprächen zu folgen. Die gedankliche Leistungsfähigkeit ist im depressiven Zustand zum Teil so erheblich beeinträchtigt, dass Betroffene fürchten, sie würden an einer Demenz leiden oder »in geistiger Umnachtung« enden (siehe S. 40 f.).

Der 61-jährige Norbert fühlt sich seit mehreren Jahren bei der Arbeit überfordert. Er war immer gut und engagiert im Beruf, aber jetzt wird er seinen eigenen Ansprüchen überhaupt nicht mehr gerecht. Insbesondere im Vergleich mit jüngeren Kollegen sieht er seine Leistungen als absolut minderwertig. Er braucht länger, um die arbeitsbezogene Computersoftware zu bedienen, hat große Schwierigkeiten, mehrere Arbeitsaufträge gleichzeitig im Blick zu behalten, und macht zunehmend mehr Fehler. Er hält sich für völlig wertlos für den Arbeitgeber, »überflüssig und wie ein Klotz am Bein«. Ständig hat er Angst davor, als »Mogelpackung« enttarnt zu werden. Immer öfter geht es ihm auch im privaten Bereich so; dann fragt er sich in anhaltenden Grübeleien immer wieder, wie seine Frau und Tochter es mit ihm nur aushalten können.

Körper→ Neben psychischen Symptomen besteht bei Depressionen auch eine Vielzahl an körperlichen Beschwerden. Viele Betroffene berichten von Einschlafproblemen, Durchschlafproblemen oder frühmorgendlichem Erwachen. Andere schlafen deutlich länger und mehr als gewöhnlich, ohne sich danach erholt zu fühlen. Häufig fehlt der Appetit und es kommt zu einem markanten Gewichtsverlust. Gelegentlich tritt auch das Gegenteil auf: Betroffene erleben Heißhungerattacken und nehmen deutlich an Körpergewicht zu. Bei vielen lässt das Interesse an Sex nach, sie erleben im depressiven Zustand Schmerzen in Kopf, Brust, Rücken und Gliedern sowie Magen- und Darmprobleme. Nicht selten stehen die körperlichen Beschwerden so stark im Vordergrund, dass die depressiven Symptome zunächst übersehen werden.

Der 44-jährige Markus fühlt sich nach einer längeren beruflichen Stressphase völlig energielos. Morgens wacht er immer sehr früh auf, lange vor dem Weckerklingeln, und kann nicht mehr einschlafen. Er vermutet, an einem

Infekt zu leiden, und lässt sich vom Hausarzt gründlich durchchecken; körperlich werden aber keine Auffälligkeiten gefunden. Der Arzt stellt die Verdachtsdiagnose einer Depression. Markus ist völlig überrascht: Die tatsächlich bestehende Freud- und Appetitlosigkeit hat er als Folge des Energiemangels und der Schlafprobleme gesehen und ist daher überhaupt nicht auf die Idee gekommen, dass er depressiv sein könnte.

Schon diese kurze Auflistung macht deutlich: Depressionen belasten Menschen in vielen verschiedenen Bereichen sowohl körperlich als auch psychisch. Die Krankheitsanzeichen können in der Erscheinung ganz unterschiedlich und sogar gegensätzlich sein: zu viel Schlaf oder zu wenig Schlaf, getrieben oder verlangsamt, Appetitlosigkeit oder Heißhunger. Die einzelnen Symptome einer Depression sind zudem eher unspezifischer Natur: Niedergeschlagenheit, Schlafprobleme, Schmerzen und Energielosigkeit können alle auch ohne Depression und bei anderen Erkrankungen auftreten. So werden die meisten Menschen entsprechende Gefühlszustände und Beschwerden schon erlebt haben – ohne jemals an einer Depression gelitten zu haben. Die Kriterien für die Diagnose einer klinischen Depression müssen deshalb klar definiert werden, um zu verhindern, dass ein normaler, vorübergehender Zustand von Niedergeschlagenheit für eine behandlungsbedürftige, klinische Depression gehalten wird. Der »Volksmund« ist im Alltag mit den Begriffen »depressiv« und »Depression« schneller bei der Hand als Ärzte und Therapeutinnen. Zur Diagnose einer Depression wurden daher international gültige Konventionen vereinbart, die im nächsten Kapitel beschrieben werden.

Unterschiedliche Formen der Depression

Um psychische Störungen diagnostizieren zu können, sind sogenannte Klassifizierungssysteme notwendig, die Störungen nach ihrem Erscheinungsbild ordnen. International gibt es zwei Kriterienkataloge zur Diagnose von Depressionen. Das Diagnostische und Statistische Manual Psychischer Störungen (DSM) wurde von der American Psychiatric Association (APA) entwickelt und veröffentlicht. Aktuell gültig ist die fünfte Fassung, das DSM-5 aus dem Jahr 2013. Die Internationale statistische Klassifikation der Krankheiten und verwandter Gesundheitsprobleme (ICD) wird von der Weltgesundheitsorganisation (WHO) herausgegeben und ist ein weltweit anerkanntes Klassifikationssystem für medizinische Diagnosen. Die aktuell gültige Ausgabe ist die ICD-10, im Jahr 2022 soll jedoch eine aktualisierte Fassung in Kraft treten. Depressive Störungen werden bei beiden Diagnosesystemen auf sehr ähnliche Art und Weise definiert, sodass sich die Darstellung im vorliegenden Buch auf die Kriterien nach DSM-5 beschränkt.

Die Diagnosesysteme unterscheiden unterschiedliche Arten depressiver Störungen. Die Folgenden wollen wir Ihnen ausführlicher darstellen:

- Major Depression,
- chronische Depression,
- depressive Störungen infolge einer körperlichen Erkrankung und
- depressive Störungen infolge des Konsums von Alkohol, Drogen oder Medikamenten.

Auf weitere Störungsbilder, bei denen depressive Symptome eine zentrale Rolle spielen, werden wir in Exkursen eingehen.

Major Depression

Der Begriff Major Depression beschreibt die bekannteste Form von Depression. Wer hierunter leidet, erlebt niedergedrückte Stimmung und / oder den Verlust von Interesse und Freude an Dingen, die sonst Spaß gemacht haben. Dieser Zustand muss mindestens zwei Wochen lang anhalten, damit eine Depression diagnostiziert werden kann. Darüber hinaus müssen mindestens vier weitere Symptome auftreten, damit die Diagnose gestellt werden kann:

- veränderter Appetit (mehr oder weniger),
- verändertes Schlafverhalten (mehr oder weniger),
- Erschöpfung / Verlangsamung,
- Unruhe,
- Wertlosigkeitserleben,
- Schuldgefühle,
- Konzentrationsschwierigkeiten,
- wiederkehrende Gedanken an den Tod bzw. Suizidabsichten, Suizidpläne oder Suizidversuche (siehe Kasten).

Für eine Episode einer Major Depression muss ein Symptom neu hinzukommen oder sich zumindest deutlich verschlechtert haben. Treten bei einer Person beispielsweise schon lange Schlafstörungen auf – ohne dass eine Depression bestanden hat –, dann zählt die Schlafproblematik nicht als Symptom der Depression.

Außerdem müssen die Symptome bei der betroffenen Person Leiden hervorrufen oder sie in der Lebensführung beeinträchtigen. Beeinträchtigung meint, dass die Person ihren beruflichen oder familiären Aufgaben und Verpflichtungen nur unter erheblichem Kraftaufwand oder gar nicht mehr nachkommen kann.

DSM-5-Kriterien einer Major Depression (nach APA 2015)

Mindestens fünf der folgenden Symptome müssen über einen Zeitraum von mindestens zwei Wochen hinweg zeitgleich vorliegen.

- Depressive Verstimmung für die meiste Zeit des Tages
- Deutlich vermindertes Interesse oder verminderte Freude an fast allen Aktivitäten

Eines dieser beiden Symptome muss vorliegen, um eine Diagnose stellen zu können.

- Deutlicher Gewichtsverlust (ohne Diät) oder Gewichtszunahme (5 Prozent des Körpergewichts in einem Monat) oder verminderter oder gesteigerter Appetit

- Schlafstörungen (Einschlafstörung, Durchschlafstörung, frühmorgendliches Erwachen, vermehrter Schlaf)
- Psychomotorische Unruhe oder Verlangsamung
- Müdigkeit oder Energieverlust
- Gefühl von Wertlosigkeit oder übermäßige / unangemessene Schuldgefühle
- Verminderte Fähigkeit, zu denken oder sich zu konzentrieren, oder verringerte Entscheidungsfähigkeit
- Wiederkehrende Gedanken an den Tod, Suizidplan, Suizidversuch

Je mehr Symptome vorliegen, desto schwerer ist eine Depression einzustufen: Sind fünf der oben genannten Kriterien erfüllt, spricht man von einer »leichten Episode«, bei sechs oder sieben Kriterien spricht man von einer »mittelgradigen Episode«. Liegen alle Symptome vor, handelt es sich um eine »schwere Episode«. Die Einteilung des Schweregrades ist wichtig, weil unterschiedliche Behandlungsempfehlungen gelten: Bei leichten und mittelgradigen depressiven Episoden empfiehlt sich eine Psychotherapie *oder* eine Behandlung mit Medikamenten (Pharmakotherapie). Bei schweren depressiven Episoden wird eine Kombination aus Psychotherapie und Medikamenten angeraten (siehe Kapitel »Welche Behandlungsarten gibt es?«, ab S. 136).

Zu Recht wenden Sie nun vielleicht ein, dass das doch sehr willkürlich ist: Warum müssen mindestens fünf Symptome vorliegen? Was ist, wenn man nur unter vier Symptomen leidet? Was, wenn die Symptome nur über zehn Tage anhalten? Was, wenn man weniger mit Schuldgedanken zu kämpfen hat, sich stattdessen aber unglaublich hoffnungslos fühlt? All diese Einwände sind absolut berechtigt und werden auch in Forschung und Praxis sehr kontrovers diskutiert. Man muss sich darüber im Klaren sein, dass es sich bei der Definition einer depressiven Störung um eine – wissenschaftlich begründete – Konvention handelt. Die Diagnose fußt nicht auf dem Wissen um die Verursachung der Störung, sondern auf der Beschreibung häufig gemeinsam auftretender Symptome. Die Grenzen sind somit wesentlich fließender als bei körperlichen Erkrankungen, bei denen die Verursachung, d. h. die Fehlfunktion oder die Anomalie wie auch die hierdurch bedingten Symptome und die Krankheitsverläufe (oft) bekannt sind. Ein gebrochener Arm ist leichter klar und unmissverständlich zu definieren als ein depressiver Zustand.

Und trotzdem bringt eine einheitliche Klassifizierung depressiver Störungen – bei allen hiermit verbundenen Schwierigkeiten – den absoluten Vorteil mit sich, dass überall auf der Welt das Gleiche gemeint ist, wenn von einer Major Depression gesprochen wird. Ohne diesen Umstand wären Forschung und damit verbunden die Weiterentwicklung von Behandlungsangeboten nicht möglich. Und Hilfe wird Ihnen auch dann niemand vorenthalten, wenn die von Ihnen erlebten Symptome in etwas anderer Form auftreten, als es die Diagnose einer depressiven Episode eigentlich verlangt!

Subtypen einer Major Depression

Zählt man die verschiedenen Kombinationsmöglichkeiten der Depressionssymptome durch, so ergeben sich 227 unterschiedliche Möglichkeiten, die Symptomkriterien für eine Major Depression zu erfüllen. Man könnte also für 227 Menschen, die alle unter etwas unterschiedlichen Symptomen leiden, die Diagnose einer Major Depression vergeben. Es ist sogar möglich, dass zwei Menschen, die beide an einer Depression leiden, kein einziges Symptom gemeinsam haben (ZIMMERMANN u. a. 2015). Depressionen sind somit keinesfalls Störungen, die bei jedem Menschen auf die gleiche Art und Weise zum Ausdruck kommen: Wenn nun bestimmte Symptome besonders auffällig ausgeprägt sind, kann dies bei der Diagnosestellung daher zusätzlich vermerkt werden. Wenn in einer depressiven Episode beispielsweise Halluzinationen erlebt werden, spricht man von einer »Depression mit psychotischen Merkmalen«. Wenn sich in einer Depression hingegen eine völlige Bewegungslosigkeit einstellt, spricht man von einer »Depression mit katatonen Merkmalen«. Besondere Symptomkonstellationen – die bei der Diagnose mitberücksichtigt werden können –, werden im Folgenden beschrieben.

Depression mit melancholischen Merkmalen → Die Beschreibung »mit melancholischen Merkmalen« wird dann vergeben, wenn die Fähigkeit zur Freude nicht nur herabgesetzt, sondern nahezu vollständig aufgehoben ist. Die Betroffenen zeigen selbst dann keine spürbare Aufhellung der Stimmung mehr, wenn wirklich schöne und erfreuliche Ereignisse eintreten.

Typischerweise ist die depressive Stimmung zudem am Morgen am stärksten ausgeprägt – man spricht vom sogenannten »Morgentief«. Weitere Symptome sind frühmorgendliches Erwachen, ein »Gefühl der Gefühllosigkeit« sowie das Erleben übermäßiger oder unangemessener Schuldgefühle. Die Depression mit melancholischen Merkmalen entspricht sicher am stärksten der allgemeinen Vorstellung von depressiven Menschen. Etwa 50 Prozent aller depressiven Episoden sind durch melancholische Merkmale gekennzeichnet (Angst u. a. 2007) – meist handelt es sich um schwere Episoden.

EXKURS Endogene Depression vs. reaktive Depression

Das Symptombild der Major Depression mit melancholischen Merkmalen wurde in früheren Jahren oftmals als »endogen« bezeichnet. Dem lag die Idee zugrunde, dass sich unterscheiden lässt zwischen biologisch verursachten depressiven Störungen, die in Abwesenheit von Lebensereignissen entstehen und deshalb als endogen, d. h. »von innen heraus« bezeichnet wurden, und reaktiven, exogenen oder »psychologischen« Depressionen, für die man deutliche äußere Auslöser finden kann – wie eine Trennung, den Verlust des Arbeitsplatzes oder andere belastende Lebensereignisse.

Unbestritten spielen sowohl psychologische als auch biologische Faktoren bei der Entstehung und Aufrechterhaltung depressiver Störungen eine bedeutsame Rolle. Es konnte jedoch nie nachgewiesen werden, dass es tatsächlich rein biologisch oder rein psychologisch verursachte Depressionen mit einem jeweils spezifischen Symptommuster gibt. Vor diesem

Hintergrund sind die Begriffe endogene und reaktive Depression heute nicht mehr gebräuchlich.

Depression mit atypischen Merkmalen → Eine Depression »mit atypischen Merkmalen« liegt vor, wenn Betroffene auf erfreuliche Ereignisse und Erlebnisse (z. B. Komplimente) weiterhin mit einer Aufhellung der Stimmung reagieren. Zudem finden sich Symptome wie vermehrter Appetit, vermehrter Schlaf, ein Gefühl bleierner Schwere in Armen und Beinen und / oder eine ausgeprägte Empfindlichkeit gegenüber Zurückweisungen, Kränkungen und Kritik. »Atypisch« klingt nun nach einem seltenen und ungewöhnlichen Störungsbild – tatsächlich weisen aber 15 bis 30 Prozent der Betroffenen ein solches »atypisches Symptommuster« auf (Pae u. a. 2009). Betroffene mit diesem Symptommuster zeigen einen vergleichbaren Störungsverlauf und profitieren in gleicher Weise von Psychotherapie wie Menschen, die an einer Major Depression mit melancholischen Merkmalen leiden.

Depression mit psychotischen Merkmalen → Bei einer Depression »mit psychotischen Merkmalen« erleben Betroffene im depressiven Zustand Halluzinationen oder Wahnsymptome. Halluzination meint, dass sie Dinge hören, sehen, schmecken oder riechen, die andere (anwesende) Personen nicht wahrnehmen können. Es handelt sich um Trugwahrnehmungen, die der Person jedoch als absolut real erscheinen. Bei akustischen Halluzinationen hören Betroffene eine oder mehrere Stimmen, die miteinander reden oder die die Handlungen und Gedanken der betroffenen Person kommentieren. Es können auch Stimmen auftreten, die Befehle und Handlungsanweisungen geben. Grundsätzlich spricht man nur dann von Halluzinationen, wenn sich diese bei klarem Bewusstsein einstellen; Halluzinationen beim Einschlafen oder beim Aufwachen gelten hingegen als Teil des normalen Erlebens.

Der 43-jährigen Christiane fällt es schon immer schwer, sich um sich selbst zu kümmern – stattdessen kümmert sie sich nur um alle anderen. Seit einer Weile ist ihre Stimmung noch schlechter geworden und sie hört jetzt ständig eine Stimme, die ihr sagt: »Tu Gutes! Tu Gutes!«

Wahn bezeichnet eine feste Überzeugung, die trotz gegenteiliger Beweise nicht verändert werden kann. Vielmehr werden zufällige oder belanglose Ereignisse als untrügliche Beweise für die Richtigkeit der eigenen Überzeugung verstanden. Beispielsweise können Betroffene sicher sein, dass sie in ihrer Wohnung gefilmt werden, obwohl niemand Kameras entdecken kann. Solche Wahnvorstellungen verbindet man eher mit anderen psychischen Störungen wie der Schizophrenie, sie können jedoch auch bei depressiven Störungen auftreten. Stark ausgeprägte oder bizarre Wahnvorstellungen sind durch Außenstehende in der Regel problemlos als solche zu erkennen, in leichteren Fällen ist es hingegen oft schwer, zu entscheiden, ob jemand einfach einer fixen Idee anhängt oder unter einem Wahn leidet. Wenn die Symptomatik noch kein extremes Maß angenommen hat, können sich die Betroffenen oft noch distanzieren – sie können sich sagen, dass die Stimmen nur in ihrem Kopf sind oder dass sie sich gelegentlich in Gedanken an ihren finanziellen Ruin hineinsteigern, dass es eigentlich aber nicht so brenzlig ist, wie es ihnen dann vorkommt. Wenn sich die Symptomatik jedoch zuspitzt, kommt es in vielen Fällen zu einem völligen Schwinden von Krankheitseinsicht – der Wahn erscheint dann unumstößlich als Realität.

Halluzinationen und Wahnvorstellungen im Rahmen depressiver Störungen passen typischerweise zu der depressiven Stimmung. Betroffene sind sich z. B. sicher, dass sie Schuld auf sich geladen haben, dass sie ein schreckliches Unglück verursacht haben oder dass sie verarmen werden und dem finanziellen Ruin gegenüberstehen. Es können auch nihilistische Überzeugungen auftreten, z. B. die Überzeugung, dass das Ende der Welt bevorsteht oder dass man getötet werden wird oder sogar bereits tot wäre. Seltener können depressive Personen Wahnvorstellungen und

Halluzinationen entwickeln, die nichts mit depressiven Themen zu tun haben (z. B. der Glaube, dass die eigenen Gedanken im Radio übertragen werden).

In einer groß angelegten europäischen Studie litten knapp 11 Prozent derjenigen, die an einer Major Depression erkrankt waren, unter Wahnsymptomen, 7 Prozent unter Halluzinationen und ein Prozent litt sowohl unter Wahnvorstellungen als auch Halluzinationen (Ohayon u. a. 2002).

Depression oder schizoaffektive Störung?

Eine Major Depression mit psychotischen Merkmalen wird diagnostiziert, wenn Halluzination und / oder Wahn ausschließlich in depressiven Episoden auftreten. Falls psychotische Symptome auch außerhalb depressiver Phasen vorkommen, muss der Behandelnde prüfen, ob möglicherweise eine schizoaffektive Störung vorliegt.

In vielen Fällen ist diese Differenzierung nicht trivial. Daher erstaunt es nicht, dass Kliniker sich bei der Diagnose einer schizoaffektiven Störung häufiger uneinig als einig sind. Es kann also passieren, dass während der gleichen Krankheitsphase ein Arzt von einer affektiven Störung mit psychotischen Merkmalen spricht und eine andere Ärztin von einer schizoaffektiven Störung. Für den Verlauf und für die Behandlung macht der verwendete Name gegenwärtig jedoch keinen Unterschied!

Depression mit katatonen Merkmalen → Von einer »Major Depression mit Katatonie« wird gesprochen, wenn Beeinträchtigungen des Bewegungsablaufs im Vordergrund stehen. Der Begriff Katatonie lässt sich aus dem Griechischen in etwa übersetzen als »Anspannung von Kopf bis Fuß«. Das Symptombild kann völlig gegensätzlich ausgeprägt sein: Oftmals verharren Betroffene in unnatürlichen und bizarren Körperstellungen, die sie willentlich nicht selbst verändern können. Hinzu kommt ein (nahezu) völliges Versiegen der Sprache. Andere Betroffene können aber auch in einen Zustand körperlicher Erregung geraten, immer wieder die gleichen Bewegungsabläufe vollführen, Grimassen schneiden und die

Bewegungen von anderen nachahmen. Unabhängig von der Ausprägung der katatonen Symptome ist es für Außenstehende weitgehend unmöglich, Kontakt zu den Betroffenen aufzunehmen. Das Fehlen angemessener Reaktionen auf äußere Reize heißt allerdings nicht, dass Betroffene nicht mitbekommen, was mit ihnen und was in ihrer Umgebung passiert. Tatsächlich berichten viele Patientinnen und Patienten, dass sie sich ihres katatonen Zustands bewusst waren und unter massiver Angst gelitten hätten.

Katatone Zustände können im Rahmen depressiver Störungen genauso auftreten wie im Kontext schizophrener oder anderer medizinischer Erkrankungen. Sie benötigen eine sehr sorgfältige Beaufsichtigung und müssen daher stationär behandelt werden. Es muss sichergestellt werden, dass die Betroffenen weiterhin Flüssigkeit zu sich nehmen. Zudem muss beobachtet werden, ob es zu Bluthochdruck und Fieber kommt – beide Symptome können eine sogenannte **maligne Katatonie**, einen potenziell lebensbedrohlichen Zustand, anzeigen. Katatone Symptome sprechen in der Regel schnell und gut auf eine Behandlung mit spezifischen Beruhigungsmitteln, den Benzodiazepinen an (Rasmussen u. a. 2016). Bleiben Benzodiazepine wirkungslos, stellt die Elektrokrampftherapie eine alternative Behandlungsmöglichkeit dar (siehe ab S. 232).

Der 65-jährigen Martina ist vor sieben Jahren betriebsbedingt gekündigt worden und sie konnte danach keine feste Anstellung mehr finden. Das war ein schwerer Schlag für sie, weil ihr immer extrem wichtig war, zu arbeiten und ihr eigenes Geld zu verdienen. Tagsüber ist sie jetzt allein zu Hause, während ihr Mann im Büro ist. Obwohl sie sich viele verschiedene Projekte vornimmt, verbringt sie die Tage auf der Couch vor dem Fernseher, weil sie sich zu nichts aufraffen kann. Das führt zu Streit mit Ehemann und Sohn. Nach einer dieser Streitigkeiten legt sie sich aus Protest ins Bett und sagt kein Wort mehr. Zu ihrem großen Schrecken kann sie damit nicht mehr aufhören – auch, als sie wieder will, gelingt es ihr weder, etwas zu sagen, noch, sich zu bewegen. Ihr Mann macht sich große Sorgen, weil sie über Stunden wie erstarrt in der absolut gleichen Position liegt. Schließlich ruft er den Notarzt. Dieser gibt Martina eine Spritze und nimmt sie mit ins Krankenhaus. Nach wenigen Stunden geht es ihr besser, sie kann sich wieder bewegen und sprechen.

Die bis hierher beschriebenen Spezifizierungen werden alle am Vorliegen bestimmter Symptome festgemacht. Es gibt jedoch zwei weitere Subtypen, die nicht das Symptommuster in den Blick nehmen, sondern den Zeitpunkt, zu dem eine depressive Episode auftritt: rund um Schwangerschaft und Geburt oder zu bestimmten Jahreszeiten.

Depression in Schwangerschaft und Stillzeit → Eine Depression mit peripartalem Beginn wird diagnostiziert, wenn die depressive Episode während einer Schwangerschaft oder in den ersten vier Wochen nach der Entbindung einsetzt – das Wort »peripartal« bedeutet nichts anders als »um die Geburt herum«. Grundsätzlich sind depressive Symptome nach einer Entbindung sehr verbreitet: Bis zu 75 Prozent aller Frauen entwickeln in der ersten Woche nach der Entbindung leichte depressive Symptome wie Weinen, Schlaflosigkeit, Appetitlosigkeit und Stimmungsschwankungen; diese Symptome werden als »Baby Blues« bezeichnet und gelten als normale Reaktionen auf die tiefgreifenden Veränderungen des Hormonhaushalts nach der Geburt. In den allermeisten Fällen bilden sich die Symptome innerhalb kurzer Zeit von selbst zurück. Eine depressive Episode entwickeln in etwa 8 Prozent der Frauen nach der Entbindung; bei nicht wenigen von ihnen stellen sich die Symptome bereits während der Schwangerschaft ein (Shorey u. a. 2018).

Die Symptome einer Depression während der Schwangerschaft und nach der Entbindung unterscheiden sich nicht grundsätzlich von den Symptomen einer Depression zu anderen Zeitpunkten im Leben – oftmals spielen jedoch Angst und Sorge um das Kind oder fehlende Gefühle für das Kind eine besondere Rolle.

Die 33-jährige Saskia fühlt sich in der zweiten Schwangerschaftshälfte zunehmend niedergeschlagen, mutlos und angestrengt. Ständig muss sie grundlos weinen. Zunächst geht sie von einer normalen Schwangerschaftserscheinung aus; aber bei keiner ihrer Freundinnen sind vergleichbare Symptome so hartnäckig. Sie ist zunehmend genervt davon, dass ihre Mutter und ihre beste Freundin ständig fragen, ob sie sich denn gar nicht auf das Kind freue. Nach der Entbindung bricht dann alles über ihr zusammen: Sie ist von der Geburt erschöpft und fühlt sich überhaupt nicht in der Lage, sich um ihre neugeborene Tochter zu kümmern. Sie hat ständig Angst um ihre Tochter und vermisst gleichzeitig die Liebe, die »junge Eltern« für ihre Kinder empfinden sollten. Sie fühlt sich »total pervers«, weil sie das Kind schon nach wenigen Tagen nicht mehr haben will. Außerdem kommt es ihr so vor, als wenn es keiner anderen Mutter so geht wie ihr.

Das Risiko einer peripartalen Depression ist erhöht, wenn man zuvor im Leben bereits an einer Depression erkrankt war, wenn die Schwangerschaft ungewollt ist und wenn man keine gute Beziehung zu seinem Partner hat. In diesen Fällen sollte man also besonders gut auf sich achtgeben und Unterstützung durch Freunde, Familienmitglieder oder professionelle Stellen frühzeitig in Anspruch nehmen. Dies ist insbesondere bedeutsam, da sich eine elterliche Depression erheblich auf die Entwicklung des Kindes auswirken kann (Gutierrez-Galve u. a. 2019). In dieser Lebensphase ist es daher wichtig, sich professionelle Hilfe zu suchen, um die potenziell ungünstigen Auswirkungen der Depression zu begrenzen. Man ist kein Monster, wenn man in Schwangerschaft und Stillzeit unglücklich und ungehalten ist, sondern leidet möglicherweise an einer Depression. Dafür kann man nichts!

Bei etwa 0,1 Prozent der Frauen mit peripartaler Depression kommt es zu Wahnvorstellungen und / oder Halluzinationen, die sich typischerweise auf das Neugeborene beziehen. Wahnvorstellungen können um die Idee kreisen, dass man den Teufel geboren habe oder dass man das

Kind nie wird versorgen können. Die Symptomatik setzt in der Regel abrupt in den ersten Tagen nach der Entbindung ein und muss unbedingt stationär behandelt werden. Nur so kann sichergestellt werden, dass die Mutter dem Säugling und / oder sich selbst nicht etwas antut. Auch hier gilt: Wahnvorstellungen machen keine Aussage über den »wahren Kern« oder die »geheimen Motive« einer Person, sondern sind lediglich Krankheitssymptome, für die niemand etwas kann.

EXKURS Depression und Menstruation

Jenseits von Depressionen in Schwangerschaft und Stillzeit berichten viele Frauen, unter depressionsartigen Beschwerden vor Beginn der Regelblutung zu leiden. Das typische Beschwerdebild beinhaltet eine Kombination von psychischen und körperlichen Symptomen, z. B. Stimmungsschwankungen, Reizbarkeit, Aggressivität und Anspannung sowie Spannungsgefühle oder Schmerzen in der Brust, Wassereinlagerungen und Müdigkeit. Die Beschwerden beginnen zumeist in den letzten drei bis fünf Tagen vor Beginn der Blutung und erreichen am Tag vor oder am Tag der Regelblutung ihren Höhepunkt. Typischerweise verschwinden die Symptome ab dem zweiten oder dritten Tag der Blutung und es stellt sich wieder völliges Wohlbefinden ein.

In einer deutschen Repräsentativuntersuchung berichteten nahezu 80 Prozent aller Frauen, an mindestens einem der eben genannten Symptome in der Woche vor Beginn der Regelblutung zu leiden (Wittchen u. a. 2002). Im Vordergrund stehen dabei vor allem körperliche Beschwerden, Stimmungsschwankungen, leichte Ermüdbarkeit, depressive Verstimmung und vermehrter Appetit. Etwa 5 Prozent der Frauen haben so starke Beschwerden, dass sie ihren Alltag kaum oder gar nicht mehr bewältigen können. Seit der Einführung des DSM-5 im Jahr 2013 ist für die Diagnose solcher überdurchschnittlich stark ausgeprägter prämenstrueller Beschwerden die Störungskategorie »**Prämenstruelle dysphorische Störung (PMDS)**« geschaffen worden. Um eine PMDS diagnostizieren zu dürfen, müssen Symptome während der allermeisten Menstruationszyklen auftreten. Die Beschwerden müssen daher mindestens über zwei Zyklen hinweg mithilfe eines Symptomtagebuchs protokolliert werden, bevor die Diagnose gestellt wird.

Die 24-jährige Ronja leidet zyklusabhängig unter starken Stimmungsschwankungen, Reizbarkeit und Anspannung. Sie hat Schmerzen in der Brust, Unterleibskrämpfe und fühlt sich »aufgedunsen«. Tagsüber kann sie sich schlecht konzentrieren und schafft es kaum, in dieser Zeit Seminare und Vorlesungen an der Uni zu besuchen. Ihr Freund scheint mittlerweile völlig genervt von ihrer »Menstruation Madness«. Sie glaubt, dass er berufliche Termine nach ihrem Zyklus plant, um »ihr zu entgehen«. Die Beschwerden verfolgen sie seit Einsetzen der Menstruation, sind aber seit zwei Jahren immer schlimmer geworden. Ihre Gynäkologin empfiehlt, regelmäßig Sport zu treiben, die Ernährung umzustellen und die »Pille« zu nehmen. Das alles hilft ein wenig – richtig gut geht es ihr aber immer noch nicht.

Es gibt Hinweise darauf, dass eine Behandlung mit Antidepressiva hilfreich sein könnte, um prämenstruelle dysphorische Symptome zu reduzieren. Es scheint sogar zu funktionieren, dass die Antidepressiva nur in der Lutealphase (der Zeit zwischen dem Eisprung und dem Einsetzen der Regelblutung) eingenommen werden (CUNNINGHAM u. a. 2009). Dies ist insofern erstaunlich, als dass Antidepressiva in der Regel über mehrere Wochen hinweg eingenommen werden müssen, bevor sie Wirkung zeigen (siehe Kapitel »Medikamentöse Behandlung«, ab S. 205). Insgesamt liegen derzeit allerdings noch zu wenige Studien sowohl zur Pharmako- als auch zur Psychotherapie vor, um eine klare Behandlungsempfehlung ausgeben zu können.

Bei den allermeisten Frauen in westlichen Nationen setzt im Alter von etwa fünfzig Jahren die Menstruation aus; man spricht von der **Menopause**. Die hiermit einhergehenden hormonellen Veränderungen können verschiedene Symptome wie Hitzewallungen, nächtliches Schwitzen und

Schlafstörungen auslösen. Oftmals wird auch das vermehrte Erleben depressiver Symptome mit der Menopause in Verbindung gebracht. Tatsächlich finden sich in methodisch hochwertigen Langzeituntersuchungen jedoch keine Hinweise darauf, dass infolge der Menopause ein erhöhtes Depressionsrisiko besteht (Rössler u. a. 2016). Das heißt nicht, dass es in dieser Phase nicht zu depressiven Störungen kommt, sondern nur, dass die Wahrscheinlichkeit, zu erkranken, in dieser Lebensphase nicht höher oder niedriger als zu anderen Zeiten im Leben ist.

Saisonale Depression → Eine Depression mit saisonalem Muster liegt vor, wenn die Episoden einer Major Depression regelmäßig zu bestimmten Jahreszeiten – meistens im Herbst oder Winter – einsetzen und zu bestimmten Jahreszeiten – meist zum Frühling – wieder abklingen. Um von einem Muster zu sprechen, muss sich ein solcher Zusammenhang innerhalb von zwei aufeinanderfolgenden Jahren gezeigt haben. Die Zusatzbeschreibung wird nicht genutzt, wenn das jahreszeitliche Muster besser durch saisonal bedingte Belastungen erklärt werden kann, beispielsweise, weil man als Erntehelfer im Winter immer wieder arbeitslos ist. Gekennzeichnet sind solche depressiven Episoden durch Energiemangel, ein erhöhtes Schlafbedürfnis, gesteigerten Appetit und Gewichtszunahme sowie vermehrtes Verlangen nach kohlenhydratreichen Lebensmitteln (insbesondere Zucker). Viele Menschen leiden in der dunklen Jahreszeit unter solchen »Winterschlaf«-Symptomen – allerdings nicht in einem störungswertigen Ausmaß.

Es wird angenommen, dass saisonale Depressionen hauptsächlich durch Lichtmangel im Winter verursacht werden. Diese Vermutung stützt sich auf die positiven Effekte von Lichttherapie in der Behandlung von Winterdepressionen (siehe S. 238 ff.) und darauf, dass Personen, die im hohen Norden leben, vermehrt an saisonalen Depressionen leiden. Es wird geschätzt, dass 10 bis 20 Prozent aller Major Depressionen ein saisonales Muster aufweisen (Magnusson 2000).

Können Kinder bereits an Depressionen leiden?

Die Antwort auf diese Frage ist: Ja. Depressive Syndrome werden bereits ab dem dritten Lebensjahr beschrieben. Ein abrupter Anstieg der Depressionsraten findet sich, insbesondere bei Mädchen, ab dem 12. bis 13. Lebensjahr. Das Symptombild einer Depression im Kindes- und Jugendalter unterscheidet sich in der Kernsymptomatik nicht von den beschriebenen Symptomen im Erwachsenenalter. Entsprechend werden auch die gleichen Kriterien für die Diagnosestellung angelegt (siehe Kasten S. 15 f.).

Einige Merkmale können sich jedoch in Abhängigkeit von Alter und Entwicklungsphase sehr unterschiedlich darstellen. Ein zentraler Unterschied besteht darin, dass bei Kindern und Jugendlichen eine reizbare Stimmung statt einer depressiven Verstimmung vorliegen darf und vielfach vorliegt: Depressive Kinder und Jugendliche können durch episodisch auftretenden Jähzorn und aggressives Verhalten bereits in Reaktion auf minimale Auslöser auffallen. Auch können körperliche Schmerzen ohne organische Ursachen Krankheitszeichen sein.

Der neunjährige Fabian geht in die vierte Klasse einer Grundschule. Er ist häufig sauer auf seine Eltern und seine Schwester, die »ihn nerven«. Fabian hat dann immer eine starke Wut im Bauch, manchmal ist er auch traurig und verbringt viel Zeit in seinem Zimmer – da mache er meistens gar nichts! Nachts träumt er schlecht und wacht immer wieder auf. Fabians Eltern berichten, dass er sich schon seit längerer Zeit zurückziehe, keine Lust auf Treffen mit seinen Freunden mehr habe und auch zum Fußball nur noch mit sehr viel Zuspruch durch sie gehe. Sie geben weiter an, dass Fabian vermehrt morgens vor der Schule Bauchschmerzen habe. Von der Lehrerin hätten sie die Rückmeldung erhalten, dass er oft abwesend wirke.

Ganz unabhängig von der Ausgestaltung einer akuten Episode einer Major Depression muss für die Diagnosevergabe schließlich angegeben werden, ob die Person zum ersten Mal oder zum wiederholten Mal an einer Major Depression erkrankt ist. Wenn die Person erstmalig erkrankt ist, spricht man von einer »einzelnen Episode einer Major Depression«. Im Fall, dass die Person bereits eine oder mehrere Episoden in der Vergangenheit erlebt hat, spricht man von einer »rezidivierenden Major Depression«. Rezidivierend bedeutet »wiederkehrend« (siehe S. 49 f.).

EXKURS Burn-out

Im allgemeinen Sprachgebrauch werden Depressionen vielfach als Burn-out bezeichnet und erlebt. Eine medizinische Diagnose mit dem Namen »Burn-out« gibt es jedoch nicht. Dies liegt vor allem daran, dass bislang kein Nachweis für ein einheitliches Störungsbild, das durch bestimmte Kernsymptome charakterisiert ist, erbracht wurde. Vielmehr werden je nach Betrachtungswinkel sehr unterschiedliche Symptome unter dem Oberbegriff Burn-out zusammengefasst: Neben Depressionssymptomen wie Erschöpfung, Energiemangel, Entscheidungsunfähigkeit und Schlafstörungen sind dies z. B. Symptome wie Desillusionierung, Zynismus, Verbitterung und ein Verlust an Empathie.

Die Weltgesundheitsorganisation (WHO 2019) beschreibt Burn-out als Syndrom aufgrund von »chronischem Stress am Arbeitsplatz, der nicht erfolgreich verarbeitet wird«. Drei Dimensionen werden als zentral erachtet:

- ein Gefühl von Erschöpfung,
- eine zunehmende geistige Distanz oder negative Haltung zum eigenen Job und
- ein verringertes berufliches Leistungsvermögen.

Entsprechend der Definition der WHO besteht auch im Alltagsverständnis die Überzeugung, dass beruflicher Stress ursächlich für die Symptome ist – man erlebt sich als »ausgebrannt« von beruflichen Anforderungen.

In diesem Sinne wird die Bezeichnung Burn-out vielfach als schlüssige Beschreibung der persönlichen Situation erlebt.

Im Einzelfall muss jedoch genau geprüft werden, ob es sich bei der Burn-out-Symptomatik um eine Depression handelt, ob die Kriterien für eine andere psychische Störung erfüllt sind oder ob es eine normale, d. h. nicht-krankhafte Belastungsreaktion ist.

Chronische Depression

Der Begriff der »chronischen Depression« klingt schnell Angst einflößend, denn er wird oft missverstanden als »geht nie wieder weg«. Tatsächlich gelten Beschwerden im klinischen Sinne dann als »chronisch«, wenn sie mindestens zwei Jahre lang anhalten. Im DSM-5 nennt man eine Depression, die so lange andauert, »persistierende depressive Störung«. »Persistierend« bedeutet nichts anderes als »anhaltend«. Chronische Depressionen unterscheiden sich neben der zeitlichen Dauer nicht von einer Major Depression. Beide Störungsbilder sind durch die gleiche Symptomvielfalt gekennzeichnet.

DSM-5-Kriterien einer persistierenden depressiven Störung (nach APA 2015)

Depressive Verstimmung über die meiste Zeit des Tages an der Mehrzahl der Tage über einen mindestens zweijährigen Zeitraum. Bei Kindern und Jugendlichen kann die Stimmung auch reizbar sein und die Dauer muss ein Jahr betragen.

Während der depressiven Verstimmung bestehen mindestens zwei der folgenden Symptome:

- Schlechter Appetit oder Überessen
- Schlafstörungen (mehr oder weniger Schlaf)
- Geringe Energie oder Erschöpfungsgefühle

- Geringes Selbstbewusstsein
- Konzentrationsschwierigkeiten oder Schwierigkeiten beim Treffen von Entscheidungen
- Gefühl der Hoffnungslosigkeit

Während des Zweijahreszeitraums gab es keinen symptomfreien Zeitraum von mehr als zwei Monaten.

In Bezug auf den Schweregrad lassen sich zwei Formen der persistierenden depressiven Störung unterscheiden. Von einer **chronischen Major Depression** wird gesprochen, wenn Betroffene über einen Zeitraum von mindestens zwei Jahren an einer voll ausgeprägten Major Depression leiden. Diese verläuft somit nicht in Episoden, sondern hält dauerhaft an. Eine **Dysthymie** liegt vor, wenn die Symptome mindestens zwei Jahre anhalten, aber schwächer ausgeprägt sind: Hier sind nicht fünf Kriterien erforderlich – wie bei der Major Depression –, sondern es reichen drei bis vier Symptome (Symptome siehe S. 15 f.).

Der 44-jährige Dirk hat immer schon den Eindruck, ein Leben mit gezogener Handbremse zu führen. Es geht ihm nicht richtig schlecht und er kommt auch all seinen Aufgaben erfolgreich nach, gleichzeitig ist er aber nie richtig glücklich oder zufrieden; es kommt ihm so vor, dass ihm weniger Energie zur Verfügung steht als anderen Menschen, und er kämpft – seit er denken kann – mit einem geringen Selbstwertgefühl. Großgeworden ist er in einem eher lieblosen Haushalt: Materiell hat es an nichts gefehlt und er ist auch nie geschlagen worden; er kann sich aber auch nicht daran erinnern, von seinen Eltern jemals in den Arm genommen worden zu sein. Zum Glück habe er einen Bruder gehabt, sonst wäre er wahrscheinlich »verkümmert«. Manchmal denkt er, dass er eben »einfach so ist, wie er ist«, und dennoch wünscht er sich, den »Grauschleier über allem« zurückzudrängen.

Etwa 20 Prozent aller Depressionen verlaufen chronisch und drei Viertel aller chronischen Depressionen setzen bereits vor dem 21. Lebensjahr ein (Brakemeier u. a. 2012). Dies scheint vor allem damit zusammenzuhängen, dass chronisch depressive Menschen sehr häufig traumatischen Erfahrungen wie Misshandlungen, Trennungen, Verlusten und Vernachlässigung in ihrer Kindheit ausgesetzt waren: Ihr Leben war von Anfang an massiv schwierig, sodass es nicht verwundert, dass sie deutlich stärker beeinträchtigt sind als Menschen, die unter depressiven Einzelepisoden leiden. In Bezug auf chronisch verlaufende depressive Störungen wird eine Kombinationsbehandlung bestehend aus Psychotherapie und Pharmakotherapie empfohlen – auch dann, wenn die Symptome weniger stark ausgeprägt sind, wie im Fall einer Dysthymie (siehe Kapitel »Welche Behandlungsarten gibt es?«, ab S. 136).

Chronische Depression vs. therapieresistente Depression

Von chronischer Depression zu unterscheiden sind »therapieresistente Depressionen«. In der klinischen Forschung wird von einer therapieresistenten Depression gesprochen, wenn verschiedene Behandlungsversuche keine Besserung gebracht haben. Dabei sollten nur solche Behandlungsversuche gezählt werden, die »nach den Regeln der Kunst«, d. h. nach klinischen Standards erfolgt sind. Es ist klar, dass eine schlecht umgesetzte Psychotherapie oder eine Behandlung mit einem zu niedrig dosierten Antidepressivum von vornherein keine Chance hat, zu wirken. Ein nicht richtig durchgeführter Behandlungsversuch sollte daher nicht als Indiz dafür gewertet werden, dass eine Behandlungsart nicht hilfreich ist, oder schlimmer noch, dass einem nicht geholfen werden kann. Insgesamt sollte mit dem Begriff der Therapieresistenz daher sehr vorsichtig umgegangen werden.

Klar ist auch, dass eine therapieresistente Depression nicht notwendigerweise eine chronische Depression ist. So braucht es nicht immer zwei Jahre, um eine fehlende Behandlungsansprache festzustellen.

Bei der Diagnostik und mit Blick auf die Behandlung ist es sehr wichtig, die Major Depression und die Chronische Depression abzugrenzen von Depressionsformen, die entweder Ausdruck einer körperlichen Erkrankung oder Folge der Einnahme bestimmter Substanzen sind. Auf entsprechende Depressionsbilder gehen wir im Folgenden kurz ein.

Depressive Störung aufgrund eines medizinischen Krankheitsfaktors

Eine ganze Reihe körperlicher Erkrankungen kann depressive Symptome verursachen. Nachgewiesen ist ein solcher Zusammenhang bei Chorea Huntington, Parkinson-Erkrankungen und der Schilddrüsenunterfunktion (Hypothyreose). Deutliche Hinweise auf einen solchen Zusammenhang finden sich überdies im Kontext von Schlaganfällen. Es ist jedoch keineswegs ausgeschlossen, dass auch andere körperliche Erkrankungen depressive Symptome produzieren. Vor diesem Hintergrund muss vor der Diagnosestellung einer Depression immer eine sorgfältige körperliche Untersuchung erfolgen!

Von einer depressiven Störung aufgrund eines medizinischen Krankheitsfaktors wird nur dann gesprochen, wenn die körperliche Erkrankung die depressive Symptomatik unmittelbar – also auf körperlichem Weg – verursacht. Die Diagnose wird nicht vergeben, wenn sich eine Person infolge einer körperlichen Erkrankung zunehmend hilflos und eingeschränkt fühlt und – auf psychologischem Weg – mit einer Depression reagiert. In diesem Fall würde man einfach eine depressive Episode diagnostizieren. Es ist sehr wichtig, dies zu differenzieren, da eine depressive Störung aufgrund eines medizinischen Krankheitsfaktors natürlich eine völlig andere Behandlung erfordert als eine depressive Episode ohne medizinischen Krankheitsfaktor: Eine depressive Symptomatik aufgrund einer Schilddrüsenunterfunktion bekomme ich nicht durch Psychotherapie, sondern nur durch Schilddrüsenhormone in den Griff. Eine depressive Symptomatik aufgrund eines Diabetes bessert sich, wenn der Diabetes behandelt wird. Eine depressive Symptomatik infolge einer Schlafapnoe – d. h. wiederkehrenden Atemaussetzern während des Schlafs – bessert sich, wenn man nachts eine Sauerstoffmaske trägt. Die Behandlung einer depressiven Störung aufgrund eines medizinischen Krankheitsfaktors setzt also immer an der Behandlung des körperlichen Problems und nicht an der Behandlung der depressiven Symptome an.

Zunächst muss daher geklärt werden, ob es einen medizinischen Krankheitsfaktor gibt. Hierzu braucht es eine sorgfältige medizinische Anamnese, bei der die Vorgeschichte der Depressionssymptome sowie aktuelle Beschwerden erfragt werden, inklusive einer Blutuntersuchung. Sollte tatsächlich ein medizinischer Krankheitsfaktor vorliegen, der potenziell depressive Symptome verursachen kann, muss der zeitliche Zusammenhang zwischen der Erkrankung und der depressiven Symptomatik betrachtet werden:

- Begannen die Depressionssymptome gleichzeitig mit dem Krankheitsfaktor?
- Verändern die Depressionssymptome sich gleichzeitig mit dem Krankheitsfaktor, d. h. werden sie besser oder schlechter in Abhängigkeit von der Entwicklung der körperlichen Erkrankung?

Beides muss gegeben sein, um von einer Depression aufgrund eines medizinischen Krankheitsfaktors sprechen zu können.

Die 27-jährige Friederike kommt in eine psychotherapeutische Sprechstunde, weil sie sich seit ein paar Monaten ständig müde und abgeschlagen fühlt. Sie hat Schwierigkeiten, sich zu konzentrieren, hat an Gewicht zugenommen, fühlt sich zunehmend traurig und interessenlos und spürt weniger Interesse an Sex. Richtig erklären kann sie sich ihr Befinden nicht: Der Einstieg ins Berufsleben war zwar stressig, aber eigentlich läuft alles gut. Allerdings leidet sie darunter, dass sich ihr Äußeres etwas verändert: Ihre Haare verlieren den Glanz, die Haut wird trocken. Friederike wird zunächst an ihre Hausärztin überwiesen, um körperliche Ursachen ausschließen zu können. Diese stellt eine Schildrüsenunterfunktion fest. Mit den notwendigen Medikamenten bessert sich das Symptombild rasch. Die Psychotherapie hat sich für Friederike damit erledigt.

Hinweise auf eine körperliche Verursachung können sich auch daraus ergeben, dass die Symptomatik oder der Beginn der Symptomatik in irgendeiner Form ungewöhnlich ist, beispielsweise, weil es keinerlei Belastungsfaktoren im Vorfeld der depressiven Entwicklung gab – »Aus dem Nichts heraus habe ich mich plötzlich depressiv gefühlt!« –, die betroffene Person zuvor noch nie an einer Depression gelitten hat und es auch keine familiäre Geschichte depressiver Störungen gibt.

Depression und körperliche Erkrankung

Jenseits einer körperlichen Verursachung depressiver Störungen konnte eine ungünstige Wechselwirkung zwischen Depressionen und körperlichen Erkrankungen vielfach nachgewiesen werden: Depressionen erhöhen beispielsweise das Risiko für Adipositas (Fettleibigkeit) und Adipositas erhöht das Risiko für Depressionen. Depressionen erhöhen auch das Risiko für Diabetes und Diabetes erhöht das Risiko für Depressionen.

Depressionen können darüber hinaus einem wünschenswerten Umgang mit körperlichen Erkrankungen massiv im Weg stehen: Menschen, die während einer Depression unter Antriebslosigkeit und Sinnlosigkeitsempfinden leiden, mag es besonders schwerfallen, regelmäßig Medikamente zu nehmen, Kontrolluntersuchungen wahrzunehmen und therapeutische Empfehlungen beispielsweise in Bezug auf körperliches Training umzusetzen. Vor diesem Hintergrund konnte leider wiederholt gezeigt werden, dass Depressionen einen Risikofaktor für ungünstige Krankheitsverläufe – u.a. in Bezug auf Herzerkrankungen und Krebserkrankungen – darstellen.

Wir möchten jedoch betonen, dass Depressionen *kein* Risikofaktor für das Auftreten einer Krebserkrankung, die Geschwindigkeit des Tumorwachstums und / oder das Auftreten von Metastasen sind: Wer an einer Depression leidet, hat kein höheres Krebsrisiko! Wir betonen das, weil nicht selten die Idee verbreitet wird, dass Krebspatientinnen und -patienten eine positive Einstellung haben müssten, um Krebs wirksam besiegen zu können. Tatsächlich ist der Einfluss von Depressionen auf den Verlauf einer Krebserkrankung jedoch so klein, dass es völlig deplatziert ist, Krebserkrankte zu einer positiven Denkweise (»Du musst optimistisch und positiv sein«) zu drängen.

Substanz- oder medikamenteninduzierte depressive Störung

Neben organischen Erkrankungen können depressive Symptome auch durch Alkohol, Drogen oder verschiedene Medikamente hervorgerufen werden. Depressive Symptome können beispielsweise bei Einnahme oder Entzug von Alkohol, Amphetaminen, Kokain oder Opiaten auftreten. Manche Medikamente (z. B. Antibiotika, chemotherapeutische Substanzen, immunologische Substanzen) können – auch bei regelgerechter Einnahme – depressive Stimmungsveränderungen hervorrufen. Die Einnahme von Medikamenten sowie etwaigem Alkohol- und Drogenkonsum wird daher bei der Diagnosestellung immer miterfragt. Von Interesse ist wiederum der zeitliche Zusammenhang zwischen depressiver Symptomatik und Substanzeinnahme:

- Begannen die depressiven Symptome kurz nach der Einnahme eines Medikaments oder einer Substanz?
- Begannen die depressiven Symptome, nachdem eine größere Menge eingenommen oder ein Entzug begonnen wurde?

Nach Absetzen eines Medikamentes oder vollständiger Alkohol- bzw. Drogenabstinenz sollten sich die Symptome binnen eines Monats zurückbilden. Ist dies nicht der Fall, spricht das gegen eine substanz- oder medikamenteninduzierte depressive Störung und für eine übliche depressive Störung. Die Behandlung einer substanzinduzierten depressiven Störung besteht logischerweise darin, dem Betroffenen zu helfen, von den depressionsauslösenden Substanzen abstinent zu werden und zu bleiben.

Der Alkohol- oder Drogenkonsum muss eingeschränkt oder aufgegeben werden, um die Depression zu überwinden. Bei einer medikamenteninduzierten depressiven Störung ist dies leider nicht immer möglich, denn nicht jedes Medikament kann einfach abgesetzt werden. Im Einzelfall muss hier eine individuelle Kosten-Nutzen-Analyse vorgenommen werden und möglicherweise eine zusätzliche antidepressive Behandlung angesetzt werden, um die depressionsfördernden Nebenwirkungen eines wichtigen Medikaments auszukontern.

Wie wird eine Depression diagnostiziert?

Die Diagnose einer Depression wird auf der Basis einer sorgfältigen Erhebung der gegenwärtigen Beschwerden und des lebenszeitlichen Krankheitsverlaufs durch eine Psychotherapeutin oder einen Arzt gestellt. Es gibt keinen Biomarker für eine Depression, d. h. ob eine Person depressiv ist, lässt sich nicht anhand von Blutbild, Röntgenaufnahmen, Computertomografie oder Magnetresonanztomografie »beweisen«, sondern einzig im Gespräch bestimmen. Hierin unterscheidet sich eine Depression sehr deutlich von einer körperlichen Erkrankung.

Klinische Interviews

Im besten Fall wird für die Diagnosestellung ein sogenanntes klinisches Interview genutzt. In diesem Interview werden alle Symptome einer Depression einzeln abgefragt und hinsichtlich ihrer Intensität und ihres Verlaufs von der interviewenden Person eingeschätzt. In der klinischen Praxis werden hierzu meist das »Strukturierte klinische Interview für DSM-5-Störungen« (SKID; Beesdo-Baum u. a. 2019), das »Diagnostische Interview psychischer Störungen« (DIPS; Margraf u. a. 2017) oder das »Composite International Diagnostic Interview« (CIDI; Robins u. a. 1988) der Weltgesundheitsorganisation verwendet. Insbesondere bei der erstmaligen Diagnosestellung und bei sich veränderndem Erscheinungsbild sollten entsprechende Interviews genutzt werden. Wird bei Ihnen die Diagnose einer depressiven Störung erwogen oder gestellt, dann lassen Sie sich ausführlich erklären, wie Ihre Behandlerin oder Ihr Behandler zu der Diagnose kommt, und besprechen Sie, welche Symptome einer depressiven Erkrankung die Person bei Ihnen sieht.

In solchen Interviews wird – wie bereits geschrieben – abgeklärt, wie es Ihnen aktuell geht, d. h. es werden Fragen zu Ihrem gegenwärtigen Befinden gestellt, dabei werden sämtliche Kriterien einer depressiven Episode wie auch einer persistierenden depressiven Störung durchgegangen. Zudem wird nach psychotischen Erlebnissen – also Halluzinationen und Wahnerleben – gefragt. Da Betroffene möglicherweise selbst nicht sagen können, ob sie an Halluzinationen oder Wahnvorstellungen leiden, muss sich die interviewende Person hiervon selbst ein Bild machen und entscheiden, wie bestimmte Wahrnehmungen und Ideen einzuordnen sind. Wenn sich die Symptome infolge eines Trauerfalls entwickelt haben, muss zudem entschieden werden, ob es sich wirklich um eine Depression oder vielmehr um eine normale Trauerreaktion handelt.

EXKURS Trauer vs. Depression

Trauer und Depressionen gleichen sich: Trauernde sind niedergeschlagen, freudlos, Schlaf und Appetit verändern sich, man fühlt sich antriebslos und hat Schwierigkeiten, sich zu konzentrieren. Entsprechende Symptome sind nach einem Trauerfall zu erwarten und nicht krankhaft! Im DSM-IV, dem Vorgänger des aktuellen DSM-5, konnte eine Depressionsdiagnose daher nicht gestellt werden, wenn die Symptome innerhalb von zwei Monaten nach dem Tod einer geliebten Person aufgetreten sind. Das neuere DSM-5 erlaubt die Diagnose einer Depression jetzt auch in zeitlicher Nähe zu einem Trauerfall. Es muss jedoch sehr genau geprüft werden, ob die Diagnose einer Depression gerechtfertigt ist.

Die folgenden Aspekte werden bei dieser Entscheidung in Betracht gezogen: Im Unterschied zu depressiven Zuständen tritt negative Stimmung im Kontext von Trauerprozessen in der Regel in Wellen voller Trauerschmerz auf. Diese Wellen sind zumeist verbunden mit Erinnerungen und einem schmerzhaften Sehnen nach dem Verstorbenen. Bei Trauer ist darüber hinaus meist das Selbstwertgefühl der trauernden Person unbeeinträchtigt – Gefühle von Wertlosigkeit und Selbsthass treten eher selten auf. Selbstvorwürfe beschränken sich größtenteils auf (vermeintliche) Versäumnisse im Umgang mit dem Verstorbenen: »Hätte ich ihn noch zu einem anderen Arzt gebracht«, »Warum bin ich bei unserem letzten Beisammensein nicht netter gewesen?«. Es muss also abgeschätzt werden, ob die Symptome sich ausschließlich auf den Todesfall beziehen. Diese Entscheidung ist wichtig, denn es gibt Hinweise darauf, dass Psychotherapie bei normaler Trauer keinen oder sogar einen negativen Effekt hat.

Bei normaler Trauer erscheint Psychotherapie daher nicht sinnvoll. Gleiches gilt für Psychopharmaka: Trauernde brauchen für gewöhnlich keine Medikamente. Menschen sind widerstandsfähig und können in aller Regel ohne professionelle Hilfe mit schwierigen und belastenden Lebensumständen zurechtkommen. Erst, wenn es ernst zu nehmende Hinweise darauf gibt, dass aus Trauer eine Depression geworden ist oder dass ein Trauerprozess über lange Zeit unvermindert bestehen bleibt, ist therapeutische Hilfe angebracht. Im Anhang finden sich Lektüreempfehlungen zum Thema komplizierte Trauer.

Schließlich muss geklärt werden, ob die depressiven Symptome Folge einer Medikamenten-, Drogen- oder Alkoholeinnahme sein könnten oder auf eine körperliche Erkrankung zurückzuführen sind (siehe S. 36 f. und S. 33 ff.). Zur Abklärung sollte, wenn es entsprechende Verdachtsmomente gibt, daher immer auch eine körperliche Untersuchung erfolgen. Diese dient ausschließlich dazu, andere Erkrankungen als Ursache der

Depression auszuschließen (z. B. eine Schilddrüsenunterfunktion, einen Schlaganfall, eine schwere körperliche Erkrankung wie Krebs), und nicht dazu, die Diagnose einer Depression anhand körperlicher Marker zu bestätigen.

EXKURS Demenz vs. Depression

Typischerweise stellen sich bei depressiven Störungen erhebliche Konzentrations- und Gedächtnisprobleme ein, sodass bei Betroffenen nicht selten die Sorge aufkommt, an einer Demenz zu leiden. Dies ist verständlich, aber in den allermeisten Fällen unbegründet. Unsere Aufmerksamkeits- und Gedächtniskapazität ist begrenzt, und in einem depressiven Zustand wird ein großer Teil des verfügbaren Arbeitsspeichers durch negative Bewertungen, Interpretationen und Erinnerungen ausgefüllt. In der Folge steht nur eine reduzierte Kapazität für die Verarbeitung nicht-depressiver Informationen zur Verfügung.

VORSTELLUNGSÜBUNG

Stellen Sie sich vor, Sie würden zwei Fernsehprogramme gleichzeitig ansehen: Wie viel würden Sie von beiden Programmen mitbekommen? Insbesondere dann, wenn das eine Programm sehr aufdringlich ist und das andere eher bedeutungslos erscheint? Ähnlich verhält es sich in einer Depression mit den nicht-depressiven und depressiven Informationen.

Konzentrations- und Gedächtnisprobleme bilden sich mit Abklingen der depressiven Phase vollständig zurück. Sollten Sie gleichwohl sehr besorgt sein, dann können Sie bei einem Fachmann oder einer Fachfrau natürlich auch eine Demenzdiagnostik durchführen lassen. In der Regel wird zur Ersteinschätzung der **Mini-Mental Status Test** (MMST; FOLSTEIN u. a. 1975) benutzt. Hierbei handelt es sich um einen kurzen Test, der Fragen und Aufgaben stellt zur zeitlichen und räumlichen Orientierung, zur Merk- und Erinnerungsfähigkeit, zur Aufmerksamkeit, zum Sprachverständnis und zur Lese-, Schreib-, Zeichen- und Rechenfähigkeit.

Typischerweise finden sich bei depressiven Menschen in einem solchen Test keine auffälligen Testergebnisse hinsichtlich der raumzeitlichen Orientierung, d.h. auch schwer depressive Personen wissen noch, welcher Wochentag, Monat und welches Jahr gerade ist und wo sie sich befinden. Im Unterschied zu Demenzerkrankten klagen depressive Menschen zudem über wahrgenommene Einbußen in ihrer Konzentrations- und Gedächtnisleistung – Demenzerkrankte versuchen häufiger, diese vor anderen zu verbergen.

Eine abklärende Demenzdiagnostik sollte auch dann gemacht werden, wenn Sie unter deutlichen Gedächtnisschwierigkeiten leiden und sich in einem Altersbereich befinden, in dem die Wahrscheinlichkeit für demenzielle Erkrankungen zunimmt (ab dem 65. Lebensjahr).

Nach der Abklärung der gegenwärtigen Symptomatik wird die störungsbezogene Vorgeschichte in den Blick genommen: Gab es ähnliche Symptome oder Episoden bereits zu einem früheren Zeitpunkt im Leben? Handelt es sich um eine einzelne Episode einer Major Depression oder eine rezidivierende depressive Störung? Findet sich ein jahreszeitliches Muster (siehe »Saisonale Depression«, S. 27)? Gab es neben depressiven Episoden auch sogenannte manische oder hypomane Episoden? Letztere sind Phasen, in denen der Antrieb und das Aktivitätsniveau massiv gesteigert sind – quasi das extreme Gegenteil einer Depression. Ist dies der Fall, so spricht man von einer Bipolaren Störung.

EXKURS Bipolare Störung

Eine Bipolare Störung – früher auch manisch-depressive Störung genannt – liegt vor, wenn neben Episoden einer Major Depression im lebenszeitlichen Verlauf auch sogenannte manische oder hypomane Episoden auftreten.

Eine manische Episode (Mania lässt sich aus dem Griechischen als »Raserei« übersetzen) ist laut DSM-5 dadurch charakterisiert, dass über mindestens eine Woche hinweg unnormal gute bis euphorische Stimmung (oder alternativ anhaltend reizbare Stimmung) vorherrscht. Hinzukommen muss eine massive Steigerung des Aktivitäts- oder Energieniveaus sowie mindestens drei der folgenden Kriterien:

- Übersteigertes Selbstwertgefühl bis hin zu wahnhaften Größenideen
- Vermindertes Schlafbedürfnis
- Pausenloser Rededrang
- Gedankenrasen
- Leichte Ablenkbarkeit
- Übersteigerte Aktivität
- Übermäßige Beschäftigung mit Aktivitäten, die unangenehme Konsequenzen nach sich ziehen können (z. B. ungezügeltes Einkaufen, sexuelle Abenteuer oder das Tätigen ungünstiger geschäftlicher Investitionen)

Die Symptome müssen so schwer ausgeprägt sein, dass es zu deutlichen Beeinträchtigungen in der Lebensführung kommt oder ein Krankenhausaufenthalt notwendig wird, um Schaden von der Person oder anderen abzuwenden.

Eine hypomane Episode nennt man eine schwächer ausgeprägte manische Episode, d. h. die Symptome treten für kürzere Zeit auf und die Beeinträchtigung durch die Symptome ist nicht so stark, dass es zu ernsthaften Problemen im beruflichen und sozialen Bereich kommt. Während eine Manie durch das »grenzüberschreitende Verhalten« auch für Außenstehende leicht zu erkennen ist, ist eine Hypomanie oft nur von Angehörigen und Freunden als »abnorm« und untypisch für die Person wahrzunehmen. Die Grundstimmung ist nur leicht erhöht und der Antrieb nur leicht gesteigert.

Die 44-jährige Amelie erlebt seit der Trennung von ihrem Mann vor drei Jahren einen raschen Wechsel zwischen depressiven, hypomanen und manischen Episoden. In der letzten manischen Phase hat sie nächtelang über Facebook und Instagram »mit der ganzen Welt« kommuniziert. Gesprächsstoff und Ideen seien ihr überhaupt nicht mehr ausgegangen.

Innerhalb kurzer Zeit habe sie Tausende Follower gewonnen, die sie mit ihren »witzig-intelligenten, philosophischen und von Weltwissen getränkten Posts« in ihren Bann gezogen habe. Stars in Hollywood seien dann auf sie – »ein Mädchen aus dem Ruhrgebiet« – aufmerksam geworden. Ihre ungeschminkte Art sei offensichtlich erfrischend für Leute wie Bradley Cooper, Quentin Tarantino, Jude Law und Orlando Bloom. Letzterer habe sich offenbar in sie verliebt: Ständig flute er ihren News-Feed bei Facebook mit Nachrichten. Auf Hinweise von Freunden, dass sie sich das alles nur einbilde, reagiert Amelie zunehmend gereizt und aggressiv: »Die sind einfach zu doof, um das wahrzunehmen.« Insgesamt ist sie völlig genervt davon, dass alle anderen so langsam denken und so langweilig sind. Sie will jetzt erst mal einen Sportwagen kaufen und sich mit Männern treffen, »die wissen, was Spaß macht«. Eine Auseinandersetzung mit einem Polizisten, der sie wegen Fahrens mit überhöhter Geschwindigkeit anhält, führt schließlich zu einer Zwangseinweisung in die Psychiatrie.

Da die Diagnose einer Bipolaren Störung andere Therapieempfehlungen nach sich zieht als die Diagnose einer Depression, ist eine sehr sorgfältige Diagnosestellung zwingend erforderlich. Das vorliegende Buch konzentriert sich auf die Darstellung sogenannter unipolarer Depressionen, d. h. solcher depressiven Störungen, bei denen es nie zu hypomanen oder manischen Episoden kommt. Im Anhang finden sich jedoch Literaturtipps zum besseren Verständnis Bipolarer Störungen.

Die Ausführungen haben hoffentlich deutlich gemacht, warum wir denken, dass die Diagnose einer Depression durch eine Fachperson gestellt werden sollte. Natürlich gibt es Fälle, in denen die Depressionsdiagnose leicht und schnell ermittelt werden kann – und dies möglicherweise sogar von Ihnen selbst: Je prototypischer die Symptome sich zeigen, umso leichter ist die Diagnose zu stellen. Gleichzeitig gibt es aber viele alternative Störungsbilder zu bedenken und auszuschließen sowie Intensitäts- und

Zeitkriterien zu beachten – und dies kann mitunter wirklich schwierig sein. Je verwischter das Störungsbild sich präsentiert, umso mehr Erwägungen gilt es zu berücksichtigen: Manchmal gibt es auch erst nach einer Zeit der weiteren Beobachtung Klarheit über die Diagnose.

Fragebögen

In Ergänzung zum Gespräch setzen Psychotherapeutinnen und Ärzte in der Regel Fragebögen ein, um beispielsweise den Schweregrad der depressiven Symptomatik zu bestimmen, um das Ansprechen auf eine Behandlung zu erfassen oder um herauszufiltern, mit wem ein längeres Gespräch zu etwaigen Depressionssymptomen geführt werden sollte. Die zwei bekanntesten und am häufigsten eingesetzten Fragebögen sind die Patient Health Questionnaire (PHQ-9; Kroenke u. a. 2001; deutsche Übersetzung: Löwe u. a. 2002) und das Beck-Depressionsinventar (BDI II; Hautzinger u. a. 2006). Beide Fragebögen wurden in viele Sprachen übersetzt und werden international sowohl in der klinischen Praxis als auch in der Forschung eingesetzt.

Patient Health Questionnaire→ Die PHQ-9 besteht aus neun Items, mit denen die DSM-5-Kriterien einer Major Depression (siehe S. 15 f.) erhoben werden. Die Befragten geben für jedes Symptom an, wie sehr sie darunter in den letzten zwei Wochen gelitten haben. Der Patientenfragebogen kann sowohl verwendet werden, um die Schwere der depressiven Symptomatik zu erfassen, als auch, um eine erste Idee darüber zu bekommen, ob man an einer Depression leiden könnte. Die Diagnose einer Major Depression gilt als sehr wahrscheinlich, wenn fünf der neun abgefragten Items mit der Antwortalternative »an mehr als der Hälfte der Tage« beantwortet wurden. Dabei muss eines der Symptome entweder Interesselosigkeit (Item a) oder Niedergeschlagenheit (Item b) sein.

Zur Bestimmung des Schweregrades können die Antworten aufaddiert werden. Insgesamt lassen sich Werte zwischen 0 und 27 erreichen. Werte von 1 bis 4 verweisen auf eine minimale depressive Symptomatik, Werte von 5 bis 9 auf eine milde depressive Symptomatik, Werte von 10 bis 14 auf eine mittelgradige depressive Symptomatik und Werte von 15 bis 27 auf eine schwere depressive Symptomatik.

Hier sehen Sie zwei Beispielitems:

Wie oft fühlten Sie sich im Verlauf der letzten zwei Wochen durch folgende Beschwerden beeinträchtigt?

a. Wenig Interesse oder Freude an Ihren Tätigkeiten

b. Niedergeschlagenheit, Schwermut oder Hoffnungslosigkeit

Den vollständigen Fragebogen können Sie unter www.phqscreeners.com abrufen.

Sie können den Fragebogen nutzen, um eine erste Einschätzung bei sich selbst vorzunehmen. Beachten Sie aber bitte, dass die Diagnose einer Depression nicht auf Basis einer Selbstbeurteilung per Fragebogen vorgenommen werden kann – wie beschrieben, gibt es eine Vielzahl zusätzlicher Informationen zu berücksichtigen! Sollten Sie einen Wert von zehn Punkten oder mehr erreichen – und sich noch in keinerlei Behandlung befinden –, dann sprechen Sie bitte mit Ihrer Hausärztin oder Ihrem Hausarzt; diese oder dieser wird die weiteren diagnostischen und therapeutischen Schritte veranlassen.

Beck-Depressionsinventar → Das BDI-II ist ebenfalls ein sehr gängiger Fragebogen. Er enthält 21 Items, mit denen gefühlsbezogene, gedankliche, motivationale und körperliche Symptome einer Depression erfasst werden. Betroffene werden gebeten, anhand einer abgestuften Serie von vier alternativen Aussagen zu berichten, wie sie sich in den letzten zwei Wochen gefühlt haben. Hier sehen Sie vier Beispielitems:

1. ☐ 0 – Ich bin nicht traurig
☐ 1 – Ich bin oft traurig
☐ 2 – Ich bin ständig traurig
☐ 3 – Ich bin so traurig oder unglücklich, dass ich es nicht aushalte

2. ☐ 0 – Ich sehe nicht mutlos in die Zukunft
   ☐ 1 – Ich sehe mutloser in die Zukunft als sonst
   ☐ 2 – Ich bin mutlos und erwarte nicht, dass meine Situation besser wird
   ☐ 3 – Ich glaube, dass meine Zukunft hoffnungslos ist und nur noch schlechter wird

3. ☐ 0 – Ich fühle mich nicht als Versager
   ☐ 1 – Ich habe häufiger Versagensgefühle
   ☐ 2 – Wenn ich zurückblicke, sehe ich eine Menge Fehlschläge
   ☐ 3 – Ich habe das Gefühl, als Mensch ein völliger Versager zu sein

4. ☐ 0 – Ich kann die Dinge genauso gut genießen wie früher
   ☐ 1 – Ich kann die Dinge nicht mehr so genießen wie früher
   ☐ 2 – Dinge, die mir früher Freude gemacht haben, kann ich kaum mehr genießen
   ☐ 3 – Dinge, die mir früher Freude gemacht haben, kann ich überhaupt nicht mehr genießen

Die Antwortwerte im BDI-II werden aufsummiert, sodass im Ergebnis Werte zwischen 0 und 63 resultieren können. Werte von 0 bis 13 verweisen darauf, dass keine Depression vorliegt, Werte von 14 bis 19 deuten auf eine milde depressive Symptomatik hin, Werte von 20 bis 28 auf eine moderate depressive Symptomatik und Werte von 29 bis 63 auf eine schwere depressive Symptomatik. Wiederum gilt: Die Diagnose einer Depression kann nicht auf Basis einer Selbstbeurteilung per Fragebogen vorgenommen werden!

Besondere Formen depressiver Störungen erfordern spezifische Fragebögen: Im Kontext von Schwangerschaft und Stillzeit wird beispielsweise die **Edinburgh Postpartal Depression Scale** (EPDS; Cox u. a. 1987) verwendet. Diese umfasst zehn Items und verzichtet weitgehend auf die Erfassung körperlicher Symptome. Auf diese Weise wird verhindert, dass normale körperliche Veränderungen im Zusammenhang mit Schwangerschaft, Geburt und Stillzeit fälschlicherweise als Depressionssymptome gewertet werden. Der Fragebogen kann auf der folgenden Internetseite online bearbeitet werden: www.postnatale-depression.ch.

Verlauf depressiver Störungen

Depressionen können in jedem Lebensalter auftreten. Ein Großteil der Betroffenen erkrankt jedoch im dritten Lebensjahrzehnt. Das Durchschnittsalter bei der ersten depressiven Episode liegt in Deutschland bei 27,6 Jahren (Bromet u. a. 2011).

Depressive Störungen können nun ausgesprochen unterschiedlich verlaufen: Es gibt Einzelepisoden, die sich einmal im Leben einstellen und dann nie wieder; es gibt wiederholt auftretende Episoden, zwischen denen es zu einer vollständigen Genesung kommt; es gibt wiederholt auftretende Episoden, zwischen denen bestimmte Symptome bestehen bleiben (Restsymptomatik); und es gibt chronische Verlaufsformen, bei denen das Vollbild der Symptomatik über Jahre anhält. Eine Depression kann somit sowohl eine akute, zeitlich begrenzte Störung als auch eine chronisch-wiederkehrende, lebenslange Störung sein. Leider lässt sich im Einzelfall nicht mit Bestimmtheit vorhersagen, wie sich der Verlauf einer depressiven Störung über die Zeit entwickeln wird.

Einzelne depressive Episode

Der Definition nach müssen die Symptome einer Episode der Major Depression für mindestens zwei Wochen anhalten, damit von einer krankheitswertigen Störung gesprochen werden kann (siehe Abbildung 1). Auf zwei Wochen beschränken sich jedoch die wenigsten depressiven Episoden. In Untersuchungen der Allgemeinbevölkerung zeigte sich, dass etwa die Hälfte aller Betroffenen drei Monate nach Beginn einer depressiven

Episode wieder symptomfrei ist. Nach sechs Monaten sind es 63 Prozent und nach einem Jahr drei Viertel der Betroffenen (Spijker u. a. 2002). Das ist eine gute Nachricht: Die Hälfte aller Depressionen verschwindet von allein nach drei Monaten, drei Viertel nach einem Jahr.

ABBILDUNG 1 Verlauf einer einzelnen depressiven Episode

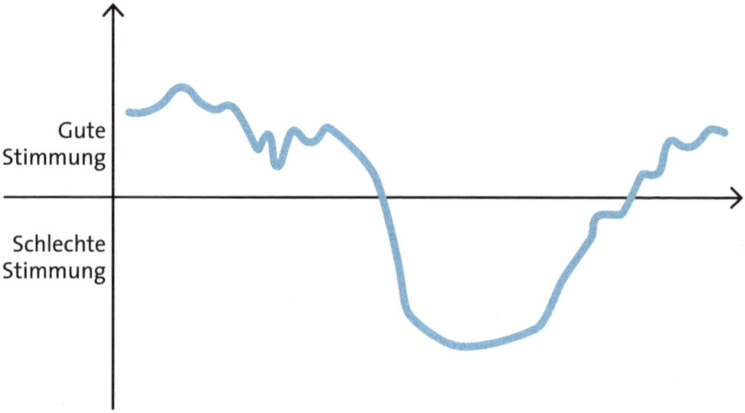

Die Dauer einer depressiven Episode hängt dabei mit der Schwere der Depression zusammen: Wer besonders schwer erkrankt ist, bei dem braucht die Genesung mehr Zeit. Untersucht man statt der Allgemeinbevölkerung Patientinnen und Patienten in ambulanter oder stationärer Behandlung, findet man entsprechend längere Depressionsphasen. Hier zeigt sich, dass etwa die Hälfte der Betroffenen nicht drei, sondern erst sechs Monate nach Beginn der depressiven Episode wieder symptomfrei ist. Untersuchungen in der Allgemeinbevölkerung machen schlussendlich deutlich, dass eine depressive Episode bei 50 bis 60 Prozent der Betroffenen ein einmaliges Ereignis im Leben bleibt (Monroe, Harkness 2011).

Schwere der Depression

40 bis 50 Prozent aller depressiven Episoden werden vom Schweregrad als mittelgradig eingestuft. Leichte Episoden finden sich bei 14 Prozent der depressiven Frauen und bei 29 Prozent der depressiven Männer. Von schweren Episoden sind hingegen 39 Prozent der depressiven Frauen und 27 Prozent der depressiven Männer betroffen (Brettschneider u.a. 2018). Frauen leiden also häufiger unter schweren als unter leichten Episoden, während bei Männern leichte und schwere Episoden etwa gleich oft vorkommen.

Wiederkehrende depressive Episoden

Bei 40 bis 50 Prozent der Betroffenen bleibt es nicht bei einer depressiven Episode, sondern es kommt zu wiederholten depressiven Episoden. Man spricht dann von einer rezidivierenden Major Depression (siehe Abbildung 2). Die Wahrscheinlichkeit weiterer Episoden liegt bei Psychiatrie- und Psychotherapiepatientinnen und -patienten leider sogar noch höher: So zeigte sich beispielsweise im Rahmen einer groß angelegten amerikanischen Studie, dass im Verlauf von 15 Jahren 85 Prozent der untersuchten Patienten an mindestens einer weiteren depressiven Episode litten (Keller 2013). Das liegt nicht daran, dass die Behandlung sich ungünstig auf den langfristigen Verlauf der Störung auswirkt, sondern an der Gegebenheit, dass Menschen, die unter schwereren depressiven Episoden leiden – und derentwegen in Behandlung gegangen sind –, ein höheres Risiko haben, mehrfach im Laufe ihres Lebens depressiv zu werden.

ABBILDUNG 2 **Verlauf einer rezidivierenden Major Depression**

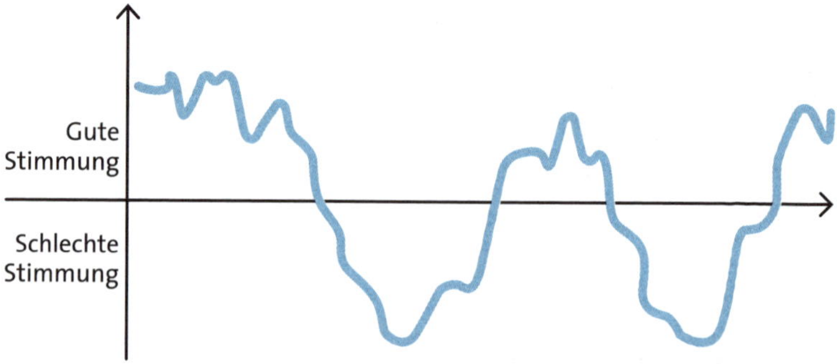

Wenn es nach der ersten depressiven Episode zu weiteren kommt, dann typischerweise innerhalb von fünf Jahren. Schätzungen verweisen darauf, dass Personen, die an einer rezidivierenden depressiven Störung leiden, im Lauf ihres Lebens fünf bis neun Episoden haben (Burcusa, Iacono 2007). Viele Betroffene müssen deshalb einen Umgang mit einer sie lebenslang begleitenden Störung entwickeln.

Treten immer wieder die gleichen Symptome auf?

Die Symptome, die während einer depressiven Episode erlebt werden, können sich von Mal zu Mal deutlich unterscheiden. Es kann also passieren, dass während einer depressiven Episode massive Schlafschwierigkeiten bestanden, während der nächsten depressiven Episode der Schlaf hingegen unbeeinträchtigt ist. Gleiches gilt für den Appetit, das eigene Selbstwertgefühl, die Konzentration, die Entscheidungsfähigkeit, das Energieniveau und erlebte Erschöpfung.

Suizidgedanken scheinen über verschiedene depressive Phasen hinweg hingegen vergleichsweise konstant aufzutreten: Wer in einer Episode unter Suizidgedanken gelitten hat, tut dies mit erhöhter Wahrscheinlichkeit auch während einer folgenden Episode.

Das Risiko für das Auftreten einer erneuten Episode steigt, wenn es nach Abklingen einer depressiven Episode nicht zu einer vollständigen Symptomfreiheit kommt, sondern Restsymptome – in der Fachsprache als Residualsymptomatik bezeichnet – bestehen bleiben. In einem solchen Fall leiden die Betroffenen beispielsweise nicht länger an Niedergeschlagenheit, Freudlosigkeit und Antriebslosigkeit; Schlaf-, Konzentrations- und Selbstwertprobleme halten hingegen noch an: Es ist, als wäre die Depression »nicht ganz weggegangen«. Spezifische Behandlungsstrategien können Betroffene hin zur vollständigen Symptomfreiheit begleiten, um solche Restsymptome in den Griff zu bekommen (siehe Kapitel »Welche Behandlungsarten gibt es?«, ab S. 136).

Das Risiko einer erneuten Episode scheint zudem mit der Anzahl der bereits erlebten Episoden anzusteigen: Je mehr Episoden eine Person bereits erlebt hat, desto wahrscheinlicher ist es, dass weitere kommen werden. Realistischerweise muss man sich also auf weitere depressive Episoden einstellen, wenn man schon häufiger depressiv war. In diesem Sinne geht es in der Behandlung wiederkehrender Depressionen in besonderem Maße darum, Rückfällen und Wiedererkrankungen vorzubeugen. Grundsätzlich ist es aber keineswegs ausgeschlossen, dass auch nach mehreren depressiven Episoden eine anhaltende Genesung einsetzt!

Warnzeichen einer depressiven Episode

Die allermeisten Betroffenen (und auch deren Angehörige) können bereits vor Ausbruch einer erneuten depressiven Episode Warnzeichen wahrnehmen. Typischerweise berichten sie von Symptomen wie depressiver Stimmung, Verlust an Interesse, herabgesetzter Konzentration, Hoffnungslosigkeit, Sorgen und Grübeln sowie herabgesetztem Selbstwertgefühl und Reizbarkeit. Im Schnitt treten diese Symptome bereits sechs Wochen vor der erneuten depressiven Störung auf – ausreichend Zeit also, um professionelle Hilfe in Anspruch zu nehmen. Interessanterweise halten die Symptome, die als Erstes vor Beginn der depressiven Wiedererkrankung zu beobachten sind, nach Abklingen der akuten Symptomatik auch am längsten an. Es scheint sich also um so etwas wie »Kernsymptome« zu handeln.

Allerdings weisen auch Warnsymptome nur eine geringe Konstanz auf – so kann es gut sein, dass bei einer depressiven Episode andere Frühwarnsymptome auftreten als bei einer später erlebten depressiven Episode. Es funktioniert also nicht, dass man immer nach den gleichen Symptomen Ausschau hält, um gewarnt zu sein.

Der ersten depressiven Episode im Leben geht meist eine erhebliche Belastung voraus; bei späteren depressiven Episoden findet sich hingegen oftmals kein enger Zusammenhang mehr mit schweren Belastungserlebnissen. Es scheint zunehmend geringerer Anlässe zu bedürfen, um eine depressive Episode auszulösen. Für die Betroffenen kann so der bedrohliche Eindruck entstehen, dass depressive Episoden völlig losgelöst von Umweltereignissen und Belastungen einsetzen. Dem ist nicht so, aber es braucht eine wesentlich feinere Beobachtung von Belastungen. Die sogenannte achtsamkeitsbasierte kognitive Therapie setzt genau hier an (siehe S. 194 ff.).

Noch mehr Begriffe ...

Zur Beschreibung des Verlaufs depressiver Störungen werden verschiedene Begriffe verwendet, die wir hier kurz erläutern wollen:

Remission → Von einer Remission wird gesprochen, wenn es zu einem Nachlassen der depressiven Symptomatik kommt. Unterschieden werden Vollremission und Teilremission. Bei einer Vollremission liegen zwei Monate lang keinerlei bedeutsame Depressionssymptome mehr vor. Bei einer Teilremission ist es zu einer Besserung der depressiven Symptomatik gekommen, es sind aber immer noch einzelne Symptome vorhanden.

Genesung (Recovery) → Im wissenschaftlichen Kontext spricht man von »Genesung«, wenn über einen längeren Zeitraum hinweg keinerlei Depressionssymptome mehr auftreten. Dieser »längere Zeitraum« wird unterschiedlich definiert: Für manche Forscher gilt eine depressionsfreie Zeit von mehr als zwei Monaten bereits als Genesungskriterium, für andere hingegen erst eine depressionsfreie Zeit von mindestens vier oder sechs Monaten.

Rückfall (Relapse) → Bei einem Rückfall kommt es zum Wiederauftreten der vollständigen Depressionssymptomatik, bevor eine Genesung erreicht wurde.

Wiedererkrankung (Recurrence) → Bei einer Wiedererkrankung tritt die vollständige Depressionssymptomatik auf, nachdem eine Genesung erreicht wurde.

Chronischer Verlauf

Etwa 20 bis 25 Prozent der Depressionen weisen einen chronischen Verlauf auf, d.h. die Symptome halten über mindestens zwei Jahre hinweg an. Wie im vorigen Kapitel beschrieben, lässt sich zwischen einer chronischen Major Depression (siehe Abbildung 3) und einer Dysthymie (siehe Abbildung 4) unterscheiden.

ABBILDUNG 3 **Verlauf einer chronischen Major Depression**

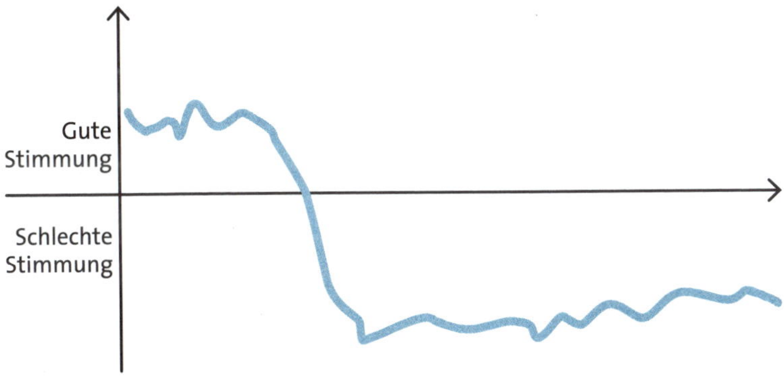

ABBILDUNG 4 Verlauf einer Dysthymie

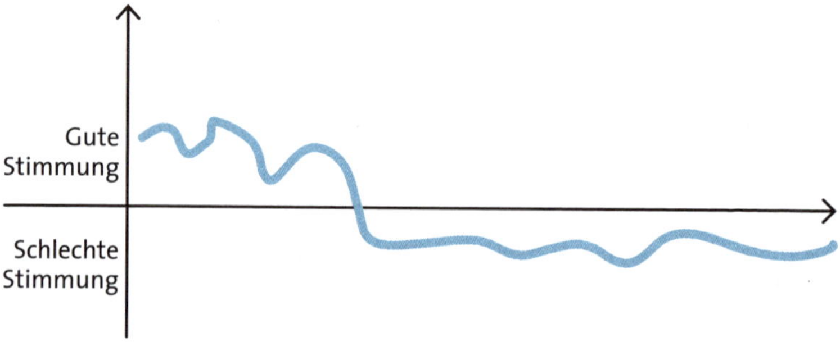

Neben diesen beiden Formen chronischer Verläufe lassen sich noch zwei weitere Verlaufsformen chronischer Depressionen differenzieren. Von einer **Doppelten Depression** wird gesprochen, wenn bei Betroffenen, die ohnehin schon an einer Dysthymie leiden, phasenweise zusätzlich Episoden einer Major Depression auftreten (siehe Abbildung 5).

ABBILDUNG 5 Verlauf einer Doppelten Depression

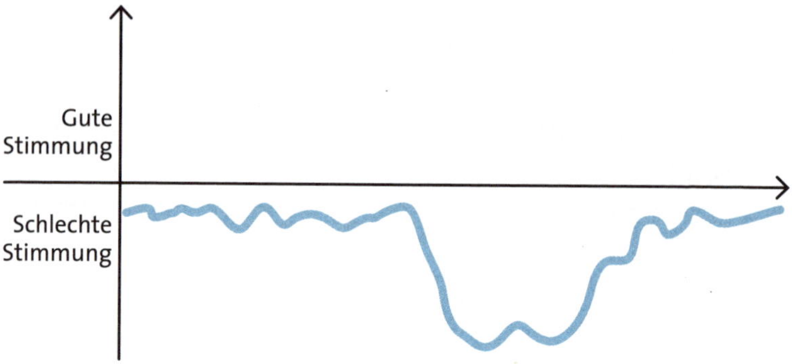

Wenn es zwischen mehreren Episoden einer Major Depression nie zu einem vollständigen Verschwinden aller Symptome kommt – also eine Restsymptomatik fortbesteht (siehe Abbildung 6) –, liegt eine **Major Depression mit Residualsymptomatik** vor.

ABBILDUNG 6 Verlauf einer Major Depression mit Restsymptomatik

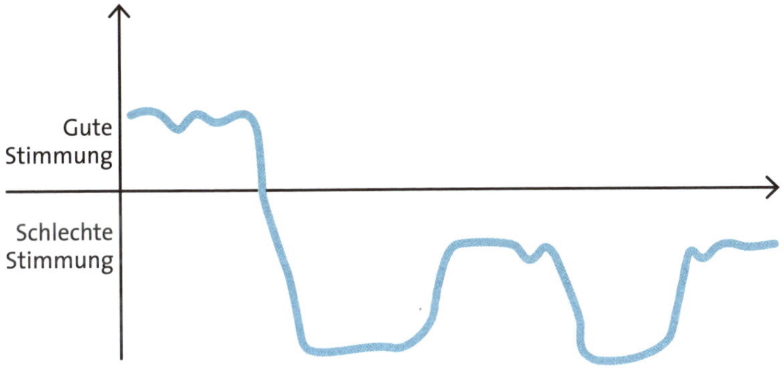

In einer amerikanischen Langzeitstudie zeigte sich, dass es bei den meisten chronisch depressiven Patientinnen und Patienten innerhalb von vier Jahren zur Genesung kam; bei 30 Prozent hielt die depressive Symptomatik jedoch über den gesamten Untersuchungszeitraum von zehn Jahren an (Klein u.a. 2006). In Bezug auf die Prognose und die Behandlungsempfehlung unterscheiden sich die verschiedenen Formen chronischer Depressionen nicht voneinander. Vergleicht man hingegen Menschen, die von einer chronischen Depression betroffen sind, mit Menschen, die an einer nicht-chronischen Depression leiden, dann zeigt sich sehr beständig, dass chronisch depressive Personen in ihrer Kindheit in besonderem Maße Widrigkeiten und Misshandlungen ausgesetzt waren. Darüber hinaus beeinträchtigen sie häufiger nicht nur die Depression, sondern auch weitere psychische und körperliche Erkrankungen. Das Risiko, an einer chronischen Depression zu erkranken, ist somit immer erhöht, wenn Misshandlungen, Vernachlässigungen und schwerwiegende Beeinträchtigungen in der Kindheit erlebt wurden und wenn die depressiven Symptome – damit verbunden – bereits in der Kindheit eingesetzt haben.

Depressionen kommen weltweit sehr oft vor. Zur Schätzung der Häufigkeit depressiver Störungen werden sogenannte Repräsentativerhebungen durchgeführt. In einer Repräsentativerhebung werden Studienteilnehmer ausgewählt und befragt, die zusammengenommen die unterschiedlichen Teile der Gesamtbevölkerung widerspiegeln, d. h. es werden z. B. jüngere und ältere Menschen, Frauen und Männer, Land- und Stadtbevölkerung oder Muslime und Christen in die Untersuchung einbezogen. Will man etwas über die Häufigkeit von Depressionen erfahren, dann muss man in einer solchen Repräsentativerhebung nun sehr viele Menschen zum Vorliegen der verschiedenen Depressionssymptome interviewen.

In einer entsprechenden Untersuchung des Robert Koch-Instituts wurden in den Jahren 2009 bis 2012 insgesamt 4.483 Deutsche im Alter von 18 bis 79 Jahren zum Vorliegen psychischer Störungen interviewt (Jacobi u. a. 2014, 2016). Es zeigte sich, dass in den zwölf Monaten vor der Untersuchung 8 Prozent der Befragten an einer Depression gelitten haben: Knapp 7 Prozent erfüllten dabei die Kriterien einer Major Depression. Dies bedeutet, dass innerhalb eines Jahres mehr als fünf Millionen Deutsche von einer Depression betroffen sind. Nahezu identische Zahlen finden sich in einer europaweiten Analyse: In den zwölf Monaten vor der Untersuchung erfüllten knapp 7 Prozent der Europäer die Kriterien einer Major Depression. Dreißig Millionen Europäer sind somit Jahr für Jahr an Depressionen erkrankt (Wittchen u. a. 2011). Diese Zahlen sind über die Zeit sehr stabil: Untersuchungen aus den Neunzigerjahren in Deutschland und in Europa fanden die gleichen Häufigkeiten depressiver Störungen (Baxter u. a. 2014). Es spricht somit nichts für eine »Epidemie der Depression« mit ständig steigenden Fallzahlen, wie sie in den Medien gelegentlich ausgerufen wird.

Tatsächlich dokumentieren deutsche Kranken- und Rentenversicherungen eine stetige Zunahme an Depressionsdiagnosen: Die gesetzlichen Krankenkassen verweisen beispielsweise darauf, dass es in den Jahren von 2009 bis 2017 einen Anstieg der Depressionsdiagnosen um 26 Prozent gab; die Zunahme der Depressionsdiagnosen ist dabei insbesondere bei Männern beachtlich (+40 Prozent) (Steffen u. a. 2019). Seit Beginn der 2000er-Jahre sind psychische Störungen die Hauptursache für Erwerbsunfähigkeit und Frühberentung. Auch Statistiken der WHO (2017) verweisen auf eine weltweit ansteigende Zahl von Personen, die an Depressionen leiden. Die Bedeutung depressiver Störungen für die Versorgungssysteme nimmt somit stetig und absolut unbestritten zu.

Die Zunahme an Depressionsdiagnosen im deutschen Gesundheitswesen scheint aber nicht in einer tatsächlichen Zunahme depressiver Störungen begründet zu sein, sondern Folge zweier anderer Punkte: Zum einen begeben sich heute mehr Menschen in eine Behandlung wegen Depressionen – insbesondere Männer nehmen psychotherapeutische oder psychologische Hilfe gegenwärtig mehr als doppelt so häufig in Anspruch als Ende der 1990er-Jahre (Nübel u. a. 2019). Es ist also ganz offensichtlich inzwischen weniger peinlich, bedrohlich oder unangenehm, eine Psychologin oder einen Psychiater aufzusuchen, als es noch vor einigen Jahren der Fall war. Es sind somit nicht mehr Menschen depressiv, sondern mehr Menschen nehmen eine Behandlung wahr – und tauchen daher in den Statistiken der Krankenkasse auf.

Zum anderen scheint es ein nicht unerhebliches Problem mit falschen Diagnosen zu geben: Behandelnde sind heute offenbar besonders aufmerksam für depressive Symptome und klassifizieren diese übermäßig oft als Depression (Mitchell u. a. 2009): Nicht jeder, der beispielsweise von der Hausärztin, vom Psychologen oder von der Psychiaterin eine Depressionsdiagnose bekommt, leidet also tatsächlich an einer Depression im klinischen Sinne. Die absolut richtige und wichtige Entstigmatisierung depressiver Störungen mag in manchen Fällen dazu beitragen, dass Befindlichkeitsstörungen vorschnell als Depression bezeichnet und klassifiziert werden. Wiederum sind nicht mehr Menschen depressiv, sondern mehr Menschen bekommen (fälschlicherweise) eine Depressionsdiagnose – und tauchen daher in den Statistiken der Krankenkasse auf.

Nimmt man die gesamte Lebenszeit, statt der vergangenen zwölf Monate, in den Blick, liegt das Risiko, an einer Depression zu erkranken, bei 15 Prozent – zumindest dann, wenn man in einer Industrienation lebt. In Entwicklungs- und Schwellenländern ist das Risiko mit 11 Prozent etwas niedriger. In Deutschland fand sich ein Lebenszeitrisiko von knapp 10 Prozent; d.h. eine von zehn Personen läuft Gefahr, irgendwann im Laufe ihres Lebens in Deutschland an einer Depression zu erkranken. Die höchsten Erkrankungsraten weltweit finden sich in Neuseeland und in den Niederlanden (je 18 Prozent), in den USA (19 Prozent) und in Frankreich (21 Prozent), die niedrigsten Erkrankungsraten in Japan und China (je 7 Prozent) (Bromet u.a. 2011).

Gibt es Geschlechtsunterschiede?

Frauen erkranken in etwa doppelt so häufig an Depressionen wie Männer (Bromet u.a. 2011). In der eben beschriebenen deutschen Repräsentativuntersuchung litten gut 10 Prozent der Frauen und etwa 4 Prozent der Männer in den zwölf Monaten vor der Untersuchung an einer Depression. Dieser Geschlechtsunterschied ist ab einem Alter von 12 bis 13 Jahren zu beobachten. Vor der Pubertät sind Depressionen bei Jungen und Mädchen hingegen gleich häufig.

Interessanterweise scheint das erhöhte Risiko von Frauen, eine Depression auszubilden, nur für das Erstauftreten einer Depression zu gelten. Sind sie erst depressiv, so ist das Risiko für einen Rückfall oder eine Wiedererkrankung bei Männern und Frauen gleich hoch (Kessler u.a. 2003). Frauen scheinen auch kein höheres Chronifizierungsrisiko als Männer zu zeigen. Offenbar sind geschlechtsspezifische Faktoren also dafür verantwortlich, dass mehr Frauen als Männer die Grenze zur Depression überschreiten; Dauer und Verlauf von Depressionen scheinen hingegen von Faktoren abzuhängen, die nichts mit dem Geschlecht zu tun haben. Mit Blick auf das Symptommuster finden sich vereinzelt Hinweise darauf, dass Frauen häufiger als Männer unter sogenannten atypischen Symptomen (siehe S. 19) wie gesteigertem Appetit oder vermehrtem Schlafbedürfnis leiden als Männer. Im Großen und Ganzen unterscheidet sich das – ohnehin vielfältige Erscheinungsbild der Depression – jedoch nicht bei Frauen und Männern.

EXKURS Warum erkranken Frauen häufiger an Depressionen als Männer?

Die Tatsache, dass Frauen kultur- und länderübergreifend häufiger von Depressionen betroffen sind als Männer, lässt unmittelbar an eine biologische Ursache denken. Hierfür spricht auch, dass nicht wenige Frauen in Zeiten depressiv werden, die durch massive hormonelle Veränderungen geprägt sind: die Pubertät, die prämenstruelle Phase des Menstruationszyklus und die Postpartalzeit nach Entbindung eines Kindes. Die Studienlage zum Hormon-Depressions-Zusammenhang ist allerdings uneinheitlich und ein widerspruchsfreier und stichhaltiger Nachweis für einen biologischen Faktor, der dafür sorgt, dass Frauen häufiger depressiv werden als Männer, steht bislang aus.

Ein alternativer Erklärungsversuch weist darauf hin, dass Frauen mehr Stress erleben als Männer: Zum einen bestehen in Bezug auf Status, Selbstbestimmung, Bildung und wirtschaftliche Unabhängigkeit weiterhin große Unterschiede zwischen Frauen und Männern. Zum anderen werden Frauen weltweit wesentlich häufiger Opfer von sexuellen Übergriffen als Männer: Beispielsweise berichten 9 Prozent der Mädchen im Vergleich zu 3 Prozent der Jungen von erzwungenem Geschlechtsverkehr (Barth u. a. 2013a). Und schließlich orientieren sich Frauen in stärkerem Maße interpersonell, d.h. sie pflegen engere zwischenmenschliche Beziehungen als Männer; die Gestaltung sozialer Beziehungen hat für sie in der Regel eine größere Bedeutung. Das bringt es mit sich, dass Frauen durch Belastungen, die ihren nten und Verwandten widerfahren, emotional stärker (mit-)belastet werden als Männer. Auf der anderen Seite haben Frauen durch ihre soziale Orientierung jedoch auch ein geringeres Vereinsamungsrisiko als Männer.

Eine Vielzahl an Untersuchungen zeigt schließlich, dass Frauen in stärkerem Maße als Männer dazu neigen, in Reaktion auf negative Stimmung zu grübeln (siehe Kapitel »Denkinhalte und Denkarten«, ab S. 85 ff.). In den vergangenen dreißig Jahren konnte sehr konsistent nachgewiesen werden, dass anhaltendes Grübeln das Risiko erhöht, an einer Depression zu erkranken. Zudem ließ sich zeigen, dass der Geschlechterunterschied in der Grübelneigung tatsächlich mitverantwortlich dafür ist, dass Frauen häufiger depressive Störungen entwickeln als Männer.

Geschlechterunterschiede in der Depressionsrate scheinen also – neben biologischen und stressbezogenen Faktoren – zum Teil auch durch Unterschiede im Umgang mit negativer Stimmung und Belastungen bedingt zu sein.

Komorbidität

Depressionen kommen selten allein: Oft liegen gleichzeitig weitere Störungen vor. Der Begriff »Komorbidität« meint das Vorhandensein von mehr als einer spezifischen Störung oder Krankheit bei einer Person in einem bestimmten Zeitraum. In der Repräsentativuntersuchung des Robert Koch-Instituts litten knapp 70 Prozent der depressiv erkrankten Menschen unter mindestens einer weiteren Störung – in etwa 30 Prozent sogar unter drei oder mehr zusätzlichen Störungen (Jacobi 2014, 2016). Speziell Angststörungen wie Panikstörungen, generalisierte Ängste und

Traumafolgestörungen treten in vielen Fällen gemeinsam mit Depressionen auf. Darüber hinaus werden substanzbezogene Störungen wie Alkohol- und Drogenabhängigkeit sowie die Borderline-Persönlichkeitsstörung oft von depressiven Störungen begleitet.

In den meisten Fällen geht eine andere Störung der Depression voraus, d. h. die Depression stellt eine Reaktion auf die andere Störung dar: Durch die Einschränkung des Bewegungs- und Lebensradius mag beispielsweise eine Angststörung dazu führen, dass das Leben zunehmend weniger lohnens- und lebenswert erscheint und es zur depressiven Entwicklung kommt. Oder die zunehmende Erschöpfung infolge einer Schlafstörung mündet in eine depressive Störung. Oder eine schizophrene Erkrankung stellt das eigene Lebens- und Zukunftskonzept so massiv infrage, dass eine Depression folgt. In all diesen Fällen lässt sich die Depression als Folge der anderen Störung verstehen. Die Entwicklung kann aber auch andersherum erfolgen: Jemand konsumiert Alkohol oder Cannabis, um depressive Symptome besser aushalten zu können, und es bildet sich über die Zeit eine Substanzabhängigkeit aus. Oder die zunehmende Unsicherheit während einer Depression mündet in eine soziale Angststörung.

Und das bedeutet für die Behandlung ...

Für die Planung einer Therapie ist es wichtig, zu verstehen, welche Störung zuerst da war und den Kern der Belastung ausmacht: Wenn jemand depressiv geworden ist, weil er traumatische Erlebnisse in Flashbacks immer wieder erlebt, dann muss die Traumastörung behandelt werden, um die Depression in den Griff zu bekommen. Wenn jemand aufgrund massiver Ängste in sozialen Situationen keine zufriedenstellenden Beziehungen haben kann, dann muss die soziale Angststörung behandelt werden, um die Depression zu bewältigen. Wenn jemand aufgrund der Befürchtung, sich mit Keimen anzustecken, nicht mehr das Haus verlässt, dann muss die Zwangsstörung behandelt werden, um eine Besserung der Depression zu erreichen.

Allerdings erlauben schwere depressive Störungen es oftmals nicht, die »verursachende« komorbide Störung unmittelbar zu behandeln. In solchen Fällen wird zunächst eine Verbesserung des depressiven Zustands angestrebt, bevor eine Behandlung der komorbiden Störung überhaupt möglich wird.

Nun meint Komorbidität nicht nur, dass Störungen zu einem bestimmten Zeitpunkt im Leben gleichzeitig vorliegen, sondern auch, dass im Laufe des Lebens verschiedene Störungen zu unterschiedlichen Zeitpunkten auftreten. In Studien wird daher immer wieder der Frage nachgegangen, wieso Menschen, die eine psychische Störung entwickeln, auch ein erhöhtes Risiko für das Auftreten einer anderen Störung zeigen: Was genau lässt Menschen anfällig werden für die Entwicklung verschiedener psychischer Störungen?

Vermutet wird, dass bestimmte Persönlichkeitseigenschaften das Risiko einschließen, beispielsweise sowohl an einer Angststörung als auch an einer Depression zu erkranken. Manche Personen bringen möglicherweise eine größere »Bereitschaft« mit, auf schwierige Situationen mit negativen Emotionen – Angst oder Depression – zu reagieren. **Neurotizismus**, eine Persönlichkeitseigenschaft, die dadurch geprägt ist, dass auf angst- und stressauslösende Erlebnisse emotional vermehrt mit Nervosität und Verunsicherung reagiert wird, gilt als ein solcher Persönlichkeitsfaktor. Auch die Art und Weise, wie über Dinge nachgedacht wird, kann zur Entstehung und Aufrechterhaltung von unterschiedlichsten Störungen beitragen. Neigt man beispielsweise zu einer grüblerischen Auseinandersetzung mit Belastungen, so hat man ein erhöhtes Risiko, sowohl eine Angststörung als auch eine Depression auszubilden. Es könnte also sein, dass die gleichen Mechanismen der Verarbeitung verschiedenen Störungen zugrunde liegen und sich erhöhte Komorbiditätsraten hierdurch erklären. Schließlich können natürlich auch genetische Faktoren das Risiko für verschiedene Störungsbilder vergrößern. In der Folge steigt das Risiko, nicht nur eine, sondern mehrere psychische Schwierigkeiten zu entwickeln. Das Wissen um entsprechende Faktoren ist derzeit allerdings noch unzureichend.

Eine besondere Komorbidität depressiver Zustände stellen schließlich suizidales Erleben und Verhalten dar.

Sehr viele Menschen denken im Laufe ihres Lebens daran, sich selbst zu töten. Manche beschäftigen sich auch immer wieder mit Suizidgedanken. Diese können in jedem Alter auftreten und betreffen Frauen gleichermaßen wie Männer. Anhaltend depressive Stimmung, der Verlust an Freude, Hoffnungslosigkeit, permanentes Unwohlsein gepaart mit der Befürchtung, dass die Symptome noch lange anhalten, können Menschen derart quälen, dass sie beginnen, einen Suizid zu erwägen. Als gedankliche Möglichkeit oder Erlösungsfantasie ist der Suizid in schwierigen Situationen sicher den wenigsten Menschen fremd.

Bei depressiven Störungen treten Suizidwünsche und suizidales Verhalten so häufig auf, dass sie als bestimmendes Merkmal gelten: Suizidgedanken gehören also genauso zu einer Depression wie Engegefühle in der Brust zu einem Herzinfarkt und Müdigkeit zu einer Lebererkrankung. In einer großen europaweiten Studie berichtete ein knappes Drittel depressiv Erkrankter von Suizidgedanken im Laufe ihres Lebens. Suizidversuche gaben etwa ein Zehntel der Betroffenen an (Bernal u. a. 2007). Das Risiko, tatsächlich durch einen Suizid zu sterben, liegt bei depressiven Personen bei 2 bis 6 Prozent (Bostwick, Pankratz 2000): 94 bis 98 Prozent depressiv erkrankter Menschen sterben somit nicht durch einen Suizid!

Die Zahlen machen deutlich, dass auf der einen Seite suizidales Erleben bei depressiven Störungen vergleichsweise normal ist und auf der anderen Seite viele depressiv erkrankte Menschen nie auch nur an einen Suizid denken. Und selbst dann, wenn an einen Suizid gedacht wird, folgen in den allerseltensten Fällen suizidale Handlungen. Nichtsdestotrotz müssen Suizidgedanken immer absolut ernst genommen werden. Die Gefahr eines Suizides nimmt bei den meisten psychischen Störungen im Lauf der Krankheitsentwicklung zu, d. h. wenn Menschen den Eindruck gewinnen, immer wieder in Krankheitsphasen abzurutschen, wenn Behandlungen nicht anschlagen oder berufliche Wiedereingliederungen fehlschlagen und es zu Folgeproblemen (wie langen Krankschreibungen, Arbeitsunfähigkeit, Partnerschaftsproblemen) kommt, steigt das Suizidrisiko. In solchen Fällen ist also besondere Wachsamkeit geboten.

Hilfe bei Suizidgedanken

Sollten Sie unter Suizidgedanken leiden, möchten wir Sie ermuntern, sich einer Person aus Ihrem Umfeld anzuvertrauen. Sie wissen wahrscheinlich selbst, dass der unmittelbare Austausch mit anderen und deren Zuwendung und Unterstützung meist hilfreiche Mittel sind, um aus einer Krise wieder herauszukommen. Manche zunächst unvorstellbaren Lösungsideen erhalten oft erst in einem vertrauensvollen Gespräch mit einem anderen Menschen die Glaubwürdigkeit, die notwendig ist, um wieder Hoffnung zu erleben. Wenn es in Ihrem Umfeld niemanden gibt, mit dem Sie offen und ehrlich über Ihre Verzweiflung sprechen können, dann sollten Sie sich unbedingt an eine ausgebildete Fachkraft wenden. Sie müssen nicht befürchten, dass man Sie unmittelbar – und schlimmstenfalls gegen Ihren Willen – in eine psychiatrische Klinik bringen wird. In den allermeisten Fällen lässt sich suizidales Erleben gut im ambulanten Rahmen behandeln. Informationen zur Behandlung suizidalen Erlebens und Verhaltens finden sich im Kapitel »Psychotherapie« (ab S. 138).

Zusammengefasst

Es bleibt festzuhalten, dass depressive Störungen ein höchst unterschiedliches Erscheinungsbild annehmen können und es deshalb einer sehr sorgfältigen Diagnosestellung bedarf. Auch der Verlauf depressiver Störungen weist eine erhebliche Bandbreite auf: Eine depressive Episode kann ein einmaliges Ereignis im Leben eines Betroffenen sein, es kann aber auch zu wiederkehrenden Episoden oder zur Chronifizierung kommen.

Depressionen sind weltweit sehr häufig und können in jedem Lebensalter beginnen; im dritten Lebensjahrzehnt ist das Risiko einer depressiven Störung jedoch am höchsten. Frauen tragen ein etwa doppelt so hohes

Erkrankungsrisiko wie Männer und in den allermeisten Fällen geht eine andere psychische Störung der Depressionsentwicklung voraus. Eine Zunahme depressiver Störungen ließ sich in Deutschland und Europa in den vergangenen Jahrzehnten nicht dokumentieren. Gleichzeitig steigt die Bedeutung depressiver Störungen in der Gesundheitsvorsorge: Die Sozialversicherungen melden einen massiven Anstieg der durch Depressionen verursachten Kosten im Gesundheitswesen. Bei einer abnehmenden Bedeutung körperlicher Ursachen für eine Frühberentung, steigt zudem der Anteil derer, die aufgrund von Depressionen nicht mehr arbeiten können.

Trotz umfassender Forschungsanstrengungen ist es bislang nicht gelungen, die Ursache für Depressionen zu identifizieren. Mit Sicherheit lässt sich jedoch sagen, dass es keine einzelne Ursache gibt. Depressionen kommen vielmehr auf unterschiedliche Weise und unter Beteiligung der unterschiedlichsten Faktoren und Bedingungen zustande: Vererbung scheint einen Einfluss zu haben, genauso wie Lebenserfahrungen, Bewertungsmuster, Denkstile, Verhaltenstendenzen und die Art und Weise, wie Beziehungen gestaltet werden. Schließlich sind biologische Veränderungen von Bedeutung für die Aufrechterhaltung von Depressionen. Um der Gesamtheit der verschiedenen Einflussfaktoren gerecht zu werden, spricht man von einem bio-psycho-sozialen Verständnis depressiver Störungen.

Leider wird diese Komplexität häufig nicht ausreichend berücksichtigt und oft wird die biologische Komponente überbetont. Eine Depression ist aber nicht einfach »eine Gehirnerkrankung« oder eine »Stoffwechselerkrankung«. Trotz intensivster Forschung gibt es keinen wissenschaftlich fundierten Beleg dafür, dass sich das Gehirn von Menschen, die an einer Depression leiden, nennenswert vom Gehirn Gesunder unterscheidet. Es gibt auch keinen Nachweis dafür, dass depressiv erkrankte Menschen einen Mangel an bestimmten Hirnbotenstoffen wie beispielsweise Serotonin aufweisen. Depressive Störungen sind somit nicht vergleichbar mit körperlichen Erkrankungen. Bei körperlichen Erkrankungen sind die biologischen Mechanismen der Verursachung häufig bekannt und durch körperliche Untersuchungen nachweisbar. Sie können so oft unmittelbar angegangen werden. Wie bereits gesagt, gibt es keine Blut-, Labor-, Gen- oder Röntgenuntersuchung zur Diagnose einer Depression.

Die Überbetonung biologischer Faktoren hat natürlich einen gewissen Reiz: Sie reduziert die verwirrende Komplexität und bringt Entlastung. Für eine körperliche Erkrankung können Betroffene nichts, sie ist nicht Ausdruck von Faulheit und man begegnet ihr mit Rücksicht und Schonung. Depressive Störungen auf körperliche Vorgänge zu begrenzen, mag daher nicht selten mit Blick auf das Patientenwohl geschehen. Allerdings bringen rein biologische Erklärungen nicht nur mehr Verständnis durch Außenstehende mit sich, sondern auch die Vorstellung, dass Betroffene möglicherweise gefährlich sind, ihr Verhalten unvorhersehbar und eine Heilung unwahrscheinlich(er) ist (Lebowitz, Appelbaum 2019).

EXKURS Blaue Gene?

In einer experimentellen Studie ließen Forscher leicht depressive Probandinnen und Probanden einen vermeintlichen Gentest durchführen, um Aufschluss über ihr genetisches Risiko für depressive Störungen zu erhalten (Lebowitz, Ahn 2018). Den Testpersonen wurde eine Mundspülung gegeben, im Anschluss sollten sie einen Teststreifen unter ihre Zunge legen: Färbe sich dieser braun oder grün, liege ein erhöhter Serotoninspiegel vor, der eine genetische Anfälligkeit für Depression belege. Färbe sich der Teststreifen in anderen Farben, liege kein besonderes Risiko vor. Tatsächlich färbte sich der Teststreifen nur, weil die Mundspülung mit Zucker angereichert war – der Rest war reine Inszenierung ohne jede diagnostische Aussagekraft. Nichtsdestotrotz musste ein Teil der Teilnehmenden davon ausgehen, ein genetisches Depressionsrisiko aufzuweisen, während der andere Teil sich hierum keine Sorgen machen musste. Im Anschluss an die experimentelle Manipulation wurden alle Studienteilnehmerinnen und -teilnehmer gebeten, verschiedene Fragen zu beantworten: Wie hoch schätzen Sie das Risiko ein, an einer Depression erkrankt zu sein oder in Zukunft an einer depressiven Episode zu leiden? Wie hoch schätzen Sie das Risiko ein, dass Ihre Kinder an einer Depression erkranken werden? Wie sehr glauben Sie, dass es Ihnen möglich ist, negative Stimmung zu beeinflussen?

Es zeigte sich, dass die Testpersonen, denen ein genetisches Risiko vorgetäuscht wurde, wesentlich düsterere Erwartungen in Bezug auf ihr zukünftiges Depressionsrisiko – und das ihrer Kinder – hatten. Offensichtlich trug die genbezogene Information dazu bei, dass sie ihren Einfluss auf depressive Stimmungen und Störungen als deutlich geringer erachteten: Seinen Genen ist man ausgeliefert. Zeigte man ihnen im Anschluss einen kurzen Videoclip, in dem (korrekterweise) mitgeteilt wurde, dass die Bedeutung genetischer Faktoren im Kontext depressiver Störungen nur gering ausgeprägt ist, normalisierten sich entsprechende Einschätzungen umgehend wieder.

Der Fokus auf eine biologische Verursachung depressiver Störungen bringt somit nicht nur Entlastung, sondern fördert auch Hilflosigkeit und fatalistische Einschätzungen bezüglich der eigenen Einflussmöglichkeiten. Die Vorstellung, dass eine Depression durch psychologische, soziale und biologische Faktoren zustande kommt, entspricht hingegen nicht nur dem aktuellen Stand der Wissenschaft, sondern geht auch bei Außenstehenden mit einer deutlich positiveren Bewertung depressiv Erkrankter einher.

In diesem Sinne wird in den folgenden Abschnitten auf verschiedene Faktoren eingegangen, die relevant sind für die Entstehung, Aufrechterhaltung und Behandlung depressiver Störungen. Im Einzelnen wird es um die Bedeutung von Stress, Verhaltensveränderungen, Gedanken und Denkstile, soziale Beziehungen und biologische Faktoren gehen. Wir stellen unterschiedliche Modelle vor, die alle versuchen, der Komplexität von Depressionen gerecht zu werden und das Geschehen gleichzeitig so zu strukturieren, dass man Ansatzpunkte für Veränderungen ableiten kann. Die unterschiedlichen Modellvorstellungen setzen dabei unterschiedliche Schwerpunkte.

Stress

Die 27-jährige Lisa gerät in eine Depression, nachdem sie durch eine zentrale Prüfung im Medizinstudium gefallen ist. Es war immer ihr Traum, Ärztin zu werden. Kurz nach der Ausbildung zur Krankenschwester hat sie Geld gespart, um mit dem Studium anzufangen. Die letzten Jahre waren dann unglaublich stressig, sie musste viel lernen und hat nebenbei an den Wochenenden Nachtdienste im Krankenhaus geleistet, um Geld zu verdienen. Dann hat sich der gesundheitliche Zustand ihrer Mutter verschlechtert, die an Multipler Sklerose erkrankt ist. Lisa musste sich auch hier mehr kümmern. Sie hat sich schon immer als »Arbeitstier« gesehen und deshalb trotz aller Belastungen »weitergepowert«. In der mündlichen Prüfung kann sie dann einige Fragen nicht beantworten. Als Einzige aus ihrer Lerngruppe fällt sie durch die Prüfung. Einer der Prüfer sagt, sie solle sich überlegen, ob Medizin wirklich das Richtige für sie sei. Dieser Satz verfolgt sie in ihren Gedanken. Sie fühlt sich völlig fertig, kann nicht mehr schlafen, fühlt sich gleichzeitig ruhelos und aller Kraft beraubt und ist unendlich traurig.

Akuter Stress → Unter Einsatz verschiedenster methodischer Herangehensweisen konnte gezeigt werden, dass depressive Menschen in den Monaten vor einer depressiven Episode einem erhöhten Maß an akutem Stress ausgesetzt waren: 50 bis 80 Prozent der depressiv Erkrankten berichteten von einem einschneidenden Lebensereignis im unmittelbaren Vorfeld der Depressionsentwicklung (Mazure 1998). Von besonderer Bedeutung sind dabei Verlustereignisse, z. B. der Tod einer Bezugsperson, das Zerbrechen einer Partnerschaft oder der Verlust des Arbeitsplatzes. Genauso gelten aber natürlich auch die Diagnose einer schweren Krankheit, erzwungene Migration oder potenziell traumatische Erlebnisse, wie Überfälle, Misshandlungen oder das Miterleben einer Naturkatastrophe, als schwerwiegende Lebensereignisse.

Verlustereignisse, die einhergehen mit einer persönlichen und gezielten Zurückweisung, scheinen in besonderem Maße schädlich zu wirken: Man wird beispielsweise plötzlich und unerwartet vom Partner verlassen oder verliert als Einziger in einer Firma den Job. Es gibt auch Hinweise darauf, dass das Risiko einer Depression vor allem dann erhöht ist, wenn belastende Ereignisse in besonderem Maße persönliche Werte betreffen. Man spricht von der sogenannten Kongruenzhypothese: Wenn beispielsweise Leistung und das Erreichen leistungsbezogener Ziele besonders wichtig für den eigenen Selbstwert sind, dann sind Lebensereignisse, die das Erreichen dieser Ziele vereiteln, besonders depressionsförderlich. Wenn man sich hingegen vor allem über persönliche Beziehungen zu anderen Menschen definiert, dann sind Lebensereignisse, die mit Verlusten oder Enttäuschungen im zwischenmenschlichen Bereich verbunden sind, besonders riskant. Selbstverständlich steigt das Risiko für die Entwicklung einer depressiven Episode mit der Schwere des jeweiligen Ereignisses und wenn klar ist, dass das entsprechende Ereignis einen sehr langfristigen Effekt auf das Leben der betroffenen Person nehmen wird.

EXKURS Die Erfassung schwerwiegender Lebensereignisse – schwieriger als man denkt

Die Frage, ob jemandem ein schwerwiegendes Ereignis vor Beginn einer Depression widerfahren ist, erscheint – auf den ersten Blick – leicht zu untersuchen. Tatsächlich sieht sich die Forschung jedoch mit diversen Schwierigkeiten konfrontiert: Legt man Studienteilnehmern beispielsweise Fragebögen vor, die potenziell schwerwiegende Lebensereignisse abfragen, dann resultiert oftmals nur ein sehr begrenzter Erkenntnisgewinn: Bejaht eine Teilnehmerin beispielsweise die Frage danach, ob sie in den vergangenen Monaten »den Tod eines Lebensgefährten erlebt hat«, bleibt unklar, ob es sich um den aktuellen Lebenspartner handelt und sie sich in einem aktuellen Schockzustand befindet oder ob ein ehemaliger Lebenspartner verstorben ist, zu dem schon Jahre vorher kein Kontakt mehr bestand. Fragt man einen depressiven Menschen nach schwerwiegenden Lebensereignissen, kann die depressiv-verzerrte Sichtweise Ereignisse zudem als schwerwiegend und massiv belastend erscheinen lassen, die von der gleichen Person außerhalb einer depressiven Phase als deutlich weniger schwerwiegend eingeschätzt werden.

Schließlich kann es schwierig sein, einzuschätzen, ob belastende Lebensereignisse als (Mit-)Ursache der Depression oder als Folge der Depression zu verstehen sind. So können beispielsweise das Ende einer Partnerschaft oder der Verlust des Arbeitsplatzes nicht nur (Mit-)Ursache, sondern auch Konsequenz einer Depression sein. Man spricht bei Letzterem von abhängigen Lebensereignissen, die durch die Person oder die Symptome mitbedingt sind; im Unterschied zu unabhängigen oder schicksalshaften Lebensereignissen, für deren Auftreten die Person oder die Symptome in keiner Weise mitverantwortlich ist. Beides gilt es zu beachten und zu unterscheiden, wenn man Entwicklung und Aufrechterhaltung depressiver Störungen untersuchen und verstehen möchte.

Wegen der skizzierten Probleme setzt man in der Stressforschung vornehmlich auf umfassende Interviews. Ein besonders bekanntes Beispiel für ein solches Interview ist die **Life Events and Difficulty Schedule** (LEDS; Brown, Harris 1978). In ihr wird zunächst nach dem Auftreten verschiedenster Lebensereignisse gefragt. Wenn ein Lebensereignis aufgetreten ist, werden detaillierte Informationen hierzu eingeholt: Wie ist es zu dem Ereignis gekommen? Wie hat der Betroffene reagiert? Welche Folgen gingen mit dem Ereignis einher?

Sämtliche dieser Informationen werden dann in einem zweiten Schritt geschulten Personen vorgelegt, die – ohne zu wissen, ob der Interviewte an einer Depression leidet oder nicht – die Ereignisse hinsichtlich einer Reihe von Aspekten beurteilen: z. B. hinsichtlich der Art des Ereignisses, des Schweregrads oder der (Un-)Abhängigkeit von einer möglichen Störung. Für diese Beurteilung liegt eine sehr umfassende Anleitung vor. Es ist klar, dass solche Interviews nur von speziell geschulten Interviewerinnen und Beurteilern durchgeführt werden können und sehr zeitaufwendig sind. Letztlich braucht es diese Sorgfalt jedoch, um tatsächlich Aussagen zum Zusammenhang von Stress und Depression machen zu können.

Chronischer Stress→ hat für die Entwicklung einer depressiven Störung die gleiche Bedeutung wie das Eintreten einschneidender Lebensereignisse.

Chronischer Stress meint belastende, herausfordernde oder bedrohliche Zustände, die dauerhaft den Alltag beeinflussen oder prägen. Es kann sich hierbei um anhaltende Beziehungsschwierigkeiten, finanzielle, gesundheitliche oder auch berufliche Probleme handeln. Für sich genommen scheinen diese Stressoren sicher weniger belastend als einschneidende Lebensereignisse wie der Tod einer Person, in ihrer Gesamtheit und in ihrer Dauer wirken sie sich jedoch gleichermaßen schädlich aus. Zudem führen chronische Stressoren in einem Bereich nicht selten zu chronischem Stress in anderen Bereichen: Anhaltende Eheprobleme erschweren die Kindererziehung, sodass in diesem Bereich weitere Probleme entstehen. Finanzielle Schwierigkeiten begrenzen die Möglichkeiten der Gesundheitsvorsorge und führen auf diesem Weg zu Belastungen. In der Konsequenz erscheint das Leben zunehmend weniger lohnend und lebenswert.

Chronischer Stress mündet auch nicht selten in schwerwiegende Lebensereignisse: Anhaltende Partnerschaftsschwierigkeiten mögen beispielsweise auf eine Trennung hinauslaufen, oder eine prekäre Arbeitssituation geht mit Jobverlust einher. So produziert Stress weiteren Stress. Es liegt auf der Hand, dass sich das Risiko für eine depressive Störung insbesondere dann erhöht, wenn chronische und akute Stressoren zusammentreffen.

EXKURS **Macht die moderne Arbeitswelt krank?**

Es finden sich in Deutschland keine Hinweise für eine Zunahme der Häufigkeit von Depressionen (siehe S. 56). Dieser Befund spricht gegen die Idee, dass die moderne Arbeitswelt per se depressiv mache. Das Leben war immer schon auf die eine oder andere Art und Weise anstrengend und belastend. Die hohe Rate an Fehltagen und Frühberentungen aufgrund von Depressionen macht jedoch sehr deutlich, dass es schwer ist, mit einer depressiven Störung den Anforderungen der modernen Arbeitswelt gerecht zu werden.

Die deutschen Forscher Frank Jacobi und Michael Linden (2018) gehen davon aus, dass die veränderten Anforderungen am Arbeitsmarkt, d. h. die zunehmende Bedeutung von »Soft Skills« und »Emotionsarbeit« – z. B. Serviceorientierung, Kommunikations- und Präsentationsfertigkeiten, Teamfähigkeit, Flexibilisierung und lebenslanges Lernen – sowie die permanente EDV-gestützte Qualitätssicherung es insbesondere psychisch erkrankten Menschen erschweren, im Anschluss an eine Erkrankungsphase in den Arbeitsmarkt zurückzufinden. Hier dürfen nun allerdings nicht Ursache und Wirkung verwechselt werden: Nicht die Dienstleistungsgesellschaft als solche macht krank, sondern psychisch Erkankte haben zunehmend Probleme, in der modernen Arbeitswelt zurechtzukommen. Offenbar konnte es in der »alten Arbeitswelt« eher gelingen, die Arbeit auch mit Depressionssymptomen zu verrichten oder nach Abklingen der Symptome wieder an den Arbeitsplatz zurückzukehren. Dass die »alte Arbeitswelt« deshalb insgesamt weniger belastend war, bedeutet das nicht.

Belastungen in der Kindheit → Eine spezifische Form der Stressbelastung, die in den letzten Jahren große Aufmerksamkeit in der Forschung erfahren hat, ist die Auswirkung von Misshandlungen und anderen schweren Belastungen im Kindesalter, z. B. Armut, elterliche Ehezwistigkeiten oder Kriminalität. Aus Tier- und Menschenstudien ist bekannt, dass Stressbelastung in kritischen Phasen der Gehirnentwicklung wie im Säuglingsalter, der Kindheit und der frühen Adoleszenz zu langfristigen Veränderungen von Gehirnstruktur und -funktion führen kann (Shonkoff u. a. 2012). Diese beeinflussen in besonderem Maße die körperliche Reaktion auf Stress; gleichzeitig prägen entsprechende Erfahrungen natürlich auch die Art und Weise, wie man über sich selbst und andere denkt. In der Konsequenz erhöht sich die Anfälligkeit für depressive Entwicklungen gleich auf mehreren Wegen.

Berechnungen zufolge lassen sich 26 Prozent der depressiven Ersterkrankungen auf Misshandlungen und Widrigkeiten in der frühen Kindheit zurückführen (Green u. a. 2010). Es ist eine traurige Tatsache, dass Misshandlungserfahrungen in der Kindheit das Risiko erhöhen, eine chronische und rezidivierende Depression auszubilden, und auch mit einem frühen Beginn depressiver Störungen einhergehen – als wären die Betroffenen durch ihre frühen Erfahrungen nicht schon gestraft genug, werfen diese ihren Schatten auch noch auf das Erwachsenenleben.

Mobbing

Ein Stressor, dessen zentrale Bedeutung für die Entwicklung psychischer Störungen, inklusive Depressionen, zunehmend deutlich wird, sind Mobbingerfahrungen. Mobbing meint wiederholtes und absichtsvolles »Schädigen« und »Schikanieren« durch eine andere Person oder eine Gruppe. Erfolgen kann es in der Familie, in einer Peergroup, in der Schule, am Arbeitsplatz, in der Nachbarschaft oder im Internet (Cyber-Mobbing). Zu typischen Mobbinghandlungen gehören Demütigungen, Gewaltandrohungen, soziale Ausgrenzung sowie die Verbreitung von Lügen.

Mobbing ist besonders häufig in Kindheit und Jugend, wirkt jedoch über die aktuelle Situation weit hinaus: In einer Untersuchung, in der die Studienteilnehmenden über fünfzig Jahre hinweg begleitet wurden, zeigte sich, dass Personen, die in der Kindheit gelegentlich oder regelmäßig Opfer von Mobbing wurden, im Alter von 45 Jahren wesentlich häufiger an Depressionen, Angststörungen und Suizidgedanken litten als Altersgenossen, die nie Opfer von Mobbing geworden sind. Dieser Zusammenhang war auch noch zu beobachten, wenn Unterschiede im IQ, dem sozioökonomischen Status der Eltern und bereits bestehende psychische Störungen im Kindesalter berücksichtigt wurden – man kann sich also ziemlich sicher sein, dass die höhere Rate an psychischen Störungen tatsächlich auf das Mobbing zurückzuführen ist (Takizawa u. a. 2014). Es ist daher zu vermuten, dass einem nicht unbedeutenden Teil depressiver Störungen durch ein unmittelbar schützendes Eingreifen im Fall von Mobbing – insbesondere an Schulen – vorgebeugt werden könnte. Möchte man die Häufigkeit psychischer Störungen reduzieren, sollte man hier ansetzen!

Zusammengefasst sind schwerwiegende Lebensereignisse und chronische Stressoren somit von zentraler Bedeutung für die Entwicklung einer Depression. Gleichzeitig erleben jedoch sehr viele Menschen schwerwiegende Lebensereignisse, ohne eine Depression zu entwickeln. Andere werden depressiv, ohne dass ein einschneidendes Lebensereignis vorangegangen ist. Schwerwiegende Lebensereignisse sind also auf der einen Seite bedeutsam für das Verständnis depressiver Störungen und reichen auf der anderen Seite mitnichten aus, um vorherzusagen, ob jemand eine Depression entwickeln wird oder nicht. Die erklärende Kraft belastender Lebensereignisse ist begrenzt.

Hinzu kommt, dass sich in den allermeisten Fällen nur vor der ersten depressiven Episode im Leben ein einschneidendes Lebensereignis identifizieren lässt, während sich im Vorfeld wiederholter depressiver Episoden vielfach keine besondere Häufung akuter Stressoren findet. Wie bereits erwähnt, wird vermutet, dass im Verlauf einer depressiven Entwicklung zunehmend kleinere Ereignisse ausreichen, um eine Depression anzustoßen. Betroffene scheinen also zunehmend empfindlicher auf Belastungen und negative Stimmung zu reagieren, sodass die Schwelle zur Depressionsentwicklung schneller überschritten wird.

Es wäre also zu einfach, »Stress« als Ursache einer Depression festzumachen. Äußere Faktoren sind eher als ein Auslöser und nicht als die Ursache von Depressionen zu verstehen. Der Auslöser führt nur dann zu einer Depression, wenn er auf fruchtbaren Boden fällt, weil aufgrund anderer Ursachen bereits eine Neigung – auch als Verletzlichkeit oder Vulnerabilität bezeichnet – zur Depression besteht. Man spricht vor diesem Hintergrund von sogenannten Vulnerabilitäts-Stressmodellen psychischer Störungen (siehe Abbildung 7). Stresshafte Ereignisse – seien sie akut oder chronisch – mögen also nur eine depressive Störung mitbedingen, wenn sie mit Veränderungen im Verhalten, im Denken, in Beziehungen und / oder körperlichen Prozessen einhergehen. Auf entsprechende psychologische und biologische Vulnerabilitätsfaktoren wird in den folgenden Abschnitten eingegangen.

ABBILDUNG 7 Vulnerabilitäts-Stressmodell der Depression

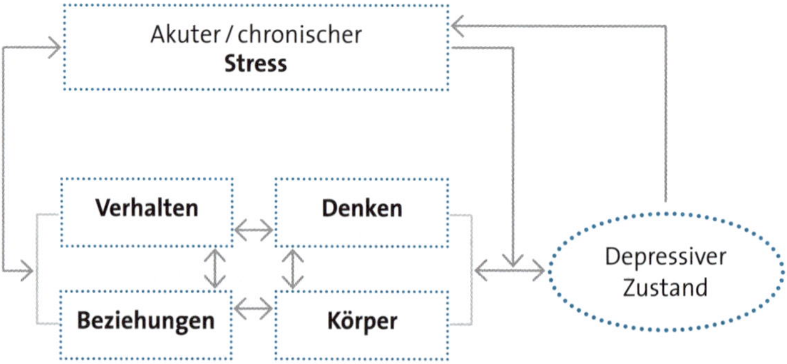

Und das bedeutet für die Behandlung ...

Auch wenn »Stress« nicht als Ursache einer Depression zu verstehen ist, spielt der Umgang mit Stress in einer Psychotherapie eine bedeutsame Rolle. Anders als in der Forschung ist es im therapeutischen Setting in der Regel nicht schwierig, zentrale Belastungen oder chronische Stressoren zu identifizieren – insbesondere, da es für die therapeutische Behandlung nur eine untergeordnete Rolle spielt, ob Stressoren vor Ausbruch der Depression oder infolge der Depression zugenommen haben. So oder so geht es darum, den Betroffenen bei der Verarbeitung schwerwiegender Lebensereignisse zu helfen, in Anbetracht von Umwälzungen der persönlichen Lebensweise neue Ziele zu entwickeln, Stressbelastung zu reduzieren und für mehr Ausgleich zu sorgen sowie sich gegebenenfalls aus schädigenden Kontexten zu befreien.

Verhalten und dessen Folgen

Der 44-jährige Titus rutscht in eine tiefe Depression, als er von seiner Frau verlassen wird und sie ihm den Kontakt zu seinem fünfjährigen

Sohn massiv erschwert. Er ist zutiefst gekränkt vom Verhalten seiner Frau und hat nur noch über Anwälte Kontakt mit ihr. Titus hat wenig Freunde und Bekannte, seine Freizeit hat er immer mit seiner Frau und seinem Sohn verbracht. In seinem »erbärmlichen« Zustand will er sich niemandem zeigen, sodass er sich immer mehr zurückzieht. Sein Leben kommt ihm völlig farblos vor. Seine Tätigkeit als selbstständiger Fitnesstrainer hält er noch eine Weile aufrecht, bis ihm dazu die Kraft fehlt. Finanzielle Probleme folgen: Er kann sich nichts mehr leisten, sodass er noch mehr Zeit zu Hause verbringt. Ganze Tage sitzt er grübelnd vor dem Fernseher. Schließlich verliert er den Führerschein, weil er angetrunken Auto fährt. Jetzt sieht er gar keinen Grund mehr, vor die Tür zu gehen.

Lerntheoretische Modelle depressiver Störungen messen dem Verhalten depressiver Personen und den Konsequenzen dieses Verhaltens besondere Bedeutung bei. Folgt auf ein bestimmtes Verhalten eine Belohnung (positive Verstärkung), steigt die Wahrscheinlichkeit, dass dieses Verhalten erneut gezeigt wird: Lächelt ein Gesprächspartner einen an und fragt interessiert nach, wird man sich eher in ein Gespräch vertiefen und auch zukünftig gerne wieder mit dieser Person reden.

Verhalten kann jedoch nicht nur dadurch verstärkt werden, dass eine Belohnung folgt, sondern auch dadurch, dass ein unangenehmer Zustand beendet wird – das nennt man »negative Verstärkung«: Lassen Angst und Anspannung nach, sobald man die Straßenseite wechselt, wenn man einen Hund auf sich zukommen sieht, dann steigt die Wahrscheinlichkeit, dass man Hunden auch zukünftig aus dem Weg gehen wird. Folgt auf ein gezeigtes Verhalten hingegen eine negative Reaktion (Bestrafung), dann sinkt die Wahrscheinlichkeit, dass das Verhalten erneut gezeigt wird: Kommt es immer wieder zu Streit, wenn man ein bestimmtes Thema einer Freundin gegenüber anspricht, wird man das Thema seltener erneut ansprechen (zumindest wird man es sich vorab sehr gut überlegen). Lerntheoretische Ansätze versuchen, Verhalten zu verstehen und zu beschreiben, ohne innere Vorgänge wie Gedanken und Bewertungen in den Blick zu nehmen. Im Kontext depressiver Störungen wird nun insbesondere drei Prozessen depressionsauslösende und -aufrechterhaltende Qualität zugeschrieben. Diese werden im Folgenden beschrieben.

Wenn positive Verstärkung fehlt

In einem sehr bekannten Modell depressiver Störungen, dem Verstärker-Verlust-Modell, geht der amerikanische Psychologe Peter M. LEWINSOHN (1974) davon aus, dass man depressiv wird, wenn man in seinem Leben kaum positive Verstärkung bekommt. Erfährt eine Person trotz Bemühungen nur wenig Zuspruch anderer, sollte dies nach dem Modell dazu führen, dass sie zunehmend inaktiv, antriebslos und niedergeschlagen wird. Das Leben erscheint weniger lohnend und lebenswert. Wie gerät man nun in eine solche Situation geringer positiver Verstärkung hinein? Lewinsohn vermutet, dass hierfür drei Wege relevant sind.

Der **erste Weg** besteht darin, dass man grundsätzlich nur wenige Aktivitäten in seinem Leben als verstärkend erlebt: Nur Arbeit macht mir Spaß, nichts anderes. Oder nur Aktivitäten mit der Partnerin machen mir Freude, nichts anderes. Geht diese eine Verstärkerquelle jetzt verloren – beispielsweise durch belastende Lebensereignisse wie Krankheit, Trennung oder Jobverlust –, sinkt die Rate positiver Bestätigung rapide und das Depressionsrisiko steigt. Je breiter man interessensmäßig hingegen aufgestellt ist, desto mehr können Einschränkungen kompensiert werden: Verliere ich meinen Job, kann aber immer noch aus meinen Hobbys Freude schöpfen, stehe ich eindeutig besser da. Kommt es zu einer Trennung, wird man es leichter haben, wenn nicht das gesamte Leben auf die Partnerschaft ausgerichtet war, sondern man auch zu anderen Personen eine vertrauensvolle und nahe Beziehung hat.

Beim **zweiten Weg** ist der Zugang zu potenziell verstärkenden Aktivitäten eingeschränkt. Anders als beim ersten Weg könnte ich mich also für viele verschiedene Dinge begeistern, aber die Umstände sorgen dafür, dass ich keine dieser Aktivitäten mehr umsetzen kann. Man interessiert sich für Theateraufführungen, lebt aber in einer Gegend, in der es kein Theater gibt. Man mag Sex, hat aber keine Partnerin und mag keine One-Night-Stands. Einschneidende Lebensereignisse führen häufig dazu, dass sich der Zugang zu verstärkenden Aktivitäten verändert: Plötzliche Arbeitslosigkeit oder die Scheidung vom Partner können finanzielle Engpässe nach sich ziehen, sodass man es sich nicht mehr leisten kann, ins Theater oder Kino zu gehen, in den Urlaub zu fahren oder einem aufwendigen Hobby nachzukommen. Die Rate positiver Verstärkung sinkt. Tod oder Trennung vom Partner können zudem dazu führen, dass bestimmte Aktivitäten ihre Verstärkerqualität verlieren: Man könnte zwar immer noch Restaurants oder Clubs besuchen, ohne den Partner hat dies aber seinen Reiz verloren. Von den Aktivitäten geht keine positive Verstärkung mehr aus.

Beim **dritten Weg** gibt es das Problem, dass Menschen in zwischenmenschlichen Beziehungen keine positiven Erfahrungen machen. Vielleicht ist jemand nicht gut dazu in der Lage, persönliche Beziehungen harmonisch zu gestalten, oder hat von vornherein Schwierigkeiten damit, sich auf Bekanntschaften, Freundschaften und Partnerschaften einzulassen. Es mag auch sein, dass man sich aufgrund von Ängsten nicht traut, sich in sozialen Beziehungen so zu zeigen, wie man eigentlich ist – in der Folge erlebt man soziale Kontakte als anstrengend und bedrohlich und zieht sich aufgrund dessen immer mehr zurück (siehe Abbildung 8). Schließlich können sich soziale Probleme auch aus den depressiven Symptomen ergeben: Während sich Freunde und Familie bei erstmaligem Auftreten einer depressiven Episode in der Regel gut kümmern, lässt diese enge Unterstützung oftmals mit der Dauer der Depression nach. Freundinnen und Freunde fangen an, sich zurückzuziehen, und die betroffene Person verliert weitere Quellen positiver Verstärkung. Im Kapitel »Beziehungen und Beziehungsgestaltung« (S. 107 f.) betrachten wir entsprechende Erfahrungen und deren Folgen noch einmal ausführlicher.

ABBILDUNG 8 Verstärker-Verlust-Modell depressiver Störung

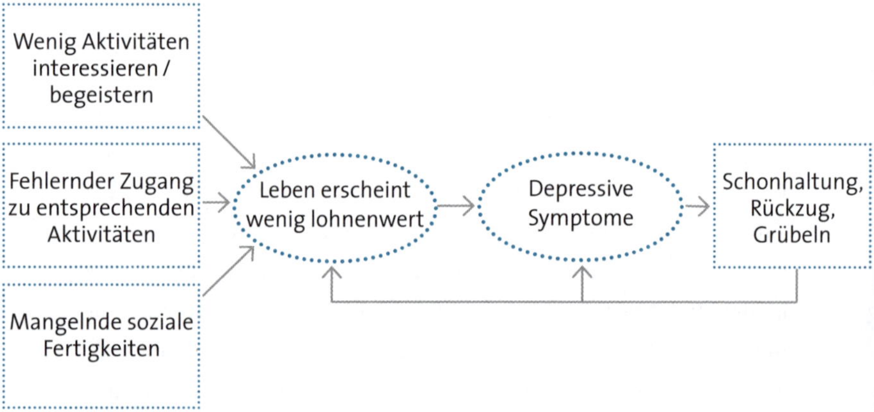

Wenn Passivität verstärkt wird

Neben einer zu geringen Rate an positiver Verstärkung kann auch eine zu hohe Rate an negativer Verstärkung zu zunehmender Inaktivität und der Aufrechterhaltung depressiver Störungen führen. Ist es einmal zu depressiven Symptomen wie Niedergeschlagenheit, Interessensverlust, Antriebslosigkeit und Schlafproblemen gekommen, ziehen sich viele Betroffene zurück, nehmen eine Schonhaltung ein, verfolgen Ziele nicht weiter und grübeln vermehrt. Passive Verhaltensweisen nehmen also zu. Letztlich tut man, was sich bei Traurigkeit und Antriebslosigkeit natürlich anfühlt und was sich vielfach im Umgang mit körperlichen Erkrankungen bewährt hat. Wenn man eine Grippe hat, ist es genau richtig, sich zurückzuziehen, sich zu schonen, sich Ruhe zu gönnen, bis man wieder Energie hat. Bei depressiven Störungen führt mehr Schonung und mehr Rückzug in der Regel aber nicht zu mehr Erholung, sondern zu einer Zunahme negativen Erlebens. Inaktivität, Rückzug und Grübeln werden – im Kontext depressiver Störungen – daher als eine Art von Vermeidungsverhalten verstanden.

Von Vermeidungsverhalten spricht man, wenn Menschen etwas unternehmen, um unangenehmen Dingen aus dem Weg zu gehen. Erwarte ich ein unangenehmes Gespräch mit meinem Vorgesetzten, könnte ich mich krankmelden, um diesem Gespräch aus dem Weg zu gehen – um es also zu vermeiden. Vermeidungsverhalten geht in der Regel mit zwei Konsequenzen einher: Kurzfristig fühlt man sich (etwas) besser, langfristig nehmen aber die Schwierigkeiten und negativen Gefühle zu. Habe ich Angst vor Hunden und wechsle die Straßenseite, sobald ich einen Hund kommen sehe, werde ich kurzfristig weniger Angst und Erleichterung spüren. Langfristig bleibt die Angst allerdings bestehen, denn ich kann nicht die Erfahrung machen, dass die allermeisten Hunde keineswegs gefährlich sind – ich weiche ja immer aus! Muss ich ein unangenehmes Konfliktgespräch in meiner Partnerschaft führen, wird es mich kurzfristig erleichtern, wenn ich dem Gespräch aus dem Weg gehen kann. Langfristig bleiben Unzufriedenheit und Partnerschaftsprobleme aber bestehen. Typische depressive Verhaltensmuster wie Rückzug, Inaktivität und Grübeln werden unter anderem von den amerikanischen Depressionsforschern Christopher Martell, Michael Addis und Neil Jacobson (2001) als Vermeidungsverhalten verstanden: Letztlich wirken sie einer potenziell anstrengenden, frustrierenden oder erfolglosen Auseinandersetzung mit der Umwelt und mit Problemen entgegen. Inaktivität, Rückzug und Grübeln werden zwar keineswegs als angenehm erlebt, gleichwohl mögen sie in vielen Situationen kurzfristig leichter erträglich scheinen als negative Gefühle oder Anstrengung, die mit realen Auseinandersetzungen, Aktivitäten oder sozialen Kontakten verbunden sein könnten. Solange man sich zurückzieht oder grübelt, kommt es nicht zu Überforderungserleben, tatsächlichen Misserfolgen und Versagenserlebnissen. Im lerntheoretischen Vokabular würde man sagen, die Verhaltensweisen werden negativ verstärkt und es steigt die Wahrscheinlichkeit, dass in zukünftigen Situationen auch mit Rückzug und Inaktivität reagiert wird.

NEIGE ICH ZU VERMEIDUNGSVERHALTEN?

Um herauszufinden, ob Sie dazu neigen, Dinge zu vermeiden und zu grübeln, können Sie folgende Aussagen bewerten. Wie sehr trafen diese in der vergangenen Woche auf Sie zu? (Hoyer, Teismann 2016)

Traf nicht zu … **Traf zu**

Ich war vor allem damit beschäftigt, unangenehme Dinge zu vermeiden oder vor ihnen zu fliehen.

Traf nicht zu … **Traf zu**

Ich habe etwas unternommen, um keine Traurigkeit oder andere schmerzhafte Gefühle zu erleben.

Traf nicht zu … **Traf zu**

Ich habe versucht, an bestimmte Dinge nicht zu denken.

Traf nicht zu … **Traf zu**

Ich habe viel Zeit damit verbracht, wieder und wieder über meine Probleme nachzudenken.

Traf nicht zu … **Traf zu**

Ich habe ständig über Möglichkeiten nachgedacht, ein Problem zu lösen, doch ich habe keine der Lösungen ausprobiert.

Traf nicht zu **Traf zu**

Ich habe regelmäßig Zeit damit verbracht, über meine Vergangenheit, Personen, die mich verletzt haben, Fehler, die ich gemacht habe und andere schlechte Erlebnisse in meiner Lebensgeschichte nachzudenken.

Langfristig halten solche passiv-vermeidenden Verhaltensweisen den depressiven Zustand aufrecht: Einerseits wird die Person weniger mit positiver Verstärkung in Kontakt kommen, das Leben wird zunehmend langweilig, anstrengend und überfordernd, und andererseits kann sie sich nur schwerlich mit den Problemen auseinandersetzen, derentwegen sie ursprünglich depressiv geworden ist – seien es Arbeitslosigkeit, Konflikte oder berufliche Probleme. Zudem steigt das Risiko, dass zusätzliche Probleme entstehen (z. B. Probleme mit Banken und Behörden, weil Briefe nicht mehr geöffnet werden). Es kann sich ein Teufelskreis entwickeln, in dem auf negative Stimmung mit Rückzug und Inaktivität reagiert wird, bestehende Schwierigkeiten in der Folge nicht effektiv angegangen werden und sich die Stimmung dadurch noch weiter verschlechtert.

Wenn Bestrafung überwiegt

Nicht nur ein zu viel an negativer Verstärkung und ein zu wenig an positiver Verstärkung sind jedoch relevant für depressive Störungen, sondern auch ein zu viel an Bestrafung. Dass sich Bestrafung auf die Entstehung depressiver Zustände auswirkt, wurde insbesondere durch die frühen Arbeiten des amerikanischen Psychologen Martin Seligman deutlich (eine zusammenfassende Darstellung findet sich bei Seligman 2016). Seligman setzte unter anderem Hunde in einen Käfig und verabreichte ihnen schmerzhafte Elektroschocks. Die Tiere konnten nichts tun, um diese Schocks abzustellen. Sie waren – aus lerntheoretischer Perspektive – fortgesetzter und unkontrollierbarer Bestrafung ausgesetzt. In der Folge dieser Behandlung verhielten sich die Hunde zunehmend depressiv: Sie wurden passiv, apathisch und aßen weniger. In einem späteren Durchgang konnten die Tiere dem Elektroschock entgehen, indem sie über eine kleine Barriere in die andere Hälfte des Käfigs sprangen. Hunde, die vorher nicht diesen grausamen Bedingungen ausgesetzt waren, lernten das blitzschnell. Die Tiere, die man vorher der Schockbehandlung ausgesetzt hatte, versuchten jedoch gar nicht erst, zu fliehen. Offenbar hatten sie gelernt, dass sie nichts gegen die Schocks unternehmen konnten, und reagierten nicht mehr darauf, dass die Umstände sich geändert hatten. Selbst wenn man ihnen den Weg zeigte, sie an der Leine in die sichere Käfighälfte zog, lernten sie nur sehr, sehr langsam: Einzelnen Tieren musste bis zu zweihundertmal aktiv bei der Flucht geholfen werden, bis sie lernten, diese Möglichkeit selbstständig zu nutzen.

Lassen sich diese Beobachtungen an Hunden und Elektroschocks auf Depressionen bei Menschen übertragen? Auch Menschen können in Situationen aufwachsen, in denen sie auf unangenehme Erfahrungen und Strafreize keinen Einfluss haben. Insbesondere chronisch depressive Menschen berichten häufig davon, dass sie als Kind wiederholtem körperlichen, emotionalen oder sexuellen Missbrauch ausgesetzt waren und dass sie weder etwas dagegen tun konnten noch vorhersehen konnten, wann es sie erneut treffen würde. Es lässt sich mutmaßen, dass auch Menschen auf solche unentrinnbaren Strafreize mit zunehmender Passivität reagieren. So wird Hilflosigkeit gelernt und aktives Handeln verlernt – bei Tieren und bei Menschen.

Der 21-jährige Christoph kann sich nur äußerst schwer dazu aufraffen, seine Ziele zu verfolgen. Eigentlich weiß er, was er im Leben machen und erreichen will – doch schon kleinste Widerstände können ihn völlig entmutigen. Es kommt ihm dann schnell alles sinnlos vor. In der Kindheit war er schweren Misshandlungen durch seinen Vater ausgesetzt. Nach der Trennung der Eltern lebte Christoph die halbe Woche bei seinem Vater und die andere Hälfte bei seiner Mutter. Vom Vater wurde er durchgängig abgewertet, beschimpft und gedemütigt. Oft musste er – als Zehnjähriger – für mehrere Stunden am Tisch sitzen und die Hasstiraden seines Vaters über sich ergehen lassen. Es war ihm währenddessen nicht erlaubt, sich zu bewegen oder zur Toilette zu gehen. Seiner Mutter oder Lehrern in der Schule konnte er sich nie anvertrauen. Erst nach dem Abitur hat er den Kontakt zum Vater abgebrochen.

Das Perfide an lang anhaltenden schädlichen Lebenskontexten ist, dass diese Lernerfahrungen den Betroffenen regelrecht eingebrannt werden. Selbst wenn sie schon lange nicht mehr in einem strafenden Kontext leben, hält sich eine passiv-skeptische Haltung, die leicht als unmotiviert erscheinen mag – sicherlich aber besser als Ergebnis einer langen Bestrafungsgeschichte verstanden werden muss.

Und das bedeutet für die Behandlung ...

Um eine Depression bewältigen zu können, ist es wichtig, Betroffene (wieder) mit positiver Verstärkung in Kontakt zu bringen und ihnen zu helfen, Vermeidungsverhalten schrittweise abzubauen. Angestrebt wird also eine Verhaltensaktivierung, die sich an den Zielen und Werten der Person orientiert. Im Kapitel »Psychotherapie« (ab S. 138) wird hierauf ausführlich eingegangen.

Die Befunde zur zerstörerischen Wirkung anhaltender und unvorhersehbarer Bestrafung verweisen schließlich darauf, dass depressive Menschen – insbesondere solche, die unter schwierigen Lebensumständen aufgewachsen sind – anhaltende und motivierende Unterstützung benötigen, um eigene Einflussmöglichkeiten überhaupt erst wieder wahrnehmen und nutzen zu lernen.

Denkinhalte und Denkarten

Die 27-jährige Birgül ist seit vielen Jahren depressiv. Die depressiven Beschwerden begannen in der Schulzeit, nachdem sie aufgrund von Hautproblemen gemobbt wurde. Als sie von ihrem ersten Freund von einem auf den anderen Tag verlassen wurde, kam es erstmals zu einer voll ausgeprägten depressiven Episode. Birgül leidet unter anhaltenden negativen Gedankenketten: Sie könne sich selbst nicht ausstehen und sei überzeugt davon, dass sie minderwertig und ekelig sei. Sie glaube nicht, dass andere sie mögen oder gar lieben könnten. Der Gedanke, dass »sie ohnehin nur eine Last für andere ist«, bringt sie regelmäßig an den Rand eines Suizids. Dies will sie ihrer Familie jedoch nicht antun. Sie macht sich stattdessen »so gut wie unsichtbar«, um niemanden zu stören oder irgendwie aufzufallen. Dass ihr Leben jemals eine positive Wende nehmen könne, erscheint ihr absolut unvorstellbar: Alles wird immer so schlimm bleiben, wie es immer schon war.

Kognitiven Modellen liegt die Annahme zugrunde, dass nicht eine Situation an sich die Gefühle einer Person verursacht, sondern die Art und Weise, wie eine Person die Situation interpretiert und bewertet. Diese Vorstellung wurde bereits von dem römischen Stoiker Epiktet (50–138 n. Chr.) formuliert: »Nicht die Dinge selbst beunruhigen die Menschen, sondern ihre Vorstellung von den Dingen.« In der Alltagssprache sind wir es gewohnt, einen unmittelbaren Zusammenhang zwischen Ereignissen und Gefühlen anzunehmen: »Die Trennung von meiner Partnerin hat mich traurig gemacht. Die Note ›Drei‹ in der Deutscharbeit frustriert mich. Der Aufstieg der Partei AfD ängstigt mich.« Wären es aber wirklich die Ereignisse selbst, die über unser Gefühlsleben bestimmen, dann müssten alle Menschen auf das gleiche Ereignis mit den gleichen Gefühlen reagieren. Tatsächlich können verschiedene Menschen auf die gleiche Situation aber mit ganz unterschiedlichen Gefühlen reagieren (siehe Abbildung 9).

ABBILDUNG 9 **Kognitives Modell**

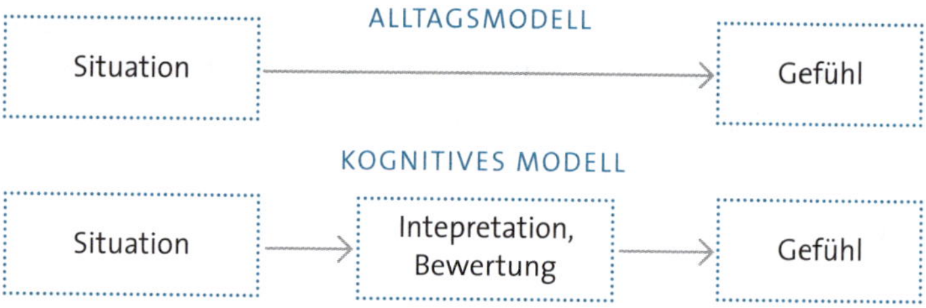

Stellen Sie sich vor, Sie kommen nach Hause, um festzustellen, dass das Türschloss ausgetauscht wurde und Ihr Schlüssel nicht mehr passt. An der Tür hängt ein Zettel, auf dem steht: »Ich will dich nicht mehr sehen. Zieh zu deinen Eltern!« Wie könnten Sie sich fühlen?

Klar, Sie könnten traurig sein. Dann würden Sie etwas denken wie: »Ich werde nie wieder dieses schöne gemeinsame Leben haben.«

Sie könnten auch wütend sein. Dazu müssten Sie so etwas denken wie: »Das ist eine totale Unverschämtheit. Nach allem, was ich in die Beziehung hineingesteckt habe.«

Sie könnten sich auch schämen. Dann würden Sie etwas denken wie: »Was sollen die Nachbarn denken? Ist das peinlich!«

Sie könnten sich auch freuen. Dazu müssten Sie so etwas denken wie: »Super, endlich bin ich frei von dieser Beziehung. Und ich musste nicht mal selbst Schluss machen!«

Sie könnten auch Angst haben. Dann würden Sie so etwas denken wie: »Wo soll ich denn jetzt leben? Wie soll ich mein Leben allein schaffen?«

Es ist also nicht das Ereignis selbst, das zu einem bestimmten Gefühl – oder auch zu einem bestimmten Verhalten – führt, sondern die gedankliche Bewertung, die Art und Weise, wie wir über Dinge denken.

Im Kontext psychischer Störungen wird sogenannten dysfunktionalen Kognitionen eine bedeutende Rolle beigemessen. Dysfunktional meint dabei, dass Gedanken nicht hilfreich, sondern unangemessen oder selbstschädigend sind. Und Kognition meint alles, was das Denken betrifft: z. B. Interpretationen, Bewertungen, Ursachenzuschreibungen, Erwartungen, Einstellungen, Annahmen oder Überzeugungen. Psychische Störungen entstehen – den kognitiven Ansätzen zufolge –, wenn die gedankliche Bewertung und Verarbeitung von Informationen verzerrt, starr oder fehlerhaft ist. Kognitive Modelle wurden für viele verschiedene psychische Störungen ausformuliert. Von besonderer Bedeutung für das Verständnis depressiver Störungen sind das kognitive Modell der Depression des amerikanischen Psychiaters Aaron T. Beck (1963, 1964; Beck, Bredemeier 2016; Beck u. a. 1999) und das Modell der gelernten Hilflosigkeit von Lyn Y. Abramson, Martin Seligman und John Teasdale (1978; Seligman 2016). Auf beide Modelle gehen wir im Folgenden ein. Hervorgehoben wird im Anschluss ein Denkprozess von besonderer Bedeutung – das depressive Grübeln.

Kognitives Modell der Depression

Das kognitive Modell der Depression wurde von Aaron T. Beck in den 1960er-Jahren entwickelt. Beck betont in seinem Ansatz, dass insbesondere die verzerrte Sicht auf die Realität für die Entstehung und Aufrechterhaltung depressiver Störungen bedeutsam ist. Das Denken depressiver Menschen ist inhaltlich vor allem durch eine negativ-verzerrte Sicht auf die eigene Person (»Ich bin ein Versager«), die Umwelt (»Keiner mag mich«) und die Zukunft (»Es wird nie besser werden«) geprägt. Diese dreifach negative Sicht wird als kognitive Triade bezeichnet und gilt als typisch für das Denken depressiver Personen. Vorstellungen im Sinne der kognitiven Triade können auf verschiedenen »Ebenen« des Denkens zum Ausdruck kommen. Beck unterscheidet automatische Gedanken, Grundüberzeugungen und Annahmen.

Automatische Gedanken → treten in einer konkreten Situation blitzartig und scheinbar von selbst auf. Sie sind oft kurz und schnell und liefern eine Interpretation oder eine Bewertung der Situation. Bei all den eben genannten Reaktionen auf die verschlossene Haustür handelt es sich um automatische Gedanken. Oft ist man sich dieser Gedanken kaum bewusst – bewusst ist man sich vielmehr der Gefühle, die sie verursachen.

Automatische Gedanken bei sich selbst zu erkennen, kann man leicht einüben. Stellen Sie sich immer dann, wenn Sie bei sich einen plötzlichen Stimmungswandel bemerken – Sie sich also auf einmal ängstlich, traurig oder wütend fühlen –, folgende Frage: Was ist mir gerade durch den Kopf gegangen?

Auf diese Weise kommen Sie automatischen Gedanken auf die Spur. Zwischen (automatischem) Gedanken und ausgelöstem Gefühl gibt es einen zwingenden logischen Zusammenhang: Wenn man Angst erlebt, muss man vorher etwas als Bedrohung bewertet haben. Wenn man sich traurig fühlt, muss man vorher etwas als Verlust bewertet haben. Wenn man sich wütend fühlt, muss man vorher etwas als Unverschämtheit bewertet haben. Ausgehend vom Gefühl, das plötzlich auftritt, können Sie daher auch versuchen, den vorangegangenen Gedanken zu erschließen.

Automatische Gedanken werden in der Regel als wahre Beschreibung einer Situation erlebt. Beck stellte jedoch fest, dass Menschen in depressiven Zuständen typische Verzerrungen im Denken vornehmen, die er »Denkfehler« nannte:

- Willkürliches Schlussfolgern ist einer dieser typischen Denkfehler; so könnte jemand nach einem schulischen Misserfolg denken: »Ich bin einfach ein Versager, nichts bringe ich zustande«, ohne zu berücksichtigen, dass die Aufgabe möglicherweise nicht lösbar war und dass es auch schon Erfolge gab.
- Schwarz-Weiß-Denken stellt einen weiteren typischen Denkfehler dar: Menschen, Ereignisse und Erfahrungen werden schnell in nur zwei Kategorien einsortiert, ohne Abstufungen zu berücksichtigen. Dinge sind entweder gut oder schlecht, ich bin entweder erfolgreich oder ein Versager. In einem solchen System gibt es keine Graustufen.
- Selektives Verallgemeinern meint die Tendenz, Einzelfakten aus einem Kontext zu nehmen und überzubewerten, während andere Informati-

onen unberücksichtigt bleiben: Dass ein Kollege einen morgens nicht grüßt, wird als Beleg dafür genommen, dass »niemand mich mag«, obwohl man zu sämtlichen Feiern eingeladen wird.

All diese – und noch weitere – Denkfehler tragen dazu bei, dass sich die negative Sicht der betroffenen Person immer wieder bestätigt und festigt. Erfahrungen, die dem offensichtlich widersprechen, werden als »ungültige« Ausnahme von der Regel bewertet: »Wenn jemand nett zu mir ist, dann ändert das nichts daran, dass alle anderen mich nicht leiden können.«

Warum erleben manche Personen negativ-verzerrte automatische Gedanken und andere nicht? Weshalb interpretieren verschiedene Personen die gleiche Situation unterschiedlich? Und warum interpretiert die gleiche Person eine Situation zu unterschiedlichen Zeitpunkten unterschiedlich? Nach Beck sind die Inhalte automatischer Gedanken nicht zufällig, sondern vielmehr Ausdruck zugrunde liegender, situationsübergreifender Überzeugungen.

Negative Grundüberzeugungen→ entwickeln sich in der Kindheit, indem das Kind Erfahrungen mit bedeutsamen Bezugspersonen macht und verschiedenen Situationen ausgesetzt ist. In Abhängigkeit von meinen Erlebnissen werde ich unterschiedliche Überzeugungen über mich selbst und die Welt ausbilden: Manche entwickeln mehr positive und andere mehr negative Überzeugungen. Einschneidende Erfahrungen wie die Trennung der Eltern, negative Auseinandersetzungen mit Eltern, Geschwistern, Lehrern oder Gleichaltrigen, in denen man sich bloßgestellt, kritisiert oder abgewertet gefühlt hat, können genauso wie Krankheit, Misshandlungen, Armut oder die Vorstellung, dass ein Geschwisterkind vorgezogen wird, zum Aufbau negativer Überzeugungen beitragen. Für ein Verständnis depressiver Störungen sind diese negativen Überzeugungen besonders bedeutsam. Laut Beck lassen sie sich zwei großen Kategorien zuordnen: »Ich bin nicht liebenswert« in zahlreichen Varianten und »Ich bin hilflos« in vielen Variationen (siehe Tabelle 1).

TABELLE 1 Zwei Kategorien negativer Überzeugungen (Beck 1964)

Nicht liebenswert sein	Hilflos sein
Ich bin nicht liebenswert.	Ich bin hilflos.
Ich bin unsympathisch.	Ich bin machtlos.
Ich bin unerwünscht.	Ich habe keine Kontrolle.
Ich bin unattraktiv.	Ich bin schwach.
Keiner will etwas mit mir zu tun haben.	Ich bin verletzlich.
	Ich bin bedürftig.
Keiner kümmert sich um mich.	Ich sitze in der Falle.
Ich bin schlecht. Ich bin wertlos.	Ich bin unfähig.
Ich bin anders als die anderen.	Ich bin ineffektiv.
Ich bin nicht in Ordnung, deshalb mag mich keiner.	Ich bin inkompetent.
	Ich bin ein Versager.
Ich bin nicht gut genug, um geliebt zu werden.	Ich werde verachtet.
	Ich bin nicht in Ordnung.
Ich werde immer zurückgewiesen.	Ich bin nicht so gut wie die anderen.
Ich werde immer verlassen.	Ich bin (im Hinblick auf Leistung) nicht gut genug.
Ich werde immer allein bleiben.	

Solche negativen Überzeugungen können dem Leben dauerhaft einen grauen Schleier überstreifen; viele Menschen entwickeln aber auch Strategien, um mit solchen Überzeugungen zu leben, oder sie richten ihr Leben so ein, dass diese Überzeugungen keine große Rolle mehr spielen. Außerhalb depressiver Phasen schlummern diese Überzeugungen dann inaktiv im Hintergrund: Solange ich in einer Partnerschaft lebe, wird die Idee, dass ich eigentlich unattraktiv bin, gut ausgeglichen. Solange ich beruflich erfolgreich bin, wird die Idee, dass ich unfähig bin, gut ausgeglichen. Kommt es aber zu belastenden Ereignissen – einer Trennung, einem beruflichen Misserfolg –, treten die negativen Überzeugungen in den Vordergrund und prägen die Wahrnehmung. Auf einmal wird alles vor dem Hintergrund der negativen Überzeugungen »Ich bin nicht liebenswert« oder »Ich bin hilflos« betrachtet. Erfahrungen und Informationen, die zu diesen Vorstellungen passen, werden schnell wahrgenommen und bevorzugt verarbeitet. Informationen, die hierzu im Widerspruch stehen, werden übersehen oder entkräftet. Auf diese Weise wird die negative Überzeugung am Leben gehalten und immer wieder bestätigt, obwohl Vorstellungen wie »Ich bin hilflos« – anders als in der Kindheit – im Erwachsenenalter möglicherweise überhaupt nicht mehr stimmen.

Bedingte Annahmen→ sind zwischen automatischen Gedanken und Grundüberzeugungen angesiedelt und lassen sich zumeist als Wenn-dann-Aussagen formulieren: »Wenn ich nicht von allen mir wichtigen Menschen geliebt werde, dann bin ich ein Nichts. Wenn ich Fehler mache, dann bedeutet das, dass ich unfähig bin. Wenn ich nicht herausragende Leistung erbringe, dann habe ich versagt. Wenn ich nicht im Mittelpunkt stehe, dann bin ich nicht attraktiv.« Bedingte Annahmen setzen sich also immer zusammen aus einer Bedingung (*wenn* ...) und einer Schlussfolgerung (*dann* ...). Somit prägen sie das Verhalten und die Wahrnehmung in vielen Situationen, ohne – wie die Überzeugungen – für alle Situationen zu gelten. Bedingte Annahmen lassen sich auch positiv formulieren: »Wenn ich keine Fehler mache, dann bin ich kompetent. Wenn ich im Mittelpunkt stehe, dann bin ich attraktiv. Wenn ich alles perfekt mache, dann bin ich unangreifbar. Wenn ich mich von anderen zurückziehe, dann kann ich nicht verletzt werden.« Sie lassen sich also als Strategieanweisungen verstehen, wie Betroffene verhindern können, dass schmerzhafte Grundüberzeugungen vermeintlich wahr werden können. Leider stecken die in den bedingten Annahmen formulierten Regeln aber oftmals die zu erfüllenden Erwartungen sehr hoch und tragen dadurch zu erheblichem Leid und Belastung bei.

Grundüberzeugungen sind somit situationsübergreifend bedeutsam und prägen daher die Wahrnehmung in ganz vielen Bereichen. Automatische Gedanken sind hingegen ein situationsspezifischer Ausdruck davon, dass bestimmte Überzeugungen aktiviert sind. Zwischen diesen beiden Ebenen lassen sich schlussendlich die bedingten Annahmen ansiedeln (siehe Abbildung 10).

ABBILDUNG 10 Kognitives Modell

Überzeugung
»Ich bin unfähig.«

Annahme
»Wenn ich nicht hervorragend bin, dann habe ich versagt.«

Automatischer Gedanke
»Ich habe mich blamiert.«

Die großen Themen depressiver Menschen – wie Selbstwert, Sinnlosigkeit, Verbitterung, Hoffnungslosigkeit oder Perfektionismus – lassen sich in der Theorie von Beck alle als Ausdruck eines perfiden Zusammenspiels von negativen Grundüberzeugungen, bedingten Annahmen und automatischen Gedanken verstehen. Entsprechend verwundert es nicht, dass die Ideen von Beck das psychologische Verständnis psychischer Störungen wie kein anderer Ansatz prägen. Sie bilden zudem die Basis der kognitiven Therapie, auf die im Kapitel »Psychotherapie« (ab S. 138) eingegangen wird.

Modell der gelernten Hilflosigkeit

Ein weiterer Ansatz, der die Bedeutung von Denkinhalten und Denkarten betont, ist das Modell der gelernten Hilflosigkeit. Lyn Y. Abramson und ihre Kollegen (1978) machten – wie im vorangegangenen Kapitel beschrieben – die Beobachtung, dass Hunde, die unkontrollierbaren Schocks ausgesetzt waren, sich zunehmend passiv verhielten; selbst dann, wenn sie den Schocks entkommen konnten. Sie verhielten sich so, als hätten sie gelernt, dass sie hilflos sind. Diese Beobachtungen wurden in den 1970er-Jahren zum sogenannten Attributionsmodell ausgearbeitet. Mit dem Ziel, die Vielzahl depressiver Symptome bei Menschen zu erklären, ergänzten Abramson und Kollegen das ursprüngliche »Bestrafungsmodell« um einen Blick auf relevante gedankliche Vorgänge. So mag die Erfahrung, unkontrollierbaren Schocks ausgesetzt zu sein, ausreichen, um Symptome wie Passivität und Antriebslosigkeit zu erklären. Aber warum sollte jemand, der tatsächliche oder vermeintliche Unkontrollierbarkeitserfahrungen gemacht hat, die Idee entwickeln, wertlos oder ein Versager zu sein?

Abramson und Kollegen machen hierfür ein charakteristisches Gedankenmuster depressiver Menschen verantwortlich. Wie Beck gehen sie davon aus, dass im Zuge der gedanklichen Bewertung von Situationen, Äußerungen oder Reizen zwischen (vermeintlich) unkontrollierbaren Umständen und depressivem Erleben und Verhalten vermittelt wird. Abramson und ihre Kollegen konzentrieren sich in ihrem Modell aber vor allem darauf, welche Ursachen Betroffene hinter bestimmten Erlebnissen vermuten. Sie sprechen von Ursachenzuschreibung oder Ursachenattribution. Drei Dimensionen sind nun wichtig bei der Untersuchung solcher Ursachenzuschreibungen:

External oder internal? → Die betroffene Person kann die Ursache für eine unangenehme Erfahrung in sich selbst (internal) oder in den äußeren Umständen (external) sehen. Nehmen wir an, ein Student fällt durch eine Prüfung. Er könnte denken: »Es liegt an mir, ich bin einfach zu dumm.« Damit würde er die Ursache in sich selbst sehen, er nimmt also eine internale Ursachenzuschreibung vor. Er könnte auch denken: »Die Prüfer waren schlecht gelaunt und viel zu streng an diesem Tag. Außerdem wurde ein Thema abgefragt, das gar nicht in der Prüfungsliteratur vorgesehen war.« Damit würde er die Ursache für seinen Misserfolg in den äußeren Umständen sehen, eine externale Ursachenzuschreibung durchführen.

Global oder spezifisch? → Unangenehme Erfahrungen kann eine Person für eine Ausnahme in einem begrenzten Bereich halten (spezifisch) oder für eine typische Situation, die sich auf alle Bereiche erstreckt (global). Der Student, der durch die Prüfung fällt, könnte also denken: »Dieses eine Fach fällt mir wirklich schwer. In anderen Bereichen bin ich besser« (spezifisch) oder: »Das ist typisch. Mal wieder etwas, das ich nicht kann. In keinem Lebensbereich bekomme ich etwas hin« (global).

Stabil oder instabil? → Hier geht es nicht um unterschiedliche Lebensbereiche, sondern um die Zeit: Unangenehme Ereignisse können auch bezüglich ihres Wiederauftretens für eine Ausnahme oder für typisch gehalten werden. »Bei dieser Prüfung ist es schiefgegangen. Nächstes Mal wird es besser klappen«, wäre eine instabile Ursachenzuschreibung. Eine stabile hingegen würde lauten: »Ich habe mal wieder versagt, und so wird es auch immer bleiben. Mir wird einfach nie etwas gelingen.«

Sie können sich die drei Dimensionen einmal anschauen und schätzen, welche Art des Denkens Menschen eher anfällig für Depressionen macht. Die Begründer der Theorie folgerten, dass eine internale, globale und stabile Ursachenzuschreibung für negative Ereignisse mit dem höchsten Risiko einhergeht: Es liegt an mir (internal), es betrifft alle Bereiche meines Lebens (global), und es wird sich niemals ändern (stabil). Besonders problematisch wird es, wenn solche Ursachenzuschreibungen nicht nur in bestimmten Situationen auftauchen, sondern wenn Menschen gewohnheitsmäßig dazu neigen, Ereignisse immer auf die gleiche Art zu erklären. Eine solche Angewohnheit nennt man einen Attributionsstil. Die Kombination von internaler, globaler und stabiler Ursachenzuschreibung nennt man passend einen depressiven Attributionsstil.

Die Bedeutung negativer Überzeugungen, Annahmen und Attributionen wurde in einer Vielzahl von Studien untersucht. Dabei wurden die Ideen immer wieder auch fundamentaler Kritik unterzogen: Denken depressive Menschen wirklich negativer als gesunde? Sind dysfunktionale Gedanken tatsächlich bedeutsam für die Entstehung und Aufrechterhaltung von Depressionen, oder sind sie einfach Ausdruck negativer Stimmung? Sind die Inhalte des Denkens überhaupt relevant, oder ist es entscheidend, auf welche Weise Personen über ihre Inhalte nachdenken? Bis jetzt konnte das grundlegende kognitive Verständnis depressiver Störungen nicht wirklich erschüttert werden. Zentrale Debatten werden im Folgenden skizziert.

EXKURS Depressiver Realismus: Sadder but wiser?

Ende der Siebzigerjahre zeigten die amerikanischen Psychologinnen Lauren B. Alloy und Lyn Y. Abramson (1979) in einer Studienreihe, dass depressive Studierende besser als ihre nicht-depressiven Kommilitonen einschätzen konnten, ob zwei Ereignisse zusammenhingen oder nicht. In diesen Studien wurden die Teilnehmerinnen und Teilnehmer beispielsweise gebeten, einen Knopf zu drücken oder dies nicht zu tun; im Anschluss leuchtete entweder ein Licht auf oder nicht. Die Teilnehmenden mussten dann einschätzen, inwieweit das Knopfdrücken mit dem Aufleuchten des Lichts zusammenhängt.

Der jeweilige Zusammenhang wurde von den depressiven Teilnehmenden genauer eingeschätzt als von den nicht-depressiven. Alloy und Abramson schlossen daraus, dass depressive Personen möglicherweise eine realistischere Sicht auf sich selbst und ihren Einfluss haben, während nicht-depressive Menschen einer positiven Illusion unterliegen und ihren Einfluss überschätzen. In einer Vielzahl von Folgestudien wurde der Frage, ob Depressive »trauriger, aber weiser« sind, weiter nachgegangen: Gibt es so etwas wie einen »depressiven Realismus«? Sind es eigentlich die Gesunden, die ihre Möglichkeiten positiv verzerrt wahrnehmen? Dieser Verdacht schien sich in zahlreichen Studien zu bestätigen: Depressive Studienteilnehmende stimmten in ihrer Selbsteinschätzung stärker mit der Einschätzung außenstehender Beobachter überein als gesunde Teilnehmende.

Allerdings weisen nicht wenige dieser Untersuchungen methodische Schwächen auf: In vielen Studien ließ sich nicht objektiv entscheiden, welche Antwort richtig und welche falsch ist. Darüber hinaus waren viele dieser Studien so aufgebaut, dass eine richtige Einschätzung dann erreicht wird, wenn man den eigenen Einfluss als gering einstuft. Es könnte daher sein, dass eine depressive Sicht auf sich selbst aufgrund des Studiendesigns zu einem unfairen Vorteil wurde. Schließlich wurden die allerwenigsten Studien tatsächlich nicht mit im klinischen Sinne depressiv Erkrankten durchgeführt, sondern mit gesunden Studierenden, die sich mehr oder weniger depressiv fühlten. Solche Untersuchungsdesigns lassen offen, ob die Ergebnisse überhaupt Gültigkeit besitzen für schwerer depressive Menschen. Betrachtet man vor allem solche Studien, die methodisch gut gemacht sind, dann finden sich nur wenige Hinweise auf einen depressiven Realismus. Es scheint also nicht so zu sein, dass Depressive weiser sind als Nicht-Depressive; vielmehr überwiegen die Befunde, dass das Denken depressiver Personen durch eine stark negative Sicht geprägt und verzerrt ist.

Hunderte von Studien haben untersucht, ob depressive Menschen negativer denken als nicht-depressive. Die große Mehrheit zeigt, dass depressive Menschen tatsächlich in stärkerem Maße unter negativen Gedanken, schädlichen Einstellungen und negativen Zuschreibungen leiden. Untersucht man allerdings Personen, die aktuell symptomfrei sind, aber in der Vergangenheit unter einer depressiven Episode gelitten haben, finden sich in der Regel keine Unterschiede im Denken. Dies hat zwangsläufig die Frage aufgeworfen, ob negative Gedanken und dysfunktionale Einstellungen möglicherweise nur ein Symptom negativer Stimmung sind: Wenn man traurig und antriebslos ist, denkt man negativ – ist die Depression vorbei, verschwindet auch das negative Denken.

In weiteren Untersuchungen konnte jedoch gezeigt werden, dass depressionsfördernde Denkmuster auch außerhalb depressiver Episoden latent vorhanden bleiben. Sie prägen nicht durchgängig das Denken, können aber bereits durch kleinere »Herausforderungen«, wie negative Stimmung oder Anforderungen des Alltags, aktiviert werden. Um dies aufzudecken, hat man Menschen mit und ohne depressive Episoden in der Vergangenheit in negative Stimmung versetzt – dazu hat man ihnen traurige Musik vorgespielt, sie einen traurigen Filmausschnitt ansehen lassen oder sie gebeten, sich an ein trauriges Erlebnis aus ihrem Leben zu erinnern. Man konnte nun beobachten, dass nach dieser Stimmungsmanipulation Menschen mit depressiven Episoden in der Vorgeschichte auch außerhalb depressiver Episoden in stärkerem Maße unter negativen Gedanken, ungünstigen Einstellungen und negativen Zuschreibungen litten als Personen ohne depressive Vorgeschichte. Dieser Effekt wird als **kognitive Reaktivität** bezeichnet: Depressive Denkmuster werden in Reaktion auf passende Reize schnell wieder aktiv. Die Leichtigkeit, mit der dysfunktionale Annahmen aktiviert werden können, erwies sich dabei als ein Risikofaktor für das Auftreten depressiver Rückfälle (SEGAL u.a. 2006).

Diese Befunde sind ein bedeutsamer Hinweis darauf, dass schädliche Einstellungen und negative Attributionsmuster nicht nur ein Symptom depressiver Stimmung sind, sondern depressive Stimmung und depressive Störungen (mit-)verursachen. Weitere Untersuchungen konnten zeigen, dass schädliche Einstellungen und negative Denkmuster einen Risikofaktor dafür darstellen, dass man sowohl erstmalig als auch wiederholt an einer Depression erkrankt. Auf eine entsprechende Studie – das Temple-Wisconsin Cognitive Vulnerability Project – wird in einem späteren Exkurs eingegangen (siehe S. 104 f.).

Zusammengenommen gelten dysfunktionale Einstellungen und negative Denkmuster daher als ursächlich für Entstehung und Aufrechterhaltung depressiver Stimmungen und Störungen. Auffälligkeiten im Denken depressiver Menschen finden sich aber nicht nur in Bezug auf bestimmte Einstellungen und Zuschreibungen, sondern auch in Bezug auf andere Aspekte von Kognitionen: Depressive Personen scheinen beispielsweise mehr Schwierigkeiten damit zu haben, ihre Aufmerksamkeit von negativen Informationen abzuwenden. Charakteristisch ist zudem, dass depressive Menschen negative Ereignisse leichter erinnern und Schwierigkeiten damit haben, spezifische Erinnerungen abzurufen.

EXKURS Erinnerungsverzerrungen

Menschen mit Depressionen rufen bevorzugt negative Erinnerungen ab – man spricht von selektivem Erinnern. In Untersuchungen dazu legt man Versuchspersonen typischerweise eine Liste mit depressionsbezogenen Wörtern (z. B. traurig, schwach) und neutralen Wörtern (z. B. Haus,

Baum) vor. Die Teilnehmenden werden gebeten, diese Listen zu lesen und sich die Wörter einzuprägen. Zu einem späteren Zeitpunkt werden sie gebeten, sämtliche Wörter von der Liste wiederzuerkennen oder so viele Wörter wie möglich frei zu erinnern. In anderen Untersuchungen wurden Bilder von glücklich, traurig oder neutral aussehenden Gesichtern vorgelegt und die Teilnehmenden wurden später aufgefordert, die Gesichter wiederzuerkennen. In sämtlichen Untersuchungen zeigte sich, dass depressive Teilnehmende – im Vergleich zu gesunden – mehr negative Wörter oder unglückliche Gesichter erinnern und wiedererkennen als positive oder neutrale Wörter oder Gesichter. Depressive Menschen erinnern also vor allem Dinge, die zu ihrer negativen Stimmung passen.

In einer klassischen Studie konnten David Clark und John Teasdale (1982) diesen Effekt auch außerhalb des Labors nachweisen. Sie arbeiteten mit depressiven Personen, die im Tagesverlauf erhebliche Unterschiede in der Depressionsschwere aufwiesen. Die Teilnehmenden wurden dann zu zwei Zeitpunkten am Tag gebeten, Erinnerungen aus ihrem Leben zu nennen; einmal, wenn sie sich besonders depressiv fühlten, und einmal, wenn sie sich weniger depressiv fühlten. Traurige Erinnerungen wurden dabei wesentlich häufiger berichtet, wenn sich die Person besonders schlecht fühlte. Letztlich handelt es sich um eine alltägliche Erfahrung: Wenn Sie sich mit Ihrem Partner gestritten haben, werden Sie sicherlich auch mit großer Leichtigkeit andere Situationen und Ereignisse nennen können, in denen Sie sich über ihn geärgert haben.

Depressive Störungen gehen aber nicht nur mit mehr negativen Erinnerungen einher, sondern stehen zudem in Zusammenhang mit einer spezifischen Art des Erinnerns – dem sogenannten übergeneralisierten Erinnern. Als übergeneralisierte Erinnerungen bezeichnet man allgemeine, wenig spezifische Erinnerungen an die eigene Lebensgeschichte. Man erinnert sich nicht gut an konkrete Ereignisse wie ein Picknick im Park oder ein Gespräch, sondern eher vage und ungenau an längere Phasen oder Lebensabschnitte (»Meine Kindheit war trostlos«). Übergeneralisiertes Erinnern wird in Untersuchungen typischerweise erfasst, indem Testpersonen Wörter wie »glücklich«, »traurig« oder »enttäuscht« vorgegeben und sie gebeten werden, dazu eine spezifische Erinnerung aus ihrem Leben zu berichten. Man erklärt, dass eine Erinnerung spezifisch ist, wenn sie sich auf einen bestimmten Tag in ihrem Leben beschränkt. Auf ein Wort wie »glücklich« sollten sie also so etwas erzählen wie beispielsweise: »Als ich am vergangenen Montag gemeinsam mit meinem Sohn Kartfahren war, war ich glücklich.« Personen, die in ihrem Leben bereits einmal an einer Depression gelitten haben, berichten trotz dieser Anleitung eher unspezifische Erinnerungen, also z. B.: »Glücklich habe ich mich immer dann gefühlt, wenn ich mit meinem Sohn etwas unternommen habe.« Es fällt ihnen also schwer, sich an spezifische Ereignisse zu erinnern.

Selektives und abstraktes Erinnern negativer Erlebnisse bringt verschiedene Probleme mit sich: Wenn es leichtfällt, sich an negative Erlebnisse zu erinnern, beeinflusst das in erheblichem Maße die Sicht auf Gegenwart und Zukunft. So scheinen uns grundsätzlich Ereignisse, an die wir uns leicht erinnern, wahrscheinlicher zu sein als Ereignisse, an die wir uns nur schwer erinnern können: Wenn ich also mit großer Leichtigkeit vor allem negative Ereignisse aus dem Gedächtnis abrufen kann, werde ich auch eher denken, dass mir zukünftig wieder negative Dinge passieren werden. Wenn man Erinnerungen zudem nur in abstrakter, wenig spezifischer Form abrufen kann, verstärkt sich der Eindruck, dass nicht nur einzelne Erlebnisse, sondern weite Teile des eigenen Lebens schlecht gewesen sind – und deshalb die Zukunft wahrscheinlich ähnlich trostlos werden dürfte. So bestätigt sich immer wieder die negative Sicht der Betroffenen: Sie sind sozusagen in einer »Filterblase« negativen Denkens gefangen.

In den bisher beschriebenen kognitiven Modellen werden vor allem spezifische Inhalte des Denkens depressiv erkrankter Personen betont: Sie hängen bestimmten Annahmen, Überzeugungen, Erwartungen oder Erklärungsmustern an, die das Risiko erhöhen, auf Belastungen mit depressiven Symptomen zu reagieren. Andere kognitive Modelle betonen weniger die inhaltliche Seite des Denkens, sondern den Prozess oder die Art des Denkens: Nicht das »Was« des Denkens, sondern das »Wie«. Einer grüblerischen Auseinandersetzung mit depressiver Stimmung wird dabei besondere Bedeutung beigemessen.

Grübeln – in der Fachwelt auch als Rumination bezeichnet (vom lateinischen ruminare = wiederkäuen) – meint Gedankenketten, die sich wieder und wieder um ähnliche Inhalte drehen (»Warum kann ich nie richtig glücklich sein?«), sich auf vergangene oder gegenwärtige Erfahrungen beziehen (»Warum hat mein Nachbar mich nicht gegrüßt? Warum fühle ich mich schon wieder so, wie ich mich fühle?«), von denen es schwerfällt, sich zu lösen, und die in aller Regel als unproduktiv und als nicht zielführend erlebt werden. Grübeln kennt jeder, es ist ein alltägliches Phänomen. Allerdings kann Grübeln zu einem Problem werden, wenn es zu lange anhält oder in Reaktion auf zu viele Anlässe auftritt. Problematisch ist es auch, wenn die Balance zwischen Nachdenken und Handeln nicht stimmig ist. Nachdenken ist dann hilfreich, wenn es in Handeln mündet: Ich denke darüber nach, wie ich ein Problem lösen kann, und setze dann die erdachte Lösung in die Tat um. Wenn ich allerdings nur noch denke und nicht mehr handle, wenn das Denken das Handeln ersetzt, dann ist es für die aktive Auseinandersetzung mit schwierigen Lebenssituationen nicht mehr hilfreich.

Auf diese Art kann man Nachdenken und Grübeln voneinander unterscheiden: Nachdenken versteht man als eine zielorientierte, lösungsorientierte gedankliche Auseinandersetzung mit konkreten Themen. Ich kann darüber nachdenken, wie ich das Blumenbeet im Garten bepflanzen will, was ich dafür brauche und wann ich damit anfangen könnte. Grübeln hingegen ist eben nicht zielorientiert oder lösungsorientiert und meist abstrakt statt konkret. Ich kann also darüber grübeln, warum mein Blumenbeet so trostlos aussieht, viel schlechter als das der Nachbarin und dass das typisch für mich und mein Leben insgesamt ist. Wer zum Grübeln neigt, rutscht oft unversehens aus dem gesunden, produktiven Nachdenken in ein unproduktives, kreisförmiges Grübeln ab.

ZWEI-MINUTEN-REGEL

Wenn Sie unsicher sind, ob Sie grübeln oder nachdenken, kann die sogenannte Zwei-Minuten-Regel helfen: Denken Sie für zwei Minuten so weiter wie zuvor. Stellen Sie sich danach drei Fragen:

- **Bin ich mit einer Problemlösung vorangekommen?**
- **Habe ich etwas verstanden, was mir vorher noch nicht klar war?**
- **Bin ich in der Zeit weniger selbstkritisch und / oder weniger depressiv geworden?**

Sofern Sie nicht eine der Fragen klar bejahen können, grübeln Sie wahrscheinlich!

Neuere kognitive Modelle gehen davon aus, dass dysfunktionale Gedanken im Sinne von Beck (»Ich bin ein Versager. Ich bin wertlos. Ich genüge nicht!«) nicht unbedingt ein Problem darstellen (WELLS 2011). Die meisten Menschen haben von Zeit zu Zeit solche Gedanken und sind auch von der Richtigkeit dieser Gedanken überzeugt. Deutliche emotionale Wucht entwickeln solche Gedanken jedoch dann, wenn man sich von ihnen zu einer grüblerischen Auseinandersetzung provozieren lässt. Wenn man also beginnt, sich zu fragen: »Warum ist das so? Warum ich? Wenn es doch nur anders wäre!« Problematisch sollen entsprechende Gedanken also erst dadurch werden, dass man immer und immer wieder um sie kreist: Nicht der Inhalt, sondern der Umgang mit entsprechenden Gedanken macht demnach den Unterschied. So zumindest eine Sichtweise.

Im Rahmen der **Response Styles Theorie** geht die amerikanische Psychologieprofessorin Susan Nolen-Hoeksema (1991) davon aus, dass Personen, die in schlechter Stimmung anfangen zu grübeln, in einen Teufelskreis hineingeraten: Je mehr sie grübeln, umso mehr negative Erinnerungen fallen ihnen ein, umso schlechter denken sie über sich selbst und ihr Leben und umso pessimistischer bewerten sie ihre Möglichkeiten. Die eigene Situation erscheint immer hoffnungsloser, die Motivation, aktiv nach Lösungen zu suchen, schwindet. In der Konsequenz nimmt die negative Stimmung weiter zu, die Situation bleibt ungelöst, und die passiv-negative Haltung strengt Freunde und Familienmitglieder zunehmend an – so entsteht Stoff für weitere Grübeleien. Im Sinne dieser Annahme ließ sich in einer großen Zahl an Studien zeigen, dass häufiges Grübeln tatsächlich

- zu einer Intensivierung und Aufrechterhaltung negativer Stimmung beiträgt,
- eine Zunahme negativer Gedanken, Erinnerungen, Interpretationen und Bewertungen bewirkt,
- den Antrieb verringert,
- die Problemlösefähigkeiten beeinträchtigt,
- zwischenmenschliche Beziehungen belastet und
- psychische Störungen wie Depression (mit-)verursacht.

Grübeln verstärkt dabei ganz offensichtlich solche Prozesse, die unter negativer Stimmung ohnehin bei jedem ablaufen: Bei allen verzerrt sich das Denken negativ unter schlechter Stimmung und man hat mehr Schwierigkeiten, Probleme zu lösen und sich seinen Freunden gegenüber nett und zuvorkommend zu verhalten. Susan Nolen-Hoeksema (2006) spricht treffend vom »Hefeteigeffekt« des Grübelns: Negative Gedanken gehen auf in weiteren negativen Gedanken, und Apathie mündet in noch mehr Apathie.

Von besonderer Bedeutung ist die Erkenntnis, dass Grübeln einen Risikofaktor für depressive Erkrankungen darstellt (siehe Exkurs S. 104 f.). Wie in Bezug auf schädliche Einstellungen und negative Denkmuster gilt auch in Bezug auf anhaltendes Grübeln, dass es nicht einfach ein vorübergehendes Symptom depressiver Stimmung ist, sondern vielmehr (mit-) verantwortlich dafür ist, dass Personen an einer Depression erkranken. Und genauso wie ungünstige Denkmuster vermittelt anhaltendes Grübeln den Zusammenhang zwischen Stresserleben und Depression: Wenn auf stressreiche Ereignisse mit vermehrtem Grübeln reagiert wird, steigt das Risiko für depressive Symptome.

Riskant ist nicht das alltägliche, gelegentliche Grübeln über akute Belastungen und Entscheidungen, sondern gewohnheitsmäßiges, lang anhaltendes oder häufig wiederkehrendes Grübeln. Nur, weil man gelegentlich grübelt, muss man sich also nicht in Gefahr sehen, an einer Depression zu erkranken.

EXKURS Temple-Wisconsin Cognitive Vulnerability to Depression Project

Im Rahmen einer groß angelegten amerikanischen Längsschnittstudie, dem Temple-Wisconsin Cognitive Vulnerability to Depression Project (ALLOY, ABRAMSON 1999), wurden über fünftausend Studienanfängerinnen und -anfänger gebeten, Fragebögen auszufüllen, um ihr Depressionsrisiko einzuschätzen. Abgefragt wurden unter anderem negative Erklärungsmuster für Misserfolge wie »Ich bin nicht gut genug, ich werde nie gut genug sein – und das in sämtlichen Bereichen meines Lebens«, rigide, überzogene Überzeugungen, z. B. »Um glücklich zu sein, braucht man die Anerkennung aller Personen, die einen kennen«, und die Neigung zu anhaltendem Grübeln. Von den über fünftausend Studierenden wurden knapp zweihundert ausgewählt, aus deren Antworten man schätzte, dass sie ein besonders hohes Depressionsrisiko hatten – die »Hochrisikogruppe« –, und knapp zweihundert Studierende, die in den Fragebögen ein besonders niedriges Depressionsrisiko zeigten – die »Niedrigrisikogruppe«. Diese Studentinnen und Studenten wurden über fünf Jahre begleitet und in dieser Zeit mehrfach befragt und untersucht. Es zeigte sich, dass 16 Prozent der Hochrisikoprobanden im Untersuchungszeitraum erstmals an einer Depression erkrankten – im Vergleich zu nur knapp 3 Prozent der Niedrigrisikogruppe. Eine erneute depressive Episode erlitten knapp 29 Prozent der Hochrisikogruppe, im Vergleich zu 9 Prozent der Niedrigrisikogruppe (Alloy u. a. 2006). Dieser Befund unterstreicht sehr deutlich die hohe Bedeutung ungünstiger Denkmuster für die Entstehung und Aufrechterhaltung depressiver Störungen.

Weitere Analysen zeigten, dass diejenigen aus der Hochrisikogruppe, die zudem eine hohe Grübelneigung zeigten, am stärksten in Gefahr waren: In 34 Prozent der Fälle kam es bei ihnen zu einer depressiven Ersterkrankung – im Vergleich zu einer Ersterkrankungsrate von 12,5 Prozent der Hochrisikopersonen ohne erhöhte Grübelneigung (Robinson, Alloy 2003). Dieser Befund verdeutlicht, dass eine grüblerische Auseinandersetzung mit stresshaften Erlebnissen und negativer Stimmung sehr relevant dafür ist, ob eine Person depressive Störungen entwickelt. Zudem verdeutlicht das Ergebnis, wie die Wirkung negativer Gedanken durch eine grüblerische Auseinandersetzung verstärkt werden kann.

Das Risiko, schädliche Einstellungen, negative Erklärungsmuster und / oder eine Grübelneigung zu entwickeln, ist insbesondere dann erhöht, wenn man in Kindheit und Jugend Missbrauchserfahrungen oder einem ungünstigen elterlichen Erziehungsverhalten ausgesetzt war. Es ist zu mutmaßen, dass die Hilf- und Hoffnungslosigkeit, die Betroffene bei emotionalen und sexuellen Missbrauchserlebnissen erfahren, sie einerseits für passive Bewältigungsstrategien wie Grübeln anfällig werden lässt und andererseits der Entwicklung ungünstiger Einstellungen über sich selbst, seine Umwelt und seinen Einfluss auf die Dinge, die einem widerfahren, Vorschub leistet. Natürlich braucht es aber auch nicht immer schwerwiegende oder lang anhaltende Belastungsfaktoren, um ungünstige Einstellungen über sich selbst und die Welt zu entwickeln. Misserfolge, Streitigkeiten und Temperamentsunterschiede können hierfür durchaus auch bedeutsam sein. Niemand denkt nur positiv von sich und jeder grübelt von Zeit zu Zeit.

Hat sich ein grüblerischer Denkstil einmal etabliert, wird man von ihm lange begleitet. In diesem Sinne verstehen Edward Watkins und Susan Nolen-Hoeksema (2014) Grübeln als eine Gewohnheit, die unter bestimmten Rahmenbedingungen (z. B. negative Stimmung, Abwertung durch andere, Alleinsein) mehr oder weniger automatisch ausgelöst wird, ohne dass Betroffene sich absichtlich für das Grübeln entscheiden. Wie im Kapitel »Verhalten und dessen Folgen« (siehe S. 76 ff.) beschrieben, verstehen andere Autorinnen und Autoren Grübeln als Vermeidungsverhalten. Und wieder andere gehen davon aus, dass Grübeln dadurch aufrechterhalten wird, dass Betroffene sich einerseits vom Grübeln etwas versprechen (»Grübeln wird mir helfen, mich selbst besser zu verstehen«) und sie andererseits Konsequenzen des Grübelns fürchten (»Grübeln ist unkontrollierbar«, »Ich werde noch verrückt, wenn ich weiter so viel grüble«), sodass sie anfangen, über das Grübeln zu grübeln (Wells 2011).

Und das bedeutet für die Behandlung …

Für die Therapieplanung bedeuten die dargestellten kognitiven Modelle, dass man auch an dem Denken der Betroffenen arbeiten muss. Als Teil der Therapie versucht man, ungünstige Denkinhalte, Einstellungen und Denkprozesse zu identifizieren und zu verändern. Durch Methoden der »kognitiven Umstrukturierung« hilft man Betroffenen dabei, mehr Distanz zu depressionsförderlichen Interpretationen, Bewertungen und Erwartungen zu gewinnen oder die Richtigkeit und Angemessenheit bestimmter Gedankenmuster zu überprüfen. Ziel ist es, ihnen zu einer balancierteren, realistischeren Sicht auf sich selbst, andere Personen und die Zukunft zu verhelfen.

Im Kapitel »Psychotherapie« (ab S. 138) wird hierauf ausführlich eingegangen. Die Befunde zu den Auswirkungen anhaltenden Grübelns verweisen schließlich darauf, auch spezifisch am Grübelprozess anzusetzen, um Betroffenen zu mehr Kontrolle über ihr Grübeln zu verhelfen.

Die 27-jährige Kerrin war schon als Kind unsicher und schüchtern. Sie kam sich immer weniger kompetent und weniger liebenswert vor als andere. In der Schule und im Studium hatte sie nie nennenswerte Schwierigkeiten, trotzdem litt sie ständig unter der Angst, irgendwann als dumm entlarvt zu werden. Mehrere Partnerschaften zerbrachen an ihrer Unsicherheit und dem vielen Grübeln. Ihr letzter Freund warf ihr vor, dass sie so wenig unbeschwert sei, immer sei alles »irgendwie schwierig«, sie »verpeste« damit die Atmosphäre und er habe Angst, dass er selbst schwermütig werde, wenn er noch länger bei ihr bleibe. Auch nervten ihn ihre ständigen Nachfragen, ob er sie denn wirklich liebe und ob er bei ihr bleiben würde. So wurde sie dann auch von ihm verlassen, Kerrin geht es seitdem noch schlechter.

Depressive Symptome wie Passivität, Zurückgezogenheit, Interessensverlust, Reizbarkeit und Wertlosigkeitserleben führen vielfach zu massiven zwischenmenschlichen Belastungen. Die Betroffenen klagen darüber, dass es ihnen schwerfällt, Unterhaltungen mit anderen anzufangen oder aufrechtzuerhalten. Im Gespräch kann es ihnen passieren, dass sie lange Monologe darüber halten, wie schlecht es ihnen geht, und dass sie Probleme haben, Interesse und Empathie für die Belange ihrer Gesprächspartner aufzubringen. In der Depression reagieren viele Betroffene zudem empfindlich und gereizt oder haben Schwierigkeiten damit, eigene Wünsche in sozialen Situationen anzumelden und durchzusetzen. Depressive Menschen sprechen überdies langsamer, machen längere Gesprächspausen, sprechen mit monotonerer Stimme und nehmen seltener Blickkontakt auf als nicht-depressive. Man kann sich vorstellen, dass es nicht so einladend ist, sich lange mit depressiven Menschen zu unterhalten – was auch daran liegen mag, dass depressive Stimmung ein Stück weit »ansteckend« ist: Nach Gesprächen mit depressiven Personen berichten Gesprächspartner selbst von mehr depressiven Symptomen. In Anbetracht dessen besteht die Gefahr, dass depressive Menschen immer weniger positive Erfahrungen im Kontakt mit anderen – seien es Partner, Freunde, Kinder oder Arbeitskollegen – machen, sich zunehmend zurückziehen aus sozialen Kontakten oder auch immer mehr gemieden werden und sich der depressive Zustand weiter verschlechtert.

Mangelt es depressiven Menschen an sozialer Kompetenz?

Die Antwort auf diese Frage lautet: Eher nein. Versteht man unter sozialer Kompetenz die Fähigkeit, mit anderen Menschen auf angemessene und effektive Art und Weise zu interagieren, dann lässt sich der aktuelle Wissensstand so zusammenfassen: Soziale Kompetenzmängel sind eine Begleiterscheinung depressiver Episoden. Es mangelt jedoch an Belegen dafür, dass depressive Personen außerhalb depressiver Episoden eine geringere soziale Kompetenz aufweisen würden und / oder soziale Kompetenzdefizite schon vor der Depression bestehen und sie auslösen.

Bei vielen Betroffenen kann also nicht von einem grundsätzlichen Kompetenzdefizit gesprochen werden, vielmehr können Personen ihre grundsätzlich vorhandenen zwischenmenschlichen Fertigkeiten während einer depressiven Episode weniger gut zum Ausdruck bringen – Unsicherheit, soziale Ängste oder Antriebsprobleme stehen dem im Weg. In den meisten Fällen geht es also um ein Umsetzungsproblem und nicht um ein Kompetenzproblem.

Ständiges Rückversichern

In der **Interaktionalen Theorie der Depression** betont der amerikanische Psychologe James C. Coyne (1976), dass exzessive Rückversicherung die Qualität von Beziehungen depressiver Personen verschlechtert. Unter exzessiver Rückversicherung wird die Tendenz verstanden, sich wieder und wieder von anderen Personen bekräftigen zu lassen, dass man eine liebenswerte und wertvolle Person ist – egal, wie oft man das bereits gehört hat. »Liebst du mich eigentlich wirklich?«, »Wirst du bei mir bleiben?« und »Denkst du wirklich, dass ich gut genug bin für diese Ausbildung?« sind typische Fragen, die dem Gegenüber immer wieder gestellt werden. Bestätigende Reaktionen durch die Partnerin oder den Partner tragen aber nicht zu einer langfristigen Beruhigung bei; vielmehr zweifeln die Betroffenen die Rückmeldung an und mutmaßen, dass sie nur aus Mitleid oder einem Verpflichtungsgefühl heraus gegeben wurden. Ein Dilemma tut sich auf: Die betroffene Person sucht und braucht die Beruhigung durch andere, vertraut ihr aber gleichzeitig nicht.

Wenn sich das Muster wiederholt und wiederholt, führt das schließlich dazu, dass Beziehungspartner zunehmend frustriert, bedrückt und wütend reagieren. Es ist einfach sehr anstrengend, freundlich und zugewandt auf immer gleiche Fragen und Zweifel zu reagieren. Insbesondere dann, wenn die eigene Ehrlichkeit permanent infrage gestellt wird – entweder durch die Fragen selbst (»Du liebst mich doch gar nicht wirklich, oder?«) oder die Reaktion auf die Antworten (»Das sagst du doch nur aus Mitleid«). In der Konsequenz gehen Beziehungspartner – so die theoretische Annahme – schließlich auf Distanz zu der depressiven Person: Die gefürchtete Zurückweisung tritt also tatsächlich ein. Wer dauernd fragt, ob er liebenswert ist, erscheint irgendwann eher anstrengend als anziehend. Das führt dazu, dass die depressive Person jetzt noch mehr Bestätigung einfordert, die dann aber nur noch seltener oder tatsächlich wenig glaubwürdig – weil genervt oder ironisch – vonseiten der Beziehungspartner vorgebracht wird. Der Konflikt eskaliert.

Studien bestätigten die theoretischen Annahmen: Exzessives Rückversicherungsverhalten stellt tatsächlich einen Risikofaktor für depressive Symptome dar und trägt auch dazu bei, dass der Beziehungspartner selbst depressive Symptome entwickelt und die betroffene Person zurückweist oder ablehnt (Joiner u.a. 1999). Exzessives Rückversicherungsverhalten ist nicht nur relevant für verbale Zurückweisungen, sondern stellt sogar einen Risikofaktor für Trennungen dar. Es scheint sich also um einen weiteren relevanten Mechanismus zum Verständnis depressiven Erlebens zu handeln.

Gleichzeitig sei darauf hingewiesen, dass natürlich jeder von Zeit zu Zeit Rückmeldung und Rückversicherung bezüglich der eigenen Person einholt und sicherlich auch nicht immer vollständig überzeugt davon ist, dass andere absolut ehrlich antworten. Das ist normal. Problematisch wird es – wie immer – erst dann, wenn es in einem exzessiven Ausmaß passiert!

Depression und Beziehungsqualität

Paarprobleme produzieren Depressivität, und Depressivität produziert Paarprobleme. In einer australischen Studie, in der mehrere Tausend Frauen über 21 Jahre hinweg begleitet wurden, ließ sich dies – genauso wie in vielen anderen Untersuchungen – klar belegen: Depressive Symptome gehen einer Verschlechterung der Ehequalität voraus, und eine geringe Ehezufriedenheit sagt das Aufkommen depressiver Symptome vorher (Najman u. a. 2014). Beides macht intuitiv Sinn: Die Paarbeziehung gerät ins Hintertreffen, wenn einer der Partner depressiv ist, und anhaltende Partnerschaftsprobleme können einen so zermürben, dass man zunehmend trauriger und antriebsloser wird (siehe Abbildung 11). In diesem Sinne nennen 60 Prozent der depressiven Frauen Eheprobleme als Hauptgrund für ihre Depression (Bodenmann 2009).

ABBILDUNG 11 **Partnerschaftskonflikte und Depression**

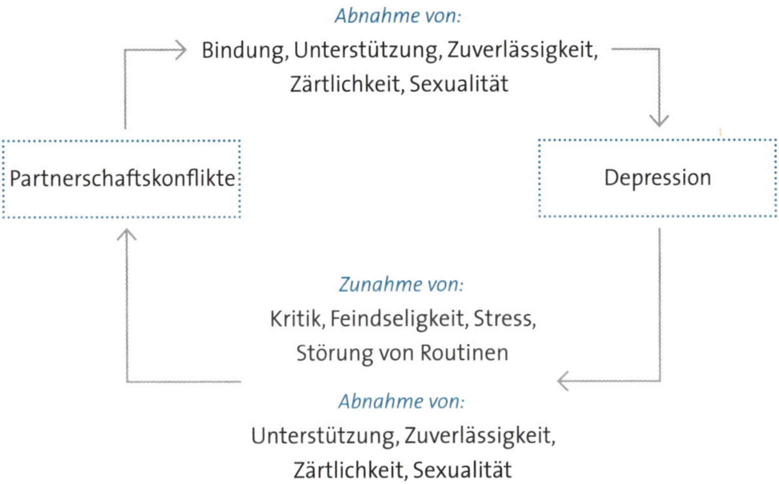

Emotionaler Einfluss anderer

Wie in der Familie und in Partnerschaften miteinander umgegangen wird, ist überdies hochrelevant für depressive Rückfälle und Wiedererkrankungen. Unter dem Begriff **»Expressed Emotion«** (EE) wird seit Jahrzehnten die Bedeutung der innerfamiliären oder paarbezogenen Kommunikation für den langfristigen Verlauf psychischer Störungen untersucht. Expressed Emotion (zu Deutsch etwa »zum Ausdruck gebrachte Emotionalität«) ist ein Maß dafür, wie viel Kritik, Feindseligkeit oder aber auch emotionales Überengagement einer betroffenen Person vonseiten wichtiger Bezugspersonen – Ehepartner, enge Freunde oder Familienangehörige – entgegengebracht wird.

Die EE-Forschung hat ihren Ausgangpunkt genommen, nachdem der britische Soziologe George Brown beobachtet hat, dass die Rückfallquote schizophrener Erkrankter in starkem Maße davon abhängt, in welches soziale Umfeld sie nach einer stationären Behandlung entlassen wurden. Es scheint bedeutsam zu sein, welches emotionale Klima in Beziehungen herrscht und welche Verhaltensmuster im wechselseitigen Austausch gezeigt werden. Mittlerweile wurde die Forschung auf diverse andere Störungsbilder, unter anderem auch depressive Störungen ausgeweitet. Vergleichbar mit den Befunden der Schizophrenieforschung zeigen viele methodisch hochwertige Studien: Menschen, deren Beziehungen durch ein hohes Maß an Kritik, Feindseligkeit und / oder Überbehütung gekennzeichnet sind (Hoch-EE), weisen ein stark erhöhtes Rückfallrisiko auf gegenüber depressiven Personen, die in einem Niedrig-EE-Kontext leben (69,5 Prozent vs. 30,5 Prozent) (Butzlaff, Hooley 1998).

EXKURS **Erfassung des Expressed Emotion Status**

Den Goldstandard zur Erfassung des EE-Status stellt das **Camberwell Family Interview** (Brown u. a. 1972) dar. Hierbei handelt es sich um ein standardisiertes Interview, das mit der wichtigsten Bezugsperson der erkrankten Person durchgeführt wird. Die erkrankte Person selbst ist während des Interviews nicht zugegen, sodass die Bezugsperson unbeeinflusst ihre Sicht der Situation darlegen kann. Gefragt wird unter anderem nach der Krankheitsgeschichte der betroffenen Person, speziellen Symptomen, danach, ob sie die Aufgaben im Haushalt erfüllen kann, und nach der Beziehung zwischen der Bezugsperson und der betroffenen Person. Insgesamt dauert das Interview ein bis zwei Stunden. Eine Audioaufnahme des Interviews wird im Anschluss von geschulten Forscherinnen und Forschern im Hinblick auf drei Dimensionen ausgewertet:

- Kritik seitens der Bezugsperson an der erkrankten Person (»Sie liegt immer nur im Bett. Das ist wirklich ärgerlich«);
- Feindseligkeit der Bezugsperson gegenüber der erkrankten Person (»Sie ist stinkfaul – sie tut einfach gar nichts, solange ich sie nicht dazu antreibe!«);

- emotionales Überengagement, d. h. überbehütende, selbstaufopfernde Verhaltensweisen oder Einstellungen seitens der Bezugsperson gegenüber der erkrankten Person (»Ich habe alles so organisiert, dass sie nie allein ist und ich jederzeit unterstützend eingreifen kann«).

Beachtet wird hierbei sowohl die Anzahl entsprechender Kommentare als auch der Tonfall, in dem die Äußerungen vorgenommen wurden. Es ist wichtig, darauf hinzuweisen, dass die Auswertung ein spezielles Training voraussetzt. Ohne dieses Training können selbst Psychiaterinnen und Psychiater, die sowohl die erkrankte Person als auch deren Angehörige kennen und überdies vertraut sind mit dem EE-Konzept, den EE-Status nicht besser als der Zufall vorhersagen. Offensichtlich muss man sich also davor hüten, den EE-Status einer Beziehungskonstellation voreilig einzuschätzen. Es gibt jedoch Versuche, einfachere, weniger aufwendige Erfassungsmethoden zu entwickeln. Eine richtige Alternative zum Camberwell Family Interview hat sich bislang jedoch nicht gefunden.

Allerdings erwies sich die simple, an die erkrankte Person gerichtete Frage: »Auf einer Skala von 1 (überhaupt nicht kritisch) bis 10 (sehr kritisch), wie kritisch ist Ihre Partnerin, Ihr Partner oder Ihr Angehöriger Ihnen gegenüber?« als erstaunlich relevant für die Vorhersage depressiver Symptomatik – insbesondere dann, wenn die Bezugsperson und die oder der Erkrankte zusammenwohnen. Manchmal geht es auch einfach.

Es muss betont werden, dass High-EE-Partnerinnen und -Partner sowie -Angehörige keine bösen oder schwierigen Menschen sind! Eine hohe EE-Ausprägung findet sich vielmehr bei Personen, die sich auf sehr aktive Art und Weise mit eigenen Schwierigkeiten auseinandersetzen und die – auch im Kontext schwerwiegender psychischer Störungen – der Meinung sind, dass mehr gemacht werden kann, um zumindest minimale Kontrolle über Symptome und Schwierigkeiten zu bekommen. In der Konsequenz haben sie höhere Erwartungen an ihre Angehörigen – mit der Gefahr, leichter enttäuscht zu werden. Niedrige EE-Ausprägung findet sich vor allem bei Personen, die eine eher fatalistische Sicht auf das Leben haben (»Manche Dinge sind, wie sie sind, da macht man nichts dran«). Es überrascht insofern nicht, dass High-EE-Einstellungen in Industrienationen eher die Regel als die Ausnahme sind. Zusammenhänge zwischen EE-Einstellungen und bestimmten Störungsmerkmalen, wie der Schwere der Störung, bestimmten Symptomausprägungen oder der Dauer der Störung, konnten bislang nicht eindeutig nachgewiesen werden. Es ist also nicht so, dass bestimmte Merkmale von betroffenen Personen eine kritische oder feindselige Haltung enger Beziehungspersonen in besonderem Maße provozieren.

Die Eltern des 20-jährigen Kevin beobachten, wie sich ihr Sohn immer weiter zurückzieht. Inzwischen kommt er nur noch aus seinem Zimmer hervor, wenn »es unbedingt sein muss«. Er schläft bis nachmittags und spielt die ganze Nacht Computer. »Da würde ich auch depressiv, so ganz ohne Ziele im Leben«, sagt Kevins Vater. Oft gibt es Streit zu Hause, weil die Eltern Kevin drängen, früher aufzustehen, sich für einen Studiengang zu entscheiden oder sich bei der Arbeitsagentur beraten zu lassen. Kevins Mutter appeliert an das Verständnis ihres Sohns: »Es ist doch für uns auch nicht leicht, dich so zu sehen! Und wir können auch nicht für immer deinen Lebensunterhalt hier finanzieren, irgendwann musst du etwas dazuverdienen!« Kevins Vater bezeichnet sich selbst als Stehaufmännchen und setzt auf Selbstdisziplin: »Jeder hat mal schwere Phasen im Leben, die hatte ich auch. Da darf man die Flinte nicht gleich ins Korn werfen! Du musst dich zusammenreißen und dir einen Plan machen, jeden Morgen um acht Uhr aufstehen, Bewerbungen schreiben, und wenn du erst mal einen Job hast, kommst du auch wieder in den Tritt.« Kevin kommt keiner dieser Vorschläge und Forderungen nach, geht Gesprächen mit den Eltern immer mehr aus dem Weg. Kevins Eltern resignieren zunehmend.

Natürlich ist es aber trotzdem eine Wechselwirkung in der Interaktion von erkrankter Person und enger Bezugsperson, die letztlich ein kritisches und / oder überbehütendes Beziehungsklima bedingt. Und es steht auch völlig außer Frage, dass das Zusammenleben mit einer erkrankten Person nicht immer einfach ist. Gefragt nach Hauptbelastungsquellen sagen Bezugspersonen von depressiv Erkrankten, dass sie vor allem einerseits darunter leiden, dass sich die depressive Person immerzu wertlos fühle, anhaltend grübelt und keine Energie habe, und sie sich andererseits viele Sorgen darum machen, sie könne erneut erkranken. Zudem sei der emotionale Druck, der auf ihnen laste, nur schwer auszuhalten (Benazon, Coyne 2000).

Und das bedeutet für die Behandlung …

Unter einer therapeutischen Perspektive begründen die dargestellten Befunde eine sorgfältige Auseinandersetzung mit zwischenmenschlichen Schwierigkeiten depressiver Patienten. Fragt man depressiv erkrankte Personen danach, welche Probleme oder Bereiche ihres Lebens in einer Behandlung Berücksichtigung finden sollen, dann antworten mehr als 80 Prozent: »Meine Beziehungen zu anderen verbessern.« (Uebelacker u.a. 2008) Verschiedene Behandlungsformen – wie die CBASP-Therapie (siehe ab S. 185) – setzen unmittelbar hier an. Den Behandlungsfokus auf die Gestaltung von Beziehungen zu legen bedeutet nicht, dass andere Personen in die Behandlung miteinbezogen werden müssen; nichtsdestotrotz empfiehlt sich dieses Vorgehen immer dann, wenn eine Depression bereits mit einer verringerten Beziehungsqualität einhergeht (siehe S. 110).

Depression und Elternschaft

Nicht nur die Paarbeziehung wird durch die depressive Symptomatik beeinflusst; vielmehr wirken sich Depressionen im gesamten Familienkontext aus. Intensiv untersucht wurde insbesondere der Einfluss einer depressiven Störung auf das Zusammenleben mit Kindern. Im Fokus steht hierbei zumeist, wie sich mütterliche Depressionen auf den Umgang mit Säuglingen, Babys und Kleinkindern auswirken.

Inzwischen ist leider gut belegt, dass Depressionen der Eltern einen Risikofaktor für Entwicklungsverzögerungen und psychische Störungen im Kindes-, Jugend- und Erwachsenenalter darstellen (GUTIERREZ-GALVE u. a. 2019). Dieser Zusammenhang kann auf verschiedenste Weise zustande kommen: Genetische Faktoren können hier genauso eine Rolle spielen wie angeborene Fehlregulationen in der neurobiologischen, d. h. körperlichen Reaktion auf Stress. Darüber hinaus mag es sein, dass depressive Eltern einen depressiven Umgang mit Schwierigkeiten vorleben: Kinder lernen von ihren (depressiven) Eltern, auf Belastungen mit Selbstabwertungen, Grübeln und Rückzugsverhalten zu reagieren, und werden auf diese Weise anfällig für depressive Störungen.

Unter einer Beziehungsperspektive interessiert jedoch vor allem die Frage, ob depressive Mütter mit ihren Kindern anders umgehen als nicht-depressive Mütter. Es liegt nahe, dass die Depressionssymptome es Müttern schwer machen, sich feinfühlig mit einem Säugling oder Kleinkind auseinanderzusetzen: Anhaltendes Grübeln mag dazu beitragen, dass Signale des Kindes nur unzureichend wahrgenommen werden, Anspannung und Reizbarkeit mögen verhindern, dass auf ruhige und altersgerechte Art und Weise Grenzen gesetzt werden, Freud- und Interesselosigkeit steht anregenden Spielangeboten im Weg. Es verwundert daher nicht, dass depressive Mütter die Beziehung zu ihren Kindern negativ einschätzen; sie berichten von einer geringeren emotionalen Beteiligung, beeinträchtigter Kommunikation, Entfremdungsgefühlen und von Vorbehalten bis hin zu feindseligen Gefühlen dem Kind gegenüber. In zahlreichen Laboruntersuchungen, in denen Mütter mit ihren Säuglingen oder Kleinkindern beobachtet wurden, wie sie verschiedenste Übungen und Aufgaben durchführten, zeigte sich überdies, dass depressive Mütter häufiger als nicht-depressive Mütter negativ oder feindselig auf ihre Kinder reagierten, weniger beteiligt wirkten und seltener Zuneigung und Lob zum Ausdruck brachten (LOVEJOY u. a. 2000).

Diese Effekte sind allerdings klein! Das heißt auf der einen Seite, dass einige depressive Mütter tatsächlich Schwierigkeiten damit haben, eine altersgerechte Kommunikation zu gewährleisten, dass dem Großteil der depressiven Mütter dies aber sehr gut gelingt und sie sich hierin nicht von nicht-depressiven Müttern unterscheiden. In Bezug auf depressive Väter gilt übrigens genau das Gleiche (WILSON, DURBIN 2010).

Wenn sich Depressionen der Eltern negativ auf die Entwicklung von Kindern auswirkt, gilt dann auch der umgekehrte Zusammenhang? Wirkt sich die Verbesserung depressiver Zustände der Eltern positiv auf ihre Kinder aus? Die Antwort ist: Ja. Bei Kindern, deren Eltern ihre Depression im Zuge einer Behandlung überwinden konnten, verbesserte sich das Wohlbefinden deutlich. In einer groß angelegten amerikanischen Depressionsstudie zeigte sich beispielsweise, dass zu Therapiebeginn 35 Prozent der Kinder von depressiven Müttern selbst unter einer psychischen Störung litten. Konnte die Mutter im Verlauf der Therapie ihre Depression überwinden, so reduzierte sich der Anteil psychisch erkrankter Kinder auf 24 Prozent. Sprach die Mutter nicht auf die Behandlung an – blieb also weiterhin depressiv –, stieg der Anteil psychisch erkrankter Kinder auf 42 Prozent an (WEISSMAN u. a. 2006). Der positive Effekt einer elterlichen Behandlung zeigt sich dabei unabhängig von der Therapieform, die die Eltern in Anspruch genommen haben, und ohne dass die Kinder selbst an den Behandlungen teilnahmen! Es scheint also einen positiven Aufschaukelungseffekt zu geben: Der Rückgang der depressiven Symptomatik der Eltern geht mit einer Verbesserung der kindlichen Symptomatik einher und der Rückgang der Symptomatik der Kinder geht mit einer weiteren Verbesserung der elterlichen Symptomatik einher. Eltern nehmen eine Behandlung somit nie nur für sich selbst in Anspruch!

EXKURS Unbefriedigte Grundbedürfnisse

Zum Verständnis depressiver Störungen lässt sich – neben der bis hier dargestellten Mikroperspektive – auch eine übergeordnete Perspektive einnehmen: Menschen werden unglücklich, wenn sie nicht bekommen, was sie brauchen. Um zu leben, brauchen Menschen Luft zum Atmen, Nahrung und Schutz. Das steht außer Frage. Aber was brauchen Menschen, um glücklich oder zumindest nicht unglücklich zu sein?

Man nimmt an, dass es neben körperlichen Grundbedürfnissen auch psychische Grundbedürfnisse gibt. Werden sie erfüllt, geht es uns gut; werden sie über längere Zeit nicht erfüllt, werden wir unzufrieden, unglücklich, depressiv und psychisch krank. Es gibt verschiedene Ideen dazu, welche psychischen Grundbedürfnisse es gibt; einige Grundbedürfnisse tauchen dabei immer wieder auf: die Bedürfnisse nach Bindung, Kompetenz, Selbstbestimmung und Lustgewinn. Die Theorien gehen davon aus, dass Menschen Liebe brauchen, Nähe zu Mitmenschen und Anschluss an Gruppen (Bedürfnis nach Bindung); dass sie erfolgreich ihre Fähigkeiten anwenden und ausbauen wollen (Bedürnis nach Kompetenz), dass sie das Gefühl brauchen, Kontrolle über ihr eigenes Leben zu haben, eigenen Entscheidungen folgen zu können und das Leben nach ihren eigenen Werten auszurichten, statt ein Spielball der Umstände oder des Willens anderer Menschen zu sein (Bedürfnis nach Selbstbestimmung), und schließlich ein Bedürfnis danach haben, angenehme, lustvolle Erfahrungen zu machen und unangenehmen, schmerzhaften Erfahrungen aus dem Weg zu gehen (Bedürfnis nach Lustgewinn).

Versteht man die dauerhafte Frustration wichtiger Bedürfnisse als Ursache für Depressionen, muss man also genau betrachten, welche Bedürfnisse im Leben dieser Person nicht ausreichend befriedigt werden – und aus welchen Gründen. Hieraus leiten sich wiederum Schritte einer Behandlung ab: Welche positiven Erfahrungen fehlen und müssen deshalb aufgebaut werden? Was steht der Bedürfniserfüllung bislang im Weg? Was müsste sich ändern, damit die Person sich dieses Bedürfnis erfüllen kann?

GRUNDBEDÜRFNISSE ERFÜLLEN

Bitte denken Sie über die letzte Woche nach und beantworten Sie die folgenden Fragen:

Bindung → Wann haben Sie sich angenommen / gemocht / geliebt gefühlt?

Kompetenz → Wann haben Sie sich kompetent / anerkannt gefühlt?

Selbstbestimmung → Wann haben Sie sich frei / selbstbestimmt gefühlt?

Lebensfreude → Wann haben Sie das Leben genossen?

Was fällt Ihnen bei der Beantwortung der Fragen auf? Niemandem gelingt es, ständig alle Bedürfnisse gleichmäßig zu erfüllen. Sollten Sie jedoch eine deutliche Schieflage und einen dauerhaften Mangel in einem Bereich erkennen, können Sie sich bemühen, gezielt gegenzusteuern – indem Sie konkret etwas unternehmen, um das unerfüllte Bedürfnis zu stillen.

Neurobiologie und Genetik

Die 46-jährige Diana hat viele Verwandte, die an Depressionen leiden. Schon in ihrer Jugend fühlte sie sich deshalb von Depressionen bedroht und wartete eigentlich nur darauf, irgendwann selbst zu erkranken. Im Alter von 29 Jahren war es dann so weit: Es fing damit an, dass sie schlecht schlief und sich zunehmend ruhelos und erschöpft fühlte. Rückblickend meint sie, dass sie zu diesem Zeitpunkt nicht mehr Stress gehabt habe als zu anderen Zeiten in ihrem Leben. Ihr Mann sieht das anders, er meint, dass das damalige Ende des Studiums und der Einstieg in den Beruf eine besondere Belastung gewesen seien. Diana hingegen denkt, dass es ihr schon immer vorbestimmt war, depressiv zu erkranken. Wie andere mit chronischen Darmerkrankungen oder Diabetes zu kämpfen haben, sieht sie sich mit erblichen Depressionen geschlagen.

Psychische Erlebensweisen hängen von Hirnfunktionen ab. Veränderungen im Erleben und Verhalten spiegeln sich entsprechend in biologischen Veränderungen wider. Beobachtbare oder nachweisbare biologische Veränderungen im Kontext depressiver Störungen müssen deshalb aber nicht die Ursache depressiven Erlebens und Verhaltens sein. Dieser Schluss wird leider allzu oft schnell und unkritisch gezogen. Biologische Veränderungen können genauso gut Folge oder Begleiterscheinung psychischer Veränderungen sein. Das Gehirn nimmt Einfluss auf den Verstand und der Verstand auf das Gehirn. Einfacher gesagt: Wir können nicht unterscheiden, ob jemand traurig wird, weil sich in seinem Gehirn etwas verändert hat, oder ob sich im Gehirn etwas verändert hat, weil jemand traurig geworden ist.

Es braucht Längsschnittuntersuchungen, in denen Studienteilnehmende über Wochen, Monate oder Jahre begleitet werden, um herauszufinden, welche biologischen Veränderungen einfach nur während des depressiven Zustands auftreten und welche über den depressiven Zustand hinaus beobachtbar sind (und damit nicht einfach nur Ausdruck des depressiven Erlebens sind) –, genauso wie es Längsschnittuntersuchungen braucht, um die Bedeutung psychologischer Faktoren einschätzen zu können. Es ist somit keine leichte Aufgabe, hier zu klaren Erkenntnissen zu kommen, nicht zuletzt auch deshalb, weil unzählige Prozesse im Gehirn gleichzeitig ablaufen und miteinander interagieren.

Im Folgenden wird auf Auffälligkeiten und Veränderungen eingegangen, die sich auf Nervenbotenstoffe, Hormone, Immunfunktionen, Hirnstrukturen und Gene beziehen. In der Darstellung wird schnell deutlich werden, dass die Befundlage sehr uneinheitlich ist: Mal findet sich ein Effekt, mal findet sich ein genau entgegengesetzter Effekt, mal findet sich kein Effekt. Wie lässt sich das erklären? Die gegensätzlichen Befunde verweisen auf die Möglichkeit, dass ganz unterschiedliche biologische Mechanismen in eine depressive Symptomatik münden können oder mit dieser einhergehen – genauso wie unterschiedliche Stressoren, Denkweisen, Beziehungs- und Verhaltensmuster von Bedeutung für Depressionen sein können. Wie im Kapitel zum Erscheinungsbild (S. 9 ff.) beschrieben, präsentiert sich das Störungsbild der Depression zudem äußerst facettenreich: Manche Betroffene schlafen mehr, andere können gar nicht mehr schlafen, manche essen mehr, andere weniger, manche sind extrem unruhig, andere stark verlangsamt. Es ist nicht zu erwarten, dass diesen vielfältigen Symptomen immer die gleichen biologischen Prozesse zugrunde liegen.

Die Bedeutung biologischer Aspekte für ein Verständnis depressiver Störungen steht außer jeder Frage. Die Prozesse sind jedoch so kompliziert, dass man vereinfachenden Aussagen nicht unkritisch Glauben schenken kann und sollte.

Depression: Ungleichgewicht von Nervenbotenstoffen?

Das Gehirn besteht aus hundert Milliarden Nervenzellen, die miteinander kommunizieren. Auf dieser Kommunikation beruht unser Wahrnehmen, Denken, Fühlen und Verhalten. Wo eine Nervenzelle auf die nächste stößt, befindet sich eine winzige Lücke zwischen den beiden Zellen. Diesen kleinen Abstand nennt man den »synaptischen Spalt«. Um Signale von der einen Nervenzelle zur nächsten zu leiten, muss dieser Spalt überbrückt werden, als würden zwei Menschen sich eine Nachricht über eine Schlucht hinweg zurufen. Dazu setzt das Gehirn Nervenbotenstoffe ein, die sogenannten »Neurotransmitter«. Die Zelle vor dem synaptischen Spalt schüttet diese Botenstoffe aus, sie schwimmen durch den synaptischen Spalt und docken an der nachfolgenden Nervenzelle an. Diese verfügt über Empfangsstellen, sogenannte »Rezeptoren«, in die der Botenstoff wie ein Schlüssel in ein Schloss hineinpasst. Die Zelle »bemerkt« den Botenstoff und schickt selbst wieder ein elektrisches Signal los, das dann zur Weiterleitung an die nächste Zelle wieder in Botenstoffe umgewandelt wird. So wird die Information von einer Zelle zur nächsten übertragen. Jede Sekunde durchlaufen rund tausend Signale jede Synapse. Damit neue Informationen übertragen werden können, müssen die Rezeptoren wieder frei geräumt werden. Das geschieht über verschiedene biologische Mechanismen, die den Botenstoff im synaptischen Spalt in seine Bestandteile zerlegen oder ihn in die erste Zelle zurücktransportieren.

Während es unzählige Nervenzellen im Gehirn gibt, ist die Zahl an Botenstoffen begrenzt. Für das Verständnis depressiver Störungen gelten insbesondere Serotonin und Noradrenalin als zentral. Im Jahr 1965 stellte der amerikanische Psychiater Josef J. Schildkraut die Hypothese auf, dass Depressionen mit einem zu geringen Noradrenalinspiegel einhergehen. Später wurde diese Idee um den Nervenbotenstoff Serotonin erweitert. Eine Depression soll mit einem Mangel oder einem Ungleichgewicht an Serotonin oder Noradrenalin im Gehirn zusammenhängen. Gleicht man diesen Mangel durch die Gabe von Antidepressiva aus, soll es zum Abklingen der Depression kommen. Eine logische Vorstellung, die beispielsweise bei der Behandlung von Diabetes mellitus in analoger Weise verfolgt wird: Beim Diabetes mellitus fehlt es an körpereigenem Insulin, dieses wird durch Medikamente zugeführt, der Insulinmangel wird ausgeglichen und die Symptomatik klingt ab. Der Haken ist nur, dass sich in Untersuchungen depressiver Menschen ein Mangel an Serotonin oder Noradrenalin nie sicher nachweisen ließ und dass zudem unklar ist, ob ein solcher Mangel tatsächlich mit vermehrter Depressivität einhergeht.

Als Beleg für das Zutreffen dieser »Transmittermangelhypothese« wird oft die dokumentierte Wirkung bestimmter Medikamente herangezogen. Es ist bekannt, dass Antidepressiva wie beispielsweise »Selektive Serotonin Wiederaufnahmehemmer« (SSRI; siehe S. 213 f.) dazu beitragen, dass im synaptischen Spalt mehr Serotonin verfügbar ist. Hieraus wurde nun oft folgende Ableitung gezogen: Wenn ein Medikament wirksam ist und dieses Medikament den Serotoninspiegel erhöht, dann muss vorher ein Mangel an Serotonin vorgelegen haben und für die Symptome verantwortlich gewesen sein. Genau dieser Logik bedienen sich Pharmafirmen auch heute noch, um Antidepressiva zu bewerben. Die Wirkung einer Substanz kann allerdings nicht automatisch eine Aussage über ein zugrunde liegendes Defizit machen. Alkohol hilft gegen Unsicherheit, trotzdem würde niemand sagen, dass unsichere Menschen einfach einen zu geringen Blutalkoholspiegel aufweisen. Aspirin hilft gegen Kopfschmerzen und trotzdem würde niemand sagen, dass ein Mangel an Aspirin Kopfschmerzen verursacht.

Jenseits logischer Ableitungen verweisen weitere Studienergebnisse darauf, dass der Zusammenhang zwischen Serotonin oder Noradrenalin und Depression weniger eindimensional ist, als zunächst gedacht: Wenn der Serotonin- und / oder Noradrenalinspiegel vorübergehend gesenkt wird, ruft es bei den allermeisten gesunden Personen keine depressiven Zustände hervor – und auch bei depressiven Personen, die keine Medikamente zu sich nehmen, trägt eine künstliche Reduktion des Serotonin- und / oder Noradrenalinspiegels nicht zur Intensivierung depressiver Symptome bei. Tatsächlich gibt es sogar ein in Deutschland zugelassenes Antidepressivum, Tianepin, dessen Wirkweise darin besteht, den Serotoninspiegel zu senken. Zusammengenommen spricht also nichts dafür, dass depressive Menschen weniger Serotonin, Noradrenalin oder einen anderen Botenstoff im Gehirn haben und deshalb depressiv sind oder werden. Die Serotoninmangelhypothese hat sich erledigt. In Lehrbüchern findet sie keine Berücksichtigung mehr – in vielen Ratgebern für Betroffene findet man sie jedoch weiterhin als einfaches Modell zum Verständnis biologischer Einflüsse.

Man kann umgekehrt jedoch auch nicht sagen, dass Serotonin und Noradrenalin irrelevant sind für depressive Zustände. Ganz offensichtlich sind die Zusammenhänge aber komplexer und bislang nur unzureichend verstanden. Von großer Bedeutung ist hierbei auch das Zusammenspiel mit Aspekten der Neuroendokrinologie, d. h. dem Hormonhaushalt.

Welche Rolle spielen Hormone?

Akute und chronische Belastungen gehen einer depressiven Episode in vielen Fällen voraus. Gleichzeitig entwickeln die meisten Menschen, die belastenden Lebensereignissen ausgesetzt sind, jedoch keine Depression (siehe S. 75). Zeigt das körperliche Stress-Reaktionssystem bei depressiven Menschen in irgendeiner Form Auffälligkeiten? Sind Betroffene möglicherweise aufgrund körperlicher Reaktionsweisen anfälliger dafür, in Reaktion auf Belastungen eine depressive Störung zu entwickeln?

Von zentraler Bedeutung für die biologische Stressreaktion ist die sogenannte Hypothalamus-Hypophysen-Nebennierenrinden-Achse (HHN-Achse). Dieser Name ergibt sich daraus, dass zwei Hirnregionen, Hypothalamus und Hypophyse, und die Rinde der Nebenniere in der Stressreaktion zusammenarbeiten. In einer belastenden Situation geben Hypothalamus und Hypophyse der Nebenniere das Signal, Cortisol zu produzieren und in den Blutkreislauf abzugeben. Cortisol wird häufig als »das Stresshormon« bezeichnet. Es nimmt steuernden Einfluss unter anderem auf den Blutzucker, den Fettstoffwechsel und die Immunabwehr. Cortisol sorgt dafür, dass überlebenswichtige Prozesse aktiviert werden, während alle nicht notwendigen Prozesse herunterreguliert werden – in der Konfrontation mit einer Bedrohung sorgt dieses System vor allem dafür, das Überleben sicherzustellen. Klingt die Bedrohung ab, wird die Cortisolausschüttung gedrosselt, der Cortisolspiegel normalisiert sich.

Cortisol ist bei jedem Menschen zu verschiedenen Tageszeiten in unterschiedlichen Mengen im Blut vorhanden. Die höchste Konzentration wird meist eine halbe Stunde nach dem Aufwachen erreicht; man spricht von der Cortisol-Aufwachreaktion (CAR). Im Verlauf des Tages kommt es zu einer Abnahme, in der Nacht erreicht der Cortisolspiegel dann einen Tiefpunkt. Ein dynamischer Cortisolspiegel, der bei Belastungen rasch ansteigt und im Anschluss unmittelbar wieder abfällt, gilt als besonders hilfreich. Ein Cortisolspiegel, der hingegen immer nur hoch oder immer nur niedrig ist, hilft hingegen wenig in der Auseinandersetzung mit alltäglichen Belastungen.

Vergleicht man depressive und gesunde Studienteilnehmende miteinander, finden sich bei depressiven Personen ziemlich durchgängig erhöhte Cortisolspiegel. Erhöhte Cortisolwerte finden sich insbesondere bei älteren Betroffenen, bei schweren Depressionen, beim melancholischen Subtyp und wenn psychotische Symptome vorliegen. Insgesamt scheint die körperliche Stressreaktion bei depressiven Menschen somit weniger dynamisch auf den Umgang mit Umweltstressoren abgestimmt zu sein (Burke u.a. 2005) – die Betroffenen befinden sich in einem »Daueralarmzustand« ihres Stresssystems, das uns vor Gefahren schützen soll.

Allerdings muss man auch hier einschränkend sagen: Nur ca. 64 Prozent aller depressiven Personen zeigen auffällig erhöhte Cortisolspiegel (Knorr u.a. 2010). Der Cortisolspiegel eignet sich daher nicht als Biomarker einer Depression und taugt somit auch nicht zur Diagnose einer depressiven Störung. Dies gilt umso mehr, da sich die Cortisolausschüttung nach Abklingen einer depressiven Episode normalisiert. Einzig für die Cortisol-Aufwachreaktion ließ sich zeigen, dass diese auch nach Abklingen einer Depression erhöht bleibt – das deutet darauf hin, dass eine verstärkte Cortisolreaktion nicht nur Ausdruck oder Folge einer depressiven Symptomatik ist, sondern vielmehr einen Vulnerabilitätsfaktor für die Entwicklung einer Depression darstellen könnte. Die Befunde sind aber zu uneinheitlich, um die Cortisolreaktion zur Diagnose oder als therapeutischen Ansatzpunkt zu nutzen. In diesem Sinne ist es bislang auch noch nicht gelungen, durch eine medikamentöse Beeinflussung der körperlichen Stressreaktion Depressionen effektiv zu behandeln.

EXKURS Immunfunktionen

In enger Verbindung zum körperlichen Stresssystem steht das Immunsystem des Menschen. Daher wird zunehmend auch die Bedeutung des Immunsystems für depressive Störungen untersucht. In Reaktion auf gesundheitsschädliche Reize (z.B. Bakterien oder Verletzungen) lösen die betroffenen Zellen (mithilfe unterschiedlicher Substanzen, z.B. mithilfe von Zytokinen) einen Alarm aus. Dieser Alarm löst eine Kaskade von Reaktionen aus, wie einen vermehrten Blutfluss in die betroffenen Regionen und eine Mobilisierung weißer Blutkörperchen (z.B. Lymphozyten). Diese Reaktionen dienen dazu, den Körper vor weiterer Schädigung zu beschützen. Interessanterweise scheint es nicht nur in Reaktion auf Bakterien und Verletzungen zu einer erhöhten Aktivität des Immunsystems zu kommen, sondern auch in Reaktion auf psychosoziale Belastungen. Manche depressiven Personen zeigen dazu passend eine erhöhte Aktivität diverser Marker der Immunabwehr. Der Körper bringt sich gegenüber psychischen Stressoren in Alarmbereitschaft.

Die Zusammenhänge sind bislang allerdings noch unzureichend verstanden, insbesondere auch, da wiederum nur ein Teil der depressiv Erkrankten Auffälligkeiten in der Immunabwehr aufweist. Man vermutet, dass Veränderungen in der Immunabwehr ein Bindeglied darstellen könnten zwischen Depressionen und verschiedenen körperlichen Erkrankungen wie Arthritis, Herzerkrankungen und chronischen Schmerzen. Eine therapeutische Maßnahme ließ sich aus diesen Erkenntnissen jedoch – genau wie in Bezug auf die körperliche Stressreaktion – bislang nicht ableiten.

Gibt es Auffälligkeiten in Hirnregionen?

Vergleicht man das Gehirn depressiv Erkrankter mit dem Gehirn gesunder Kontrollpersonen, finden sich in groß angelegten Studien lediglich geringfügige Unterschiede: Eine aktuelle Metaanalyse, in der Hirnstrukturen von 1.728 depressiv Erkrankten mit denen von 7.199 gesunden Kontrollprobanden verglichen wurden, kam zu dem Schluss, dass von neun untersuchten Hirnregionen nur eine bestimmte Auffälligkeit mit Depressionen einhergeht: Es handelt sich um eine Verkleinerung eines Bereichs, den man nach seiner Form »Seepferdchen« oder lateinisch Hippocampus nennt (Schmaal u. a. 2016). Der Hippocampus ist enorm wichtig für das Abspeichern von Gedächtnisinhalten. Menschen, bei denen diese Strukturen entfernt oder zerstört wurden, können keine neuen Erinnerungen mehr bilden, während alte Erinnerungen meist erhalten bleiben. Darüber hinaus ist der Hippocampus dafür zentral, dass Emotionen und Erinnerungen miteinander verknüpft werden und körperlicher Stress reguliert wird. Er ist sehr anfällig für erhöhte Konzentrationen des

Stresshormons Cortisol. Eingeschränkte Lern- und Gedächtnisleistung können die Folge sein.

Unterschiede im Volumen des Hippocampus zeigten sich bei Personen mit wiederkehrenden Depressionen, nicht aber bei Personen, die erstmalig an einer Depression erkrankt sind. Auch dieser Unterschied ist allerdings extrem klein: Das Volumen des Hippocampus ist bei depressiv erkrankten Menschen gerade mal um ein Prozent reduziert gegenüber Nicht-Depressiven. Würde man nur den Hippocampus einer Person vermessen, so könnte man auf dieser Basis nicht besser als der Zufall vorhersagen, ob eine Person zur Gruppe der depressiv Erkrankten oder zur Gruppe der Gesunden gehört. Abgesehen davon, dass sich das Hippocampus-Volumen von Personen mit und ohne wiederkehrende Depressionen somit praktisch kaum unterscheidet, ist ein reduziertes Hippocampus-Volumen auch keineswegs spezifisch für Depressionen, sondern findet sich genauso bei anderen psychischen Störungen. Schließlich weisen die Befunde darauf hin, dass ein geringfügig reduziertes Hippocampus-Volumen nicht eine Ursache von Depressionen darstellt, sondern am ehesten als eine Folge wiederkehrender Depressionen zu verstehen ist – andernfalls müsste auch bei Personen mit einer ersten depressiven Episode das Volumen reduziert sein.

In Bezug auf andere Hirnstrukturen, die immer wieder mit Depressionen in Verbindung gebracht werden – wie beispielsweise die Amygdala, der Thalamus oder der Nucleus Accumbens – fanden sich in der genannten Metaanalyse keinerlei Unterschiede zwischen depressiv erkrankten Menschen und Gesunden. Die tieferen Bereiche des Gehirns sehen somit bei depressiven Personen und Gesunden in erstaunlichem Maße gleich aus!

In einer weiteren Metaanalyse, in die die Untersuchungsergebnisse von mehr als 10.000 Personen eingegangen sind, wurde der Frage nachgegangen, inwieweit sich nicht die tieferen Strukturen, sondern die Großhirnrinde depressiv Erkankter von denen Gesunder unterscheidet (Schmaal u. a. 2017). Tatsächlich fand sich in Bezug auf einige Regionen eine verminderte Dicke der Großhirnrinde bei depressiven Menschen – unabhängig davon, ob Personen erstmalig oder wiederholt an einer depressiven Episode erkrankt waren, und unabhängig davon, ob man Jugendliche oder Erwachsene untersuchte. Wiederum sind die Unterschiede jedoch so klein (≤ 1,2 Prozent), dass die Bedeutsamkeit der Befunde schwer einzuschätzen ist.

Jenseits von potenziellen Unterschieden in der Beschaffenheit von Hirnstrukturen stellt sich die Frage, ob Personen mit unipolarer Depression im Vergleich zu gesunden Kontrollpersonen möglicherweise abweichende Hirnfunktionen, d. h. andersartige Aktivierungsmuster (Über- oder Unterfunktionen) in bestimmten Gehirnarealen, aufweisen. Man kann solche Aktivierungsmuster mithilfe der Positronen-Emissions-Tomografie (PET) untersuchen: Hierbei werden vom Gehirn, Schicht für Schicht, Bilder gemacht. Zusätzlich wird den Untersuchten eine radioaktive Substanz – in unbedenklicher Dosis – gegeben. Der PET-Scanner kann den Weg dieser Substanz im Körper genau verfolgen und die abgegebene Strahlung messen. Auf diese Weise kann man sichtbar machen, welche Zellen im Hirn viel Energie verbrauchen. Gewebe mit schnellem Stoffwechselumsatz, d. h. hoher Aktivität, erscheinen auf den PET-Aufnahmen als besonders leuchtende Flecken. Eine andere Methode stellt die funktionelle Magnetresonaztomografie (fMRT) dar, mit der Durchblutungsänderungen von Hirnarealen sichtbar gemacht werden können. In typischen PET- oder fMRT-Untersuchungen werden depressiven Menschen und Kontrollpersonen beispielsweise Bilder von traurigen und glücklichen Gesichtern gezeigt und die reaktive Hirnaktivität wird gemessen.

In Dutzenden von Studien wurden immer wieder Unterschiede in Aktivierungsmustern depressiver und nicht-depressiver Probandinnen und Probanden berichtet. Beispielsweise zeigte sich, dass die Amygdala, eine Hirnstruktur, die zentral ist für das Erkennen von Gefahren, das Erleben von Gefühlen und die körperliche Stressreaktion, bei depressiven Menschen stärker auf negative Inhalte reagiert; diese erhöhte Aktivierung zeigte sich auch, wenn ehemals depressive Personen untersucht wurden – dies spricht dafür, dass eine vermehrte Amygdalaaktivierung möglicherweise nicht nur Beiprodukt eines akuten depressiven Zustands ist.

Im Rahmen einer aktuellen Metaanalyse fand sich jedoch keine Bestätigung für ein neuronales Aktivierungsmuster, das in irgendeiner Form charakteristisch für depressive Störungen ist (Müller u. a. 2017). Die Gesamtbefundlage zu neuronalen Aktivitätsmustern ist somit äußerst inkonsistent. Es besteht aktuell keinerlei Klarheit darüber, ob irgendetwas im Gehirn von Personen mit Depressionen anders funktioniert als im Gehirn von Gesunden – und falls ja, was genau das sein könnte. Einerseits ist das natürlich frustrierend, andererseits ist es für Betroffene sicher auch erleichternd, dass eine Depression nicht mit groben Veränderungen der Struktur oder der Funktion des Gehirns einhergeht.

Genetik

Familien-, Zwillings- und Adoptionsstudien sind das wichtigste Mittel, um die genetische Grundlage einer Erkrankung zu ermitteln. Die Idee dahinter ist simpel: Wenn eine Störung durch genetische Faktoren verursacht wird, sollten Verwandte von Menschen mit Depressionen ein erhöhtes Risiko aufweisen, ebenfalls depressiv zu werden.

Untersucht man sämtliche Mitglieder einer Familie, lässt sich also feststellen, ob diese ein erhöhtes Risiko haben, an einer Depression zu erkranken. Tatsächlich wird geschätzt, dass die Rate von Major Depression bei Familienmitgliedern depressiver Menschen bei 10 bis 25 Prozent liegt und damit gegenüber gesunden Kontrollpersonen etwa dreifach erhöht ist. Dies gibt einen ersten Hinweis auf eine mögliche genetische Beteiligung – jedoch auch nicht mehr. Denn: Liegt eine Häufung vor, dann weiß man immer noch nicht, ob diese durch Gene oder durch geteilte Umweltfaktoren bedingt ist. Sind alle Geschwister bei lieblosen, missbrauchenden Eltern aufgewachsen, gehen ihre Depressionen dann auf die geteilten Gene zurück oder auf die geteilte Familiengeschichte?

Zwillings- und Adoptionsstudien können mehr Aufschluss geben. Zwillingsstudien vergleichen die Auftretenshäufigkeit einer Erkrankung bei eineiigen Zwillingen und bei zweieiigen Zwillingen. Da eineiige Zwillinge alle ihrer Gene und zweieiige Zwillinge in etwa 50 Prozent ihrer Gene teilen, wird erwartet, dass die Auftretenshäufigkeit für eine genetisch bedingte Störung bei eineiigen Zwillingen höher ausfällt als bei zweieiigen Zwillingen. Komplexe statistische Methoden werden verwendet, um zu bestimmen, in welchem Ausmaß ein Störungsbild auf genetische Faktoren zurückzuführen ist. Adoptionsstudien vergleichen das Risiko von Familienmitgliedern, die gemeinsam leben, aber biologisch nicht verwandt sind (Adoptivkinder und Adoptiveltern) mit dem von Familienmitgliedern, die nicht gemeinsam leben, aber biologisch verwandt sind (Adoptivkinder und leibliche Eltern). Ein hohes Risiko für eine Erkrankung sowohl bei Adoptierten als auch bei Adoptiveltern deutet auf einen gemeinsamen Umwelteinfluss hin, während ähnliche Risiken bei Adoptierten und biologischen Eltern auf genetische Einflüsse hinweisen. Überraschenderweise wurden bislang noch keine qualitativ hochwertigen Adoptionsstudien zur Untersuchung depressiver Störungen durchgeführt, sodass das Wissen um die Bedeutung genetischer Faktoren nahezu ausschließlich aus Zwillingsstudien stammt.

Auf der Basis solcher Zwillingsuntersuchungen wird die Erblichkeit depressiver Störungen auf 31 bis 42 Prozent geschätzt (Sullivan u. a. 2000). Diese Zahlen mögen hoch erscheinen, tatsächlich sprechen sie aber nur für eine mäßige Bedeutung genetischer Faktoren. Frauen scheinen dabei einen etwas höheren Erblichkeitsanteil aufzuweisen als Männer; und dennoch kommt Umwelteinflüssen, wie beispielsweise akutem oder chronischem Stress – bei Frauen und bei Männern – eine deutlich größere Bedeutung zu als den Genen!

Genetisches Risiko

Die allermeisten Menschen, die einen depressiven Angehörigen haben – sei es Vater, Mutter, Bruder oder Schwester –, werden nie an einer Depression erkranken. Selbst wenn man einen depressiven Zwillingsbruder oder eine depressive Zwillingsschwester hat, ist die Wahrscheinlichkeit, gesund zu bleiben, deutlich höher als das Krankheitsrisiko. Das gilt sogar für eineiige Zwillinge, die sich alle Gene teilen! Wichtiger als die Gene sind die Umweltbedingungen, unter denen man lebt – niemand, der schon mal depressiv war und einen Kinderwunsch hat, muss daher aus Angst vor einer Weitergabe »depressiver Gene« seine Familienplanung ad acta legen! Grundsätzlich muss man sich zudem darüber im Klaren sein, dass sich Erblichkeitsangaben auf Gruppen und nicht auf Einzelpersonen beziehen: Es lässt sich somit nie mit Sicherheit sagen, ob eine bestimmte Person aufgrund einer genetischen Veranlagung depressiv erkrankt ist oder nicht. Darüber hinaus geht eine genetische Veranlagung nur mit einer erhöhten Wahrscheinlichkeit einher, depressiv zu erkranken, und nicht mit einer absoluten Bestimmtheit: Es wird viele Menschen geben, die eine genetische Belastung aufweisen, ohne jemals depressiv zu erkranken, und wieder andere erkranken an einer Depression, ohne dass eine genetische Belastung vorliegt.

Welche Gene für die Weitergabe depressiver Störungen (mit-)verantwortlich sind, ist – trotz echter Durchbrüche in der Untersuchung des menschlichen Genoms – unklar. Im Gegensatz zu einigen wenigen medizinischen Krankheiten und Störungen gibt es kein einzelnes Gen, das Depressionen verursacht. Vielmehr ist die Erblichkeit auf viele Gene (mit geringer Wirkung) zurückzuführen. Um entsprechende Zusammenhänge zu klären, gelten insbesondere sogenannte **genomweite Assoziationsstudien** (GWAS) als vielversprechend. Das Prinzip einer genomweiten Assoziationsstudie ist vergleichsweise simpel: Man vergleicht das Erbgut von Tausenden gesunden und erkrankten Menschen und prüft, ob eine spezifische Stelle im Erbgut öfter bei Erkrankten im Vergleich zu Gesunden verkommt oder nicht. Ist Ersteres der Fall, so spielen diese Stellen des Erbguts möglicherweise eine Rolle in der Krankheitsentstehung und -förderung. Auf diese Art und Weise kann man Abschnitte im Erbgut identifizieren und sie durch weitere Forschung auf ihre genaue Krankheitsrelevanz prüfen.

Wenn man sich die bisherigen Ergebnisse jedoch bezogen auf depressive Störungen betrachtet, sind sie vergleichsweise enttäuschend: Jede Studie findet neue, zuvor unbekannte genetische Marker der Depression, während sich die in früheren Studien gefundenen Marker nicht nachweisen lassen. Kein einzelnes Gen konnte bislang identifiziert werden, das zuverlässig und bedeutsam mit Depressionen assoziiert ist (BORDER u. a. 2019). Dies mag unter anderem damit zusammenhängen, dass die Effekte von Genen möglicherweise nur in Abhängigkeit von bestimmten Umwelteinflüssen zum Tragen kommen.

EXKURS Gen-Umwelt-Interaktion

In diesem Sinne legt beispielsweise ein viel beachteter Forschungsbefund nahe, dass eine bestimmte Ausprägung eines Gens – hier des Serotonintransportergens (5-HTTLPR) – mit Depression oder depressiven Symptomen assoziiert ist, wenn die Betroffenen vermehrt unter negativen Lebensereignissen zu leiden hatten oder sie Missbraucherfahrungen in der Kindheit ausgesetzt waren (CASPI u. a. 2003). Stress ist ein Auslöser für Depression, wenn eine bestimmte Ausprägung eines Gens vorliegt. Obschon dieser Befund manchen als zuverlässig erwiesen gilt, ist die wissenschaftliche Literatur wieder einmal alles andere als einheitlich. So ließ sich in aktuellen Untersuchungen an großen Datensätzen wiederholt nicht nachweisen, dass Stress und Genausprägung ungünstig zusammenwirken (BORDER u. a. 2019; CULVERHOUSE u. a. 2018). Es scheint einfach komplizierter zu sein: Identische Genausprägungen haben möglicherweise negative Auswirkungen unter negativen Umweltbedingungen, aber positive Auswirkungen unter positiven Umweltbedingungen. Das heißt, die Genausprägung bestimmt weniger, ob jemand depressiv wird oder nicht, sondern wie empfänglich eine Person für Umweltbedingungen ist. Wächst man wohlbehütet und gut versorgt auf, dann sind bestimmte Genausprägungen sehr hilfreich, während die gleichen Genausprägungen überhaupt nicht hilfreich sind, wenn man in einem vernachlässigenden oder missbräuchlichen Kontext groß wird. In Abhängigkeit von den Lebensumständen kann es also besonders nützlich oder besonders schädlich sein, eine bestimmte Genausprägung zu haben.

Mit der Untersuchung genetischer Faktoren verbindet sich die Hoffnung, solche genetischen Marker zu identifizieren, die für die Behandlung depressiver Menschen relevant sind. Es geht unter anderem um die Frage, ob bestimmte Medikamente bei Personen mit bestimmten Genausprägungen besser oder schlechter wirken. Eine hochrelevante Frage, die das Potenzial hätte, die medikamentöse Therapie von depressiv erkrankten Menschen wirklich voranzubringen. Nach den bisherigen Ausführungen wird es Sie jedoch nicht erstaunen, dass bislang kein einziger genetischer Marker eine zuverlässige und individuelle Vorhersage des Behandlungserfolgs ermöglicht. Obschon sie immer häufiger eingesetzt werden, gelten entsprechende genetische Tests als unzuverlässig und sind für die klinische Praxis zum jetzigen Zeitpunkt weder nützlich noch sinnvoll. Auch in Bezug auf die Vorhersage des Erfolgs einer Psychotherapie konnten bislang – trotz entsprechender Versuche – keine relevanten genetischen Marker identifiziert werden.

Ein relativ neues Feld der Genforschung beschäftigt sich mit biologischen Prozessen, durch die die Wirkweise von Genen beeinflusst oder geregelt wird: die **Epigenetik**. Constance Hammen und Ed Watkins (2018) greifen zur Erläuterung epigenetischer Prozesse auf eine Analogie zurück: Genauso wie ein Film auf einem Drehbuch (= Gene) beruht, das durch die Anweisungen eines Regisseurs interpretiert wird (= Epigenetik), werden Gene (= Drehbuch) zwar nicht durch Umwelteinflüsse verändert, aber durch epigenetische Prozesse (verschiedene Regisseure) aktiviert oder deaktiviert. Inwieweit bestimmte (Risiko-) Gene aktiv werden, wird somit durch epigenetische Prozesse beeinflusst. Selbst wenn man also irgendwelche »Depressionsgene« haben sollte, bedeutet dies mitnichten, dass diese jemals aktiv werden!

Die Epigenetik stößt ein lang gehegtes Dogma der Biologie um: die Idee, dass die Eigenschaften eines Organismus durch das bei der Geburt vererbte Genmaterial unveränderbar bestimmt wird. Tatsächlich erlaubt die Epigenetik selbst subtilen Umweltveränderungen den Zugriff auf unser Erbgut. Das Wissen um epigenetische Prozesse verdeutlicht nochmals die Komplexität der Zusammenhänge – verwertbare Hinweise für die Depressionsbehandlung ließen sich hierdurch bislang jedoch nicht ableiten.

Und was bedeutet das für die Behandlung?

Die biologisch-orientierte Forschung zielt unter anderem darauf ab, die Diagnostik depressiver Störungen um biologische – und damit objektivierbare – Aspekte zu erweitern sowie die Behandlung depressiver Menschen zu verbessern. Im Fokus steht dabei naturgemäß, medizinische Behandlungsmethoden zu entwickeln oder zu verfeinern. Zum jetzigen Zeitpunkt ist dies noch nicht gelungen: Keine der heute üblichen medizinischen Behandlungsmethoden, seien es Medikamente oder andere somatische Therapieverfahren, wurden auf Basis neurobiologischer Grundlagenforschung entwickelt. Vielmehr wird post-hoc versucht, die Wirkung von Medikamenten oder anderen medizinischen Behandlungsmethoden – die vielfach durch Zufall beobachtet wurden – mithilfe neurobiologischer Untersuchungen zu verstehen. Auch das ist bislang aber nur unzureichend gelungen.

Zusammengefasst

Zur Erklärung depressiver Störungen liegen verschiedene Modelle und Perspektiven vor. Jedes Modell stellt einen anderen Teil des komplexen Geschehens in den Mittelpunkt; vollständig erklären kann keins der Modelle Ursachen und Auswirkungen der Depression.

Akuter und chronischer Stress spielen bei Depressionen eine bedeutsame Rolle, können das Auftreten depressiver Störungen jedoch nicht allein erklären. Relevant sind diverse vermittelnde Faktoren – vor allem

Verhaltensmuster, Denkmuster und die Gestaltung sozialer Beziehungen spielen aus psychologischer Sicht eine entscheidende Rolle.

Aus einer biologischen Perspektive sind Vererbungsfaktoren und ein hochkomplexes Zusammenspiel von Veränderungen körperlicher Stressreaktionen, der Immunabwehr, der Botenstoffe sowie sich verändernder Hirnstrukturen oder -aktivierungen bedeutsam.

Zum Verständnis depressiver Störungen greifen rein psychologische Modelle genauso zu kurz wie rein biologische Modelle oder ein Verständnis depressiver Zustände als Ausdruck sozialer Gegebenheiten. Kein Modell für sich genommen kann beanspruchen, im Besitz der Wahrheit zu sein. Es braucht immer eine Betrachtung aller Komponenten in einem bio-psycho-sozialen Modell. Wenn man eine biologische Sicht präferiert, dann vernachlässigt man oftmals den Blick auf die Bedeutung psychologischer und kontextueller Faktoren. Und wenn man eine psychologische und kontextuelle Sicht präferiert, dann geraten biologische Aspekte oftmals aus dem Blick. Es hilft jedoch nichts: Drei, vier Dinge müssen wir immer gleichzeitig denken.

Depressive Störungen sind gut zu behandeln: Vielfältige und methodisch gut gemachte Studien belegen, dass verschiedene Psychotherapieverfahren genauso wie Medikamente wirksam sind. Darüber hinaus können auch andere Methoden wie Elektrokrampftherapie, Wachtherapie oder Lichttherapie zum Einsatz kommen. Im Einzelfall muss entschieden werden, welche Maßnahmen oder welche Kombination von Maßnahmen geeignet sind. Hierbei spielen Faktoren wie der Schweregrad und der Verlauf der Störung genauso eine Rolle wie die persönliche Präferenz von Betroffenen.

In einer Behandlungsleitlinie – der sogenannten **S3-Leitlinie / Nationale VersorgungsLeitlinie** (NVL) – wurden von der Deutschen Gesellschaft für Psychiatrie und Psychotherapie, Psychosomatik und Nervenheilkunde gemeinsam mit der Bundesärztekammer, der Kassenärztlichen Bundesvereinigung und der Arbeitsgemeinschaft der Wissenschaftlichen Medizinischen Fachgesellschaften Handlungsempfehlungen für Ärztinnen, Psychotherapeuten und andere Berufsgruppen, die sich mit Depressionen befassen, zusammengestellt. Die erste solche Leitlinie wurde 2009 herausgegeben. Im Jahr 2015 wurde eine aktualisierte Fassung veröffentlicht (DGPPN u. a. 2015). Ziel und Anspruch der Leitlinie ist es, auf Basis der aktuellen wissenschaftlichen Befundlage Therapieempfehlungen auszusprechen. Je nach Datenlage wird eine Soll-Empfehlung (starke Empfehlung), eine Sollte-Empfehlung (Empfehlung) oder eine Kann-Empfehlung (offene Empfehlung) gegeben. Rechtlich bindend ist keine dieser Empfehlungen, d. h. Psychotherapeutinnen und Ärzte dürfen auch abweichende Maßnahmen einsetzen – dies sollte im Einzelfall aber gut begründet werden. Die Leitlinie ist im Internet – in einer Version für Fachleute und in einer Patientenversion – frei zugänglich: www.leitlinien.de/nvl/depression. Wenn im Folgenden von der Leitlinie gesprochen wird, dann ist immer genau diese deutsche Leitlinie von 2015 gemeint.

Mit Blick auf den Schweregrad einer depressiven Störung wird in der Leitlinie empfohlen, bei leichten und mittelgradigen depressiven Episoden entweder eine Psychotherapie *oder* eine medikamentöse Behandlung in Anspruch zu nehmen. Bei einer schweren depressiven Episode wird hingegen eine Kombination beider Maßnahmen angeraten. Bei einer chronischen Depression wird – unabhängig vom Schweregrad – auch die Kombinationsbehandlung befürwortet. Sehr explizit weist die Leitlinie schließlich darauf hin, dass bei einer leichten depressiven Episode mit dem Beginn der Behandlung zunächst abgewartet werden kann, um zu prüfen, ob sich die Symptome von allein wieder zurückbilden.

Entscheidungshilfe: stationär – ambulant

Die allermeisten Depressionen können gut ambulant durch eine Psychotherapeutin oder einen Psychiater behandelt werden. Eine stationäre Behandlung, d.h. ein Klinikaufenthalt, ist erst im Fall einer schweren depressiven Störung angebracht, insbesondere dann, wenn es allein zu Hause nicht mehr gelingt, einen einigermaßen strukturierten Tagesablauf, einschließlich Körperhygiene und regelmäßiger Nahrungsaufnahme aufrechtzuerhalten, wenn Suizidgedanken sehr drängend werden, wenn psychotische Symptome wie Wahn oder Halluzination erlebt werden und immer dann, wenn katatone Symptome (siehe S. 21 f.) präsent sind. Schlussendlich können chaotische Lebensumstände genauso wie fehlende soziale Unterstützung eine stationäre oder eine teilstationäre Behandlung – bei der man tagsüber in einer Behandlungseinrichtung ist, nachts aber zu Hause schläft – notwendig machen.

Im Folgenden gehen wir ausführlich auf die psychotherapeutische und die medikamentöse Behandlung depressiver Störungen ein. Weitere Therapieverfahren – Elektrokrampftherapie, Lichttherapie und Wachtherapie – werden ergänzend im Anschluss dargestellt. Zusätzlich weisen wir auf Möglichkeiten der Selbsthilfe, Onlineprogramme und Apps hin. Die Darstellung orientiert sich hierbei jeweils an den Empfehlungen der S3-Leitlinie / Nationale VersorgungsLeitlinie.

Psychotherapie hat sich in der Behandlung depressiver Störungen als effektiv erwiesen – und dies im ambulanten, teilstationären und stationären Setting, als Einzel- und als Gruppentherapie (CUIJPERS u. a. 2008, 2011, 2016). Wie wirksam sie ist, variiert in Abhängigkeit vom Schweregrad und der Chronizität der Depression, es finden sich jedoch keine nennenswerten Unterschiede zwischen verschiedenen Arten von Psychotherapie: Ob man eine Form der kognitiven Verhaltenstherapie oder eine tiefenpsychologische Behandlung in Anspruch nimmt, spielt in Bezug auf die Erfolgsaussichten keine Rolle (BARTH u. a. 2013b). Tatsächlich lässt sich – trotz umfassender Forschungsbemühungen – nicht wirklich gut sagen, welcher »Typ Mensch« von welcher Therapieform am besten profitiert. Hier entscheidet bislang die persönliche Präferenz. Neue Analysemethoden versprechen, dass sich dies im kommenden Jahrzehnt ändern könnte; aktuell ist dem jedoch nicht so.

Grundsätzlich scheinen intensivere Therapieangebote, mit mehr als einer Therapiesitzung pro Woche, effektiver zu sein als weniger intensive Behandlungen. Die Anzahl der Therapiesitzungen ist – außer im Fall chronischer Depressionen – hingegen nicht relevant für die Effektivität: Nicht jeder braucht viele Therapiestunden, um eine Depression zu überwinden, und andersherum bringen viele Therapiestunden leider auch keine Garantie dafür, dass die Behandlung anschlägt (CUIJPERS u. a. 2013b).

EXKURS Die große Psychotherapiedebatte

Der Nachweis, dass eine Therapie bei der Behandlung von Depressionen wirksam ist, liefert keine klaren Hinweise darauf, auf welche Weise eine Therapie wirkt. In der Therapieforschung gibt es daher eine lang anhaltende Debatte darüber, ob spezifische oder unspezifische Faktoren verantwortlich sind, dass eine Therapie anschlägt.

Spezifische Faktoren→ sind solche, die das jeweilige therapeutische Veränderungsziel und zugrunde liegende Störungsmodell eines Therapieansatzes ausmachen. Zum Beispiel wird davon ausgegangen, dass kognitive Therapien ihre Wirkung durch Veränderung ungünstiger Denkstile entfalten und Verhaltenstherapien ihre Wirkung durch Veränderung ungünstiger Verhaltensroutinen.

Unspezifische Faktoren→ sind hingegen Faktoren, die allen Therapien gemeinsam sind, wie eine hilfreiche und fürsorgliche Beziehung zwischen Therapeutin und Patient, die Tatsache, dass zu Therapiebeginn ein Erklärungsmodell entwickelt wird und schließlich spezifische Interventionen und Maßnahmen initiiert werden, um Probleme zu überwinden. Es wird eine heilsame Umgebung geschaffen, innerhalb derer auf schlüssige und nachvollziehbare Weise an einem Problem gearbeitet wird.

Welches Erklärungsmodell gegeben wird und mit welchen Interventionen dann letztlich gearbeitet wird, ist – aus dieser Perspektive – letztlich irrelevant. Insbesondere da es nicht darum geht – so die Idee –, ganz spezielle problemverursachende Mechanismen zu behandeln, sondern allgemeine gesundheitsförderliche Aktionen anzustoßen: wie aktiver werden, sozialer werden, weniger negativ über sich selbst denken oder Selbstakzeptanz entwickeln. Die Debatte, ob spezifische oder unspezifische Faktoren die Wirkung einer Psychotherapie bedingen, ist weiterhin offen: Beide Seiten haben stichhaltige Argumente und es fehlt schlicht an Studien ausreichender Größe und Qualität, um die Frage abschließend zu beantworten.

In Deutschland werden die Kosten für eine Psychotherapie – wenn es sich um ein sogenanntes Richtlinienverfahren handelt – von den gesetzlichen Krankenkassen (und von vielen privaten Krankenversicherungen) getragen. Zu den Richtlinienverfahren gehören die kognitive Verhaltenstherapie, die tiefenpsychologisch fundierte und die analytische

Psychotherapie sowie die systemische Therapie. Andere Psychotherapieformen müssen von der erkrankten Person gegebenenfalls selbst bezahlt werden. Bevor man eine Therapie beginnt, muss man sich daher immer informieren, ob die Behandlungskosten übernommen werden oder nicht.

Wege zur Psychotherapie

Unter dem Internetlink www.wege-zur-psychotherapie.org hat die Bundespsychotherapeutenkammer (BPtK) zahlreiche Informationen rund um das Thema Psychotherapie zusammengestellt. Sämtliche Informationen sind auf Deutsch, Englisch und Türkisch verfügbar. Es finden sich sowohl Hinweise dazu, welche Formen von Psychotherapie es gibt und wie eine Therapie aufgebaut ist, als auch dazu, wie man einen Psychotherapeuten in seiner Nähe finden kann. Internetsuchmaschinen zur Psychotherapeutensuche werden von der BPtK (www.bptk.de/service/therapeutensuche/) wie auch von der Kassenärztlichen Bundesvereinigung (www.kbv.de/html/arztsuche.php) betrieben. Überdies helfen die Terminservicestellen der Kassenärztlichen Vereinigungen bei der Vermittlung von psychotherapeutischen Sprechstunden (www.kbv.de/html/terminservicestellen.php). Trotz lang anhaltender Bemühungen, die Versorgungslage im Bereich der Psychotherapie zu verbessern, sind lange Wartezeiten von mehreren Wochen oder Monaten leider weiterhin häufig. Es ist daher wichtig, sich bei der Suche nach einem Therapieplatz nicht schnell entmutigen zu lassen und sich bei mehreren Therapeutinnen oder Einrichtungen auf die Wartelisten aufnehmen zu lassen.

Aufgrund unseres persönlichen therapeutischen Hintergrunds und der Tatsache, dass die umfangreichsten Belege für den Nutzen der kognitiven Verhaltenstherapie vorliegen, werden wir diese Behandlungsform im Folgenden ausführlicher darstellen. Ergänzend gehen wir auf eine spezifische Therapieform zur Behandlung chronischer Depressionen, das Cognitive Behavioral Analysis System of Psychotherapy (CBASP), ein. Schließlich stellen wir die achtsamkeitsbasierte kognitive Therapie

(Mindfulness-based cognitive therapy, MBCT) vor, die speziell zur Rückfallprävention entwickelt wurde.

Kognitive Verhaltenstherapie

Die kognitive Verhaltenstherapie (KVT) ist ein Behandlungsansatz, der eine große Anzahl unterschiedlicher spezifischer Techniken und Behandlungsmaßnahmen in sich vereinigt. Von daher lässt sich die Verhaltenstherapie nicht als eine einzelne, klar umrissene Therapiemethode begreifen, die auf ein einziges theoretisches Modell zurückgeführt werden kann. Für die Behandlung depressiver Störungen bilden vielmehr alle im vorigen Kapitel beschriebenen psychologischen Modelle einen relevanten Bezugsrahmen. Kennzeichnend für die Verhaltenstherapie ist ein starker Gegenwartsfokus, d. h. angesetzt wird in aller Regel an den aktuell bestehenden Problemen und Symptomen. In diesem Sinne richtet sich das Hauptaugenmerk auf Faktoren, die zur Aufrechterhaltung der Störung beitragen – seien es ungünstige Verhaltensroutinen, Denkmuster oder zwischenmenschliche Probleme.

KVT ist nicht gleich KVT

Unter dem Oberbegriff der kognitiven Verhaltenstherapie finden sich eine Vielzahl unterschiedlicher Ansätze und Interventionen. KVT ist daher nicht immer gleich KVT. Zur Verbesserung des therapeutischen Angebotes wurden in den vergangenen Jahren verschiedene Wege innerhalb des kognitiv-verhaltenstherapeutischen Behandlungsspektrums verfolgt. So finden sich Ansätze, deren zentrales Prinzip weniger darin besteht, Verhaltensroutinen und Denkinhalte zu verändern, sondern vielmehr darin, die Haltung gegenüber inneren Erlebnissen anzupassen: »Ich bin nicht mein Gedanke – ich habe einen Gedanken«. Hierzu gehören beispielsweise die Akzeptanz- und Commitment-Therapie (ACT) oder die achtsamkeitsbasierte kognitive Therapie.

Es gibt Ansätze, in denen depressives Grübeln den zentralen Ansatzpunkt darstellt, wie die Metakognitive Therapie oder die grübelfokussierte kognitive Verhaltenstherapie. Andere Ansätze konzentrieren sich vor allem darauf, im zwischenmenschlichen Miteinander etwas zu verbessern, wie etwa das Cognitive Behavioral Analysis System of Psychotherapy (CBASP) oder die Paartherapie bei Depressionen. Weitere Ansätze bemühen sich, positives Erleben zu fördern, wie die Well-Being Therapie, oder nehmen in stärkerem Maße frühe Beziehungserfahrungen in den Blick, wie die Schematherapie bei Depressionen. Die verschiedenen (Neu-)Entwicklungen grenzen sich dabei in mehr oder weniger starker Weise von einer klassischen kognitiv-verhaltenstherapeutischen Denk- und Behandlungsweise ab – werden aktuell aber alle (noch) unter dem Oberbegriff der KVT geführt.

Die Art und Weise, wie eine klassische kognitiv-verhaltenstherapeutische Behandlung hierzulande gestaltet wird, wurde in entscheidender Weise durch den deutschen Depressions- und Therapieforscher Martin Hautzinger geprägt. In seinen Veröffentlichungen untergliedert er den gesamten Therapieprozess in verschiedene Therapiephasen. Zentrale Bausteine sind dabei:

- die Verhaltensaktivierung,
- die Auseinandersetzung mit negativen Gedanken und
- die Verbesserung sozialer Fertigkeiten.

Nun werden Sie vielleicht einwenden, dass Ihre Oma Ihnen Ähnliches empfehlen würde: »Mach doch mal was, denk nicht immer so negativ und guck freundlicher, wenn du mit jemandem sprichst.« Stimmt. Nur sind diese Dinge eben nicht leicht umzusetzen. In der Therapie geht es daher darum, sehr passgenau herauszufinden, welche Maßnahmen sich im Einzelfall dazu eignen, eine Verbesserung der Gesamtsituation herbeizuführen. Ähnlich einem individuellen Trainingsplan beim Sport wird ein individueller Therapieplan erstellt. Und der ist abhängig sowohl von den Zielen (Wo möchte ich hin?), Werten (Was ist mir wichtig?) und Bedürfnissen (Was brauche ich?) einer Person als auch von den

Symptomen, der gegenwärtigen Lebenssituation und der persönlichen Biografie. In diesem Sinne spielt es für die KVT der Depression auch keine weitreichende Rolle, ob Betroffene an einer Depression mit melancholischen oder atypischen Merkmalen, einem saisonalen Muster oder einer peripartalen Depression leiden.

Aktiv werden

In der Regel beginnt die Behandlung mit der sogenannten Verhaltensaktivierung. Das zentrale Ziel dieses Therapiebausteins besteht darin, Betroffenen dabei zu helfen, sich wieder mit Dingen außerhalb ihrer selbst zu beschäftigen und in Kontakt mit Erfahrungen und Erlebnissen zu kommen, die sie als relevant, angenehm oder lohnenswert erleben. Die Strategien der Verhaltensaktivierung fußen auf den beschriebenen Annahmen zur Bedeutung von Verstärkung (siehe S. 76 ff.).

Insbesondere im Kontext von schweren depressiven Zuständen geht es zunächst darum, **Routineaktivitäten** umzusetzen. Diese helfen dabei, dem Alltag wieder eine Struktur zu geben und zunehmende Selbstabwertung zu begrenzen. Bei der Aktivierung kann es also darum gehen, morgens (wieder) aufzustehen, sich die Zähne zu putzen und eine Kleinigkeit zu frühstücken. Später klappt es vielleicht schon, nach dem Aufstehen einmal das Haus zu verlassen und beim Bäcker ein paar Brötchen einzukaufen. Es kann auch darum gehen, Tagesabläufe zu planen, um zu verhindern, dass der Tag bereits nach dem Aufwachen wie ein unüberwindbarer Berg vor einem liegt. Gleichzeitig sollen Aktivitäten abgebaut werden, die regelhaft die Stimmung verschlechtern oder die sehr viel Anstrengung und Kraft kosten – seien es Kontakte zu bestimmten Personen, die als überfordernd erlebt werden, oder Aktivitäten, die zu viel Konzentration erfordern, als dass sie mit den beschränkten Mitteln einer Depression durchgestanden werden können.

Im Kontext weniger schwerer depressiver Zustände stehen Aktivitäten im Vordergrund, die dabei helfen, ein positiveres Allgemeingefühl zu entwickeln – das sind häufig **angenehme Aktivitäten**. Bei vielen Betroffenen geht es also darum, eine neue, gesündere Balance zwischen schönen Unternehmungen und anstrengenden Pflichten zu erreichen; das ist insbesondere dann der Fall, wenn Betroffene erschöpft sind und angenehme Aktivitäten wie Hobbys und Sozialkontakte immer mehr ins Hintertreffen geraten sind, während die depressiven Symptome sich entwickelt haben. Es braucht dann die Wiederaufnahme von ausgleichenden, angenehmen und entspannenden Tätigkeiten oder solchen Tätigkeiten, die dabei helfen, Grübeleien zu unterbrechen. Bei der Suche nach kraftgebenden Aktivitäten hilft oft der Blick in die Vergangenheit: Was haben Sie gerne gemacht – doch inzwischen aufgegeben? Was für Aktivitäten geben Ihnen das gute Gefühl, etwas geschafft zu haben? Was wollten Sie immer schon machen? Wie möchten Sie gerne von anderen wahrgenommen werden? Was für Verhaltensweisen sind dafür erforderlich?

Der 32-jährige Sören leidet seit mehreren Jahren unter wiederkehrenden depressiven Episoden. Bei seiner Tochter ist vor einigen Jahren eine leichte geistige Behinderung in Kombination mit einer schwerwiegenden Epilepsie diagnostiziert worden. Die Tochter hatte deshalb massive Schwierigkeiten in der Schule und musste teilweise über Monate hinweg stationär behandelt werden. Sören hat schon lange den Eindruck, dass sein Leben nur aus Arbeiten, Lagebesprechungen mit seiner Frau, Ärzten, Lehrern und Sozialarbeitern sowie der Versorgung seiner Tochter besteht. Er muss sich ständig auf neue »Katastrophen« einstellen; es kehrt keine Normalität ein. So hat er immer eine gepackte Tasche im Auto, damit er zur Not bei seiner Tochter im Krankenhaus übernachten kann. Sämtliche Hobbys gibt er nach und nach auf. Wenn er überhaupt freie Zeit zur Verfügung hat, fällt er erschöpft ins Bett. In der Therapie wird herausgearbeitet, dass Sören dringend neue Kraft braucht, um diese Anstrengungen auszuhalten. Zwischen den vielen verschiedenen Anforderungen werden Spielräume ausgelotet, um Kräfte zu sparen und neue Energie aufzubauen, die er für die Unterstützung seiner Tochter benötigt. Sören geht wieder regelmäßig mit einem Freund in die Sauna und achtet darauf, mindestens einmal im Monat mit seiner Frau auszugehen. Er freut sich, dass sich seine starke Müdigkeit meist verflüchtigt, sobald er in der Sauna sitzt oder etwas mit seiner Frau unternimmt.

Beim Aktivitätenaufbau geht es aber auch darum, dass notwendige Dinge erledigt und nicht länger aufgeschoben werden. Solche Aktivitäten sind nicht immer angenehm: Vielleicht muss endlich die Post der vergangenen Wochen geöffnet, die Steuererklärung abgegeben oder die Bachelorarbeit angemeldet werden. Es geht also mitnichten immer darum, mehr angenehme Aktivitäten auszuführen – das Ziel besteht vielmehr darin, dass Betoffene Dinge tun, die wichtig und richtig für das Erreichen persönlicher Ziele oder die Annäherung an persönliche Werte sind. Das können Routinetätigkeiten sein, es können angenehme Dinge sein, es können aber auch Dinge sein, die unangenehm sind und deshalb immer weiter aufgeschoben werden.

So stößt man im klinischen Alltag regelmäßig auf Betroffene, die durchaus angenehmen Aktivitäten nachgehen, also z. B. ins Kino gehen und Freunde treffen und dennoch depressiv sind. Oder man trifft auf Betroffene, die beruflich große Erfolge feiern und trotzdem unter Depressionen leiden. Weder Aktivität noch Erfolg sind somit per se antidepressiv. Eine Person, die beruflich große Erfolge hat, aber sich partnerschaftlichen Konflikten nicht stellt, vermeidet möglicherweise genau das, was einen Einfluss auf ihre Stimmung nehmen könnte. Eine Steigerung beruflicher Erfolgserlebnisse oder angenehmer Aktivitäten wird das Problem nicht lösen – vielmehr muss sich die Person dem Partnerschaftskonflikt stellen. Eine Person, die sich auf eine Prüfung vorbereiten muss, kann noch so viele angenehme Dinge machen und ihre Küche noch so ordentlich putzen – letztlich wird Nervosität nur abnehmen, wenn sie anfängt, sich mit dem Lernstoff auseinanderzusetzen. Alles nicht angenehm, aber wichtig und richtig. Wenn Dinge im Leben mitgeschleppt werden, so müssen diese also bestenfalls zum Abschluss gebracht werden: Was für Aktivitäten schieben Sie oft vor sich her – obwohl es Sie quält?

EXKURS Aktiv und angenehm müssen nicht hilfreich sein

In einer Untersuchung konnten Constance L. HAMMEN und David R. GLASS (1975) bereits vor mehr als vierzig Jahren zeigen, dass es sich nicht zwangsläufig positiv auf die Stimmung auswirkt, wenn potenziell angenehmen Aktivitäten verstärkt nachgegangen wird. In ihrer Untersuchung teilten sie leicht depressive Studierende zufällig auf drei unterschiedliche Gruppen auf: Eine Gruppe wurde aufgefordert, eine persönliche Liste positiver Aktivitäten zusammenzustellen und diesen Aktivitäten in den folgenden zwei Wochen häufiger nachzugehen. Dies war die Gruppe, die im Fokus des Interesses stand. Die Teilnehmenden einer zweiten Gruppe wurden gebeten, nur aufzuschreiben, was für Aktivitäten sie unternommen haben – ohne absichtlich mehr Aktivitäten im Alltag umzusetzen als sonst. Eine dritte Gruppe sollte in den folgenden zwei Wochen mehr Proteine und weniger Kohlenhydrate zu sich nehmen. Dieser Essensplan diente nur als irrelevante Form einer Beschäftigung, um sicherzustellen, dass nicht eine veränderte Alltagsgestaltung per se eine stimmungsaufhellende Wirkung hat.

Zum Ende des Untersuchungszeitraums zeigte sich, dass die Personen der Aktivitätsgruppe tatsächlich viel mehr Aktivitäten in ihrem Alltag untergebracht und ausgeführt hatten als die Teilnehmenden der anderen beiden Gruppen. Die Forscher mussten aber feststellen, was sie gar nicht hatten herausfinden wollen: Die Teilnehmenden der verschiedenen Gruppen unterschieden sich rein gar nicht im Ausmaß der von ihnen berichteten depressiven Stimmung. Aktiv sein und sich mehr mit angenehmen Dingen beschäftigen hilft also nicht immer automatisch dabei, sich besser zu fühlen. Nur dann, wenn Aktivitäten als relevant erachtet werden, wirken sie sich (längerfristig) positiv aus.

Es muss im Einzelfall also sehr genau herausgearbeitet werden, von welchen Aktivitäten eine stimmungsaufhellende Wirkung zu erwarten ist: Geht es um den Aufbau von Routinetätigkeiten? Geht es um den Aufbau angenehmer, ausgleichender oder entspannender Aktivitäten? Geht es um den Abbau von Vermeidungsverhalten? Es braucht für jeden Betroffenen einen maßgeschneiderten Aktivitätenaufbau, der sich an der Lebenssituation, den Möglichkeiten, Zielen und Bedürfnissen orientiert.

Der Aufbau von Aktivitäten – egal welcher Art – verläuft dann in kleinen Schritten, denn mangelnder Antrieb, Interessensverlust und Energielosigkeit sind ja gerade das, was eine Depression ausmacht. Betroffenen zu sagen, »Machen Sie mal was Schönes«, oder ihnen direkt eine ganze Liste mit auszuführenden Aktivitäten auszuhändigen, wird in den allermeisten Fällen scheitern und sowohl Patient als auch Behandler frustrieren und entmutigen. Ein rascher Aufbau von Aktivitäten ist nicht zu erwarten.

Erschwert wird die Situation zudem dadurch, dass sich viele Aktivitäten nicht unmittelbar positiv auf die Stimmung auswirken: Am Morgen die Zahnbürste wieder in die Hand zu nehmen ist absolut gut und richtig – zufrieden und glücklich wird es dennoch nicht machen. Im Gegenteil: Selbst wenn es gelingt, diese Aktivitäten auszuführen, machen sich Betroffene oft Vorwürfe darüber, dass ihnen etwas wie Zähneputzen überhaupt schwerfällt. Von Menschen mit Depressionen wird also häufig verlangt, in Vorleistung zu treten. Während man außerhalb depressiver Stimmungen – zumindest im Freizeitbereich – vielfach warten kann, bis man den Wunsch verspürt, etwas zu tun, sind Lust und Lustlosigkeit im Kontext depressiver Störungen keine guten inneren Ratgeber. Hier gilt vielmehr: Man muss aktiv werden, um wieder wollen zu können. Und dies braucht Zeit und Unterstützung, so, wie es Zeit und Unterstützung braucht, wenn man nach einem Schlaganfall wieder lernen muss, zu sprechen oder zu gehen.

Um Zusammenhänge zwischen Ihrer Stimmung und Ihren Aktivitäten aufzuspüren, gehen Sie wie folgt vor:

Erstellen Sie einen Wochenplan, ähnlich wie ein Stundenplan für die Schule, der aber den gesamten Tagesablauf (24 Stunden) abbildet, oder finden Sie einen solchen Plan im Internet. Tragen Sie dann für jede Stunde Ihre jeweilige Aktivität ein und markieren Sie dazu Ihre Stimmung von »--« für ganz schlecht über »-, -+, +« bis »++« für sehr gut. Achten Sie darauf, die Stimmung möglichst zeitnah zu protokollieren, weil man sich durch Erinnerungsverzerrungen rückblickend meist nicht richtig an die eigene Stimmung erinnern kann.

Nach einigen Tagen werten Sie den Plan aus: Erkennen Sie Tätigkeiten oder Umstände, die typischerweise mit einer Stimmungsverschlechterung, oder umgekehrt mit einer Stimmungsverbesserung einhergehen?

Ziehen Sie Konsequenzen: Wenn möglich, versuchen Sie die Aktivitäten oder Umstände abzubauen, die typischerweise zu einer Stimmungsverschlechterung führen, und probieren Sie, mehr von dem zu machen, was die Stimmung verbessert.

Der 26-jährigen Irina geht es schon seit einigen Wochen schlecht, sie ist oft traurig, weint viel, schläft schlecht und sieht hoffnungslos in die Zukunft. Eigentlich muss sie für eine Prüfung lernen, kann sich aber häufig nicht dazu aufraffen, schaut dann zum Frühstück fern, »um wach zu werden«, und »versackt« dann dort vor dem Fernseher. Am Abend blickt sie frustriert auf den »verlorenen Tag« zurück und nimmt sich für den nächsten Tag vor, disziplinierter zu sein. Als Irina für eine Weile ein Stimmungsprotokoll führt, stellt sie fest, dass das ungezielte Fernsehen regelhaft die Stimmung verschlechtert. Sie kann erkennen, dass es ihr nach dem Duschen meist vorübergehend besser geht, dass die Stimmung ab mittags meist etwas besser wird und dass sie sich besser fühlt, wenn sie mit einer Freundin telefoniert und auch wenn sie gezielt einen Film oder eine Serie anschaut, die sie interessiert (statt wahllos fernzusehen). Irina zieht daraus mehrere Konsequenzen: Sie schafft das ungezielte Fernsehen ab. Sie nutzt das kurze »Hoch« nach dem Duschen, um im Anschluss direkt laufen zu gehen, weil sie weiß, dass das Laufen ihr früher auch schon gegen schlechte Stimmung geholfen hat. Sie telefoniert dann mit ihrer Freundin, um danach direkt an den Schreibtisch zu gehen und für begrenzte Zeit zu lernen. Anschließend belohnt sie sich mit ein paar Folgen einer Serie, die sie wirklich interessiert.

Aktivierung darf auch nicht übertrieben werden im Sinne von »viel hilft viel«. Körperliche Beschwerden, schnelle Ermüdbarkeit, verminderte Leistungsfähigkeit und Konzentrationsschwierigkeiten sind absolut reale Symptome einer Depression und müssen als solche ernst genommen werden. Es steht weniger Energie zur Verfügung, sodass mehr Pausen vonnöten sind. Wichtig ist, dass man nach einer Pause wieder weitermacht, und nicht, dass man pausenlos aktiv ist. Das gilt insbesondere für Menschen, die durch Erschöpfung und Überforderung in eine depressive Spirale geraten sind: Burn-out-Betroffene müssen sich manchmal erst mal ausruhen, bevor sie aktiver werden.

Fernsehen, Facebook, Sport

Depressive Störungen gehen mit einem erhöhten Fernsehkonsum einher; hierfür mag es viele Gründe geben, einer davon scheint der Wunsch zu sein, sich von Problemen abzulenken. Allerdings ließ sich wiederholt zeigen, dass Fernsehen eher die Stimmung verschlechtert – insbesondere das Ansehen von Fernsehnachrichten. In vergleichbarer Weise zeigte sich, dass durch die Nutzung von Facebook negative Stimmung zunimmt. Vor allem der Eindruck, dass man seine Zeit verschwendet, scheint verantwortlich für diesen Stimmungseffekt zu sein. Darüber hinaus läuft man Gefahr, das eigene Leben zunehmend negativ zu bewerten. Je mehr Zeit man bei Facebook und Co verbringt, desto stärker gewinnt man den Eindruck, dass andere glücklicher sind als man selbst. Die auf Facebook, Instagram oder Twitter betriebene Selbstinszenierung wirkt sich auf uns aus – selbst dann, wenn wir verstanden haben, dass die Darstellung im Internet geschönt ist. Gefühle von Neid und Enttäuschung kommen auch dann auf, wenn wir ahnen, dass Bilder nachbearbeitet wurden oder nur einen ganz kleinen Ausschnitt aus dem Leben anderer Menschen repräsentieren.

Wie immer gelten diese Erkenntnisse nicht für alle Menschen zu allen Zeiten: In vielen Situationen mögen Fernsehen und soziale Netzwerke die perfekte Entspannung sein oder der letzte Weg, bei mangelnder Energie noch Kontakt zu Freundinnen und Freunden zu halten. Offensichtlich muss man aber – besonders in depressiven Zuständen – sehr wachsam und selbstkritisch prüfen, welche Aktivitäten tatsächlich gut oder schlecht für die Stimmung sind. Helfen mir Fernsehen und Facebook dabei, zu entspannen, oder verschlechtern sich meine Stimmung, mein Antrieb und die Art und Weise, wie ich mich selbst und die Welt sehe?

Eine Aktivität zeigt sich in der Forschung immer wieder als sehr hilfreich im Umgang mit Depressionen: Sport. Tatsächlich wäre es den Autoren dieses Buchs persönlich auch lieber, wenn Fernsehen hilfreich und Sport nicht so wichtig wäre. Es liegen jedoch mittlerweile eine große Anzahl methodisch hochwertiger Studien vor, die sehr einheitlich zeigen, dass regelmäßiger Sport einen antidepressiven Effekt hat und die Lebensqualität verbessert. In solchen Studien nehmen die Teilnehmenden in der Regel über 12 bis 24 Wochen an drei Sporteinheiten à 30 bis 45 Minuten pro Woche teil. Es kann sich dabei um Wandern, Joggen, Radfahren oder Krafttraining – allein oder in der Gruppe – handeln. Erstaunlicherweise sind die Effekte solcher intensiven Sporteinheiten ebenbürtig zu Psychotherapie oder einer Behandlung mit Antidepressiva (Kvam u.a. 2016; Schuch u.a. 2016). Entsprechend empfiehlt die Leitlinie körperliches Training für depressive Menschen; und dies unabhängig vom Schweregrad der Depression. Wäre Sport ein Medikament, wäre es mit Sicherheit der Marktführer.

In Auseinandersetzung mit der Frage, welche Aktivitäten aufgenommen werden sollen, wird oft deutlich, dass Betroffene zunächst grundlegendere Entscheidungen treffen müssten. Um die Frage »Was würde mich jetzt weiterbringen?« zu beantworten, muss man oft erst entscheiden »Wo will ich überhaupt hin?«.

Sogenannte Zeitprojektionen bieten sich an, um sich über die eigenen Lebenswünsche klar zu werden: Stellen Sie sich vor, es ist Ihr neunzigster Geburtstag. Wie möchten Sie auf Ihr Leben zurückblicken? Was möchten Sie darüber erzählen, wie Sie Ihr Leben gelebt haben? Was möchten Sie darüber erzählen, wie Sie mit Schwierigkeiten, Enttäuschungen oder Krisen umgegangen sind?

Es geht hierbei nicht darum, sich einfach vorzustellen, dass das Leben ein anderes wäre, sondern es geht darum, zu schauen, was einem wirklich wichtig ist und wie man dem Leben mit all seinen Widrigkeiten und Härten begegnen möchte. Hieraus können sich dann wiederum Ziele für die Verhaltensaktivierung ergeben.

Dazu sei jedoch angemerkt, dass wichtige Entscheidungen – »Soll ich bei meinem Partner bleiben? Soll ich meinen Job kündigen?« – besser nicht in einem schwer depressiven Zustand getroffen werden sollten. Das Denken ist in diesem Zustand – wie beschrieben – nicht selten negativ verzerrt und es besteht daher die Gefahr, dass man seine Situation und seine Möglichkeiten nicht realistisch einschätzt. Wenn es irgendwie möglich ist, sollte man bedeutsame Entscheidungen auf »bessere Zeiten« vertagen. Wenn die depressiven Symptome abklingen, kann es hingegen absolut entscheidend sein, sich mit der Frage zu beschäftigen, wie man sein Leben führen möchte. Versteht man eine Depression als Ausdruck dafür, dass wichtige Bedürfnisse nicht in ausreichendem Maße befriedigt werden, dann braucht es möglicherweise eine Neukalibrierung der Lebensführung.

Krankschreibung: Pro und Kontra

Insbesondere zu Beginn der Behandlung, wenn die Verhaltensaktivierung im Vordergrund steht, stellt sich die Frage nach einer Krankschreibung. Im Einzelfall muss sehr genau abgewogen werden, ob eine Krankschreibung günstig oder ungünstig ist. In vielen Fällen bietet die Struktur einer regelmäßigen Arbeit – in Kombination mit zwischenmenschlichem Austausch und Ablenkung – einen guten Schutz vor einer Zunahme depressiver Symptome. Und dies auch dann, wenn die Arbeit selbst als anstrengend und die eigene Arbeitsleistung als unzureichend erlebt wird. In anderen Fällen ist die Überforderung aufgrund der depressiven Symptome hingegen so groß, dass es einer Krankschreibung bedarf, um einer weiteren depressiven Aufschaukelung entgegenzutreten.

Auch im Falle einer Krankschreibung muss auf eine ausreichende Aktivierung achtgegeben werden. In diesem Sinne stellt eine Krankschreibung für manche auch eine »Falle« dar, denn nicht wenige Personen trauen sich kaum, die eigenen vier Wände zu verlassen, solange sie krankgeschrieben sind: »Was sollen denn meine Kollegen denken, wenn sie mich beim Bummeln in der Stadt oder im Sportstudio sehen?«

Tatsächlich erfordert eine Krankschreibung nicht, dass man zu Hause oder gar im Bett bleiben muss. Während einer Krankheit ist man vielmehr angewiesen, sich genesungsförderlich zu verhalten, um die Arbeitsfähigkeit schnellstmöglich wiederherzustellen. Wer wegen einer Grippe krankgeschrieben ist, sollte also tatsächlich nicht bummeln gehen, sondern auf der Couch liegen und sich ausruhen. Wer hingegen wegen einer Depression krankgeschrieben ist, muss in den allermeisten Fällen aktiv werden, damit es ihm besser gehen kann. Ohne Sorge vor etwaigen arbeitsrechtlichen Konsequenzen kann man daher auch Aktivitäten außer Haus nachkommen.

Negative Gedanken verändern

Hat die Verhaltensaktivierung zu einer ersten Stabilisierung beigetragen, dann wendet sich der therapeutische Fokus den Gedanken der erkrankten Person zu: Welche Gedanken, Annahmen, Überzeugungen und Ursachenzuschreibungen lösen Traurigkeit aus? Welche Kognitionen bringen die betroffene Person aus dem Gleichgewicht? Welche an sich selbst gerichtete Erwartungen tragen zu Überforderungserleben und Burn-out bei? Welche Ideen verhindern, dass zentrale Bedürfnisse Befriedigung erfahren?

Im ersten Schritt geht es darum, solche Gedanken und Denkmuster bei sich selbst zu erkennen. Zu dieser Analyse wird in der Regel das sogenannte ABC-Modell verwendet. A steht dabei für Auslöser (activating event), B für bewertender Gedanke (belief) und C für Konsequenz (consequence). Zwei Beispiele hierzu:

Die 51-jährige Maren berichtet in einer Therapiesitzung, dass sie sehr darunter leide, wie sich die Arbeitskollegen ihr gegenüber verhalten. Ein Kollege habe es sich nun endgültig mit ihr verscherzt. Der Therapeut bittet sie, die Situation zu erläutern – Maren erzählt, dass dieser Kollege sie für ihren Abschlussbericht gelobt habe (A). Sie habe sich darüber maßlos geärgert und sei richtig aus der Haut gefahren (C). Der Therapeut untersucht mit ihr zusammen, welcher Gedanke zum Ärger geführt hat – denn sie hätte auf das Lob des Kollegen ja auch ganz anders reagieren können: erfreut, dankbar oder stolz. Maren erläutert, es handle sich um einen jüngeren Kollegen, der erst vor Kurzem die Ausbildung abgeschlossen habe. Sie habe es als Anmaßung verstanden (B), dass dieser junge Kollege sich erlaubt, ein Urteil über ihre Arbeit abzugeben. Er habe die Situation genutzt, um sich vor Publikum über sie zu stellen und sie zu erniedrigen. Sie formuliert die wichtigen Gedanken: »Er darf sich kein Urteil über meine Arbeit erlauben« und »Er will mich vor allen erniedrigen«. Der Therapeut kann Marens Reaktion so besser verstehen. Jetzt steht es an, zu prüfen, ob diese Gedanken realistisch sind. Tatsächlich weiß Maren ja nicht, was im Kopf des jüngeren Kollegen vor sich ging.

Die 33-jährige Anna erzählt ihrer Therapeutin, dass sie so unglücklich ist, weil ihr Sohn nicht auf sie höre. Sie nennt einige Ereignisse der letzten Tage, in denen der dreijährige Sohn sich ihren Anweisungen widersetzt hat. Eine besonders prägnante Beispielsituation untersucht sie gemeinsam mit ihrer Therapeutin mit dem ABC-Schema. Die Auslösesituation

(A) lautet: »Julian hüpft auf dem frisch bezogenen Bett, obwohl ich es ihm verboten habe.« Als Konsequenz (C) erlebt Anna eine ganze Reihe negativer Gefühle: Wut, Hilflosigkeit, Scham und Niedergeschlagenheit. Als wichtige gedankliche Bewertung (B) identifiziert sie zusammen mit ihrer Therapeutin: »Er will mich ärgern.« Dieser Gedanke löst Wut aus: »Egal, was ich tue, er hört einfach nicht auf mich.« Dieser Gedanke löst Hilflosigkeit aus: »Ich bin eine schlechte Mutter.« Dieser Gedanke löst Scham und Niedergeschlagenheit aus: »Ich schäme mich so, dass mein eigener Sohn nicht auf mich hört. Es macht mich traurig.« Letztere Gefühle sind für Anna sofort die belastendsten. Deshalb wenden sie sich diesem Gedanken als Erstes zu.

Können belastende Gedanken erkannt werden, stellt sich die Frage, ob man diese Gedanken auch verändern kann. Das erscheint vielen Menschen erst mal schwierig bis unmöglich: »Aber, wenn ich das doch so sehe!« Wahrscheinlich können Sie sich aber durchaus daran erinnern, dass Sie schon einmal Ihre Meinung über etwas – einen Partner, eine politische Partei oder einen Fußballverein – geändert haben. Letztlich sind Ideen wie »Ich bin wertlos« oder »Ich genüge nicht« nichts anderes als Meinungen, die man über sich selbst hat. Man könnte auch von Vorurteilen sprechen. Was braucht es, um Meinungen oder Vorurteile zu verändern? Genau, neue Informationen und Erfahrungen. In der kognitiven Therapie wird deshalb versucht, beides bereitzustellen.

Dies passiert natürlich nur dann, wenn die betroffene Person hieran Interesse hat. Niemand möchte einer »Gehirnwäsche« unterzogen werden. Niemand mag den Hinweis bekommen, dass »man die Dinge völlig falsch sieht«. Und niemandem hilft es, sich selbst einzureden, »dass man wertvoll, gut und attraktiv« sei, wenn man kein bisschen daran glaubt. Die Auseinandersetzung mit belastenden Gedanken erfolgt in der Therapie daher immer einvernehmlich und verfolgt das ehrliche Ziel, zu prüfen, ob man eine fundierte neue Perspektive auf sich selbst, seine Situation, andere Menschen und seine Möglichkeiten entwickeln kann.

Im therapeutischen Gespräch lassen sich dabei grob zwei Fragerichtungen unterscheiden:

Bei der **empirischen Disputation** steht die Frage im Vordergrund, ob ein bestimmter Gedanke inhaltlich richtig ist: Entspricht der Gedanke den Tatsachen? Ist der Gedanke oder eine Schlussfolgerung logisch?

Bei der **hedonistischen Disputation** steht hingegen die Frage im Vordergrund, ob ein bestimmter Gedanke hilfreich ist: Hilft der Gedanke dabei, sich so zu fühlen oder sich so zu verhalten, wie man es gern würde?

Fragen für einen Perspektivwechsel

Um einen Perspektivwechsel vorzunehmen, können folgende Fragen hilfreich sein (Beck 1999):

- Welche Beweise gibt es? Welche Anhaltspunkte sprechen für diesen Gedanken? Welche Anhaltspunkte sprechen gegen diesen Gedanken?
- Gibt es eine alternative Erklärung?
- Was ist das Schlimmste, das passieren könnte? Könnte ich das überleben? Was ist das Beste, das passieren könnte? Was ist das realistischste Ergebnis?
- Hilft Ihnen dieser Gedanke dabei, Ihr gewünschtes Ziel zu erreichen? Was wäre günstiger?
- Was würden Sie einem Freund in dieser Situation raten? Was würden Sie einer Freundin sagen, wenn sie Ihnen von diesem Gedanken berichten würde? Würden Sie denken, dass sie recht hat? Warum nicht?
- Möchten Sie diese Einstellung an Ihre Kinder weitergeben, sollen die auch so über die Welt denken? Warum nicht, wenn es doch stimmt? Kennen Sie Menschen, die anders darüber denken?
- Ist Ihre Interpretation der Situation zu unrealistisch, um zutreffend zu sein?
- Denken Sie in »Alles-oder-nichts«-Kategorien?
- Beinhaltet die Idee, Annahme oder Überzeugung Worte oder Ausdrücke, die extrem oder übertrieben sind (immer, nie, soll, muss, kann nicht, die ganze Zeit)?

- Berücksichtigt Ihre Interpretation nur einen Teilaspekt einer Situation und nicht die gesamte Situation?
- Basiert Ihre Beurteilung möglicherweise weniger auf einer Tatsache als auf einem Gefühl? Ist es sinnvoll, einem Gedanken nur deshalb zu glauben, weil er sich richtig anfühlt?

In der Regel werden diese Fragen im Therapiegespräch miteinander verknüpft, um einen Gedanken, eine Annahme oder eine Überzeugung sorgfältig zu prüfen und um mehr Distanz zu eigenen Gedanken zu erlangen. Ein übergeordnetes Ziel der kognitiven Therapie besteht darin, dass Betroffene eben nicht mehr jeden Gedanken, der ihnen in den Kopf kommt, glauben: »Ich habe einen Gedanken« statt »Ich bin meine Gedanken«. Gedanken sind Gedanken und beschreiben nicht per se die Wahrheit.

Techniken der kognitiven Therapie können bei Gedanken zu unterschiedlichsten Themen eingesetzt werden, solange diese Gedanken Belastung und Leid verursachen. Die Infragestellung kann sich dabei um Gedanken wie »Diese Symptome bedeuten, dass ich einen Rückfall bekommen werde«, »Das Leben hat keinen Sinn« oder »Ich bin zu langweilig, um jemals einen Partner zu finden« drehen, aber auch bei Ideen wie »Ich muss immer perfekt vorbereitet sein, um unangreifbar zu sein« oder »Ich bin ein Versager« eingesetzt werden.

EXKURS Selbstwert

Insbesondere Selbstwertprobleme nehmen bei einer Depression eine prominente Rolle ein und werfen einen langen Schatten auf das Leben der Betroffenen: Sie halten sich für minderwertig, nicht liebenswert, unfähig und erfolglos (Hanning, Chmielewski 2019). Im Kern von Selbstwertproblemen steht oft der Abgleich des eigenen Selbstbilds mit den wahrgenommenen Anforderungen und Maßstäben: Bin ich so, wie ich sein sollte? Bin ich gut genug? Erfülle ich, was von mir erwartet wird?

Um Ihren Selbstwert zu untersuchen und vielleicht etwas zu verbessern, können Sie folgende Vorschläge einmal ausprobieren:

Profilvergleich → Erstellen Sie eine Liste von Begriffen, die aus Ihrer Sicht einen wertvollen Menschen ausmachen. Notieren Sie die Begriffe untereinander und malen Sie neben jeden Begriff eine Skala von 1 bis 10. Dann bewerten Sie zwei Personen, die Sie wirklich mögen, auf diesen Skalen (1 »trifft nicht zu«; 10 »trifft voll zu«). Markieren Sie mit unterschiedlichen Farben oder Symbolen, wie sehr die beiden Personen die jeweiligen Eigenschaften mitbringen. Was fällt Ihnen auf? Vermutlich erreichen beide nicht in allen Bereichen die Höchstpunktzahl, oder? Was bedeutet das? Im nächsten Schritt bewerten Sie sich bitte selbst auf diesen Skalen. Wie schneiden Sie ab? Und wie stehen Sie da im Vergleich zu den beiden anderen? Was können Sie daraus ableiten? Abbildung 12 zeigt Ihnen ein Beispiel für einen solchen Profilvergleich.

ABBILDUNG 12 Kognitives Kontinuum

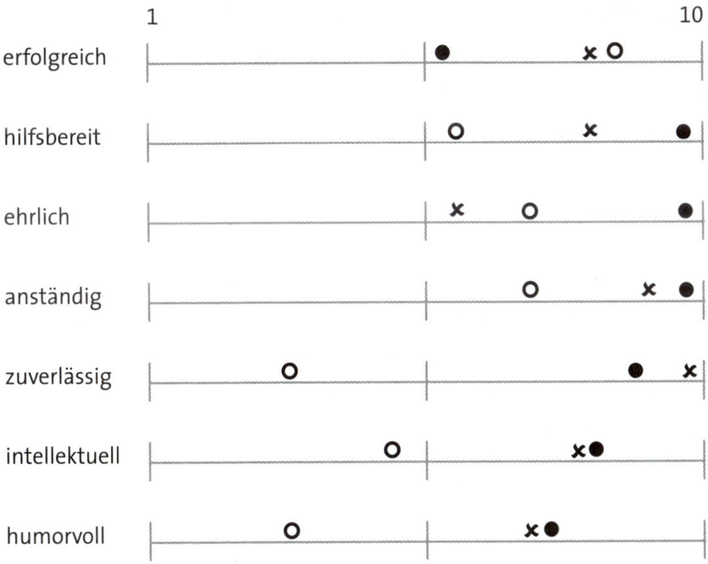

Zuletzt stellen Sie sich ruhig die Frage, warum wohl gerade für Sie diese Merkmale wichtig sind – würde jemand anderes andere Kriterien aufstellen? Welche Kriterien sind denn dann die richtigen? Gibt es überhaupt so etwas wie objektive Kriterien für den Wert des Menschen? Oder ist diese Bewertung immer subjektiv – und damit willkürlich? Wie belastbar oder aussagekräftig ist ein solches Werturteil?

Selbstwertlisten → Notieren Sie sich auf einem Blatt Papier alle Eigenschaften und Fähigkeiten, die Sie an sich selbst gut finden könnten. Lassen Sie sich nicht von Bescheidenheit aufhalten. Gehen Sie im Kopf unterschiedliche Rollen und Lebensbereiche durch: Was macht Sie vielleicht zu einer guten Tochter? Einem guten Partner? Einer guten Mitarbeiterin? Einem guten Vater? Was könnten Sie an Ihrem Körper mögen?

Wenn Ihnen gar nichts einfällt, überlegen Sie, was andere an Ihnen gut finden könnten. Vielleicht mögen Sie diese Eigenschaften und Fähigkeiten auch an sich selbst? Vielleicht hilft es auch, zunächst alles aufzuschreiben, was Sie nicht an sich mögen. Manchmal muss erst das Schlechte abfließen, bevor man das Positive nennen kann.

Wenn Sie gute, belastbare Kontakte haben, können Sie tatsächlich auch einmal fragen, was andere an Ihnen mögen. Vielleicht können Sie Freunde oder Partner bitten, eine Liste darüber zu verfassen, was sie an Ihnen mögen oder um was sie Sie beneiden.

Die Forschung zeigt, dass ein komplexes Selbstbild mit höherem Selbstwert einhergeht – je detaillierter die Vorstellung ist, die man von sich selbst hat, desto mehr schätzt man seinen eigenen Wert. Das bedeutet wiederum, dass sich selbst besser kennenzulernen, mehr unterschiedliche Seiten an sich selbst zu entdecken und sowohl positive als auch negative Eigenschaften realistisch zu betrachten dabei hilft, einen stabilen Selbstwert und ein gutes Selbstwertgefühl aufzubauen.

In der Auseinandersetzung mit situationsübergreifenden Überzeugungen ist es oft hilfreich, biografisch zu arbeiten und zu untersuchen, unter welchen Umständen eine Überzeugung entstanden ist: Wann haben Sie angefangen, zu glauben, dass Sie unfähig sind? Erinnern Sie sich an Erlebnisse aus Ihrer Kindheit und Jugend, woraus Sie geschlossen haben, dass Sie unfähig sind? Dabei stellt man oft fest, dass es in der Kindheit gar nicht möglich war, anders über einen Sachverhalt nachzudenken: Man war tatsächlich hilflos, hatte keine Kontrolle und keine Fertigkeiten, um eine Situation zu verändern. Als eine bestimmte Überzeugung gelernt wurde, war sie also möglicherweise wirklich wahr. Das bedeutet aber mitnichten, dass sie heute immer noch wahr ist – selbst dann nicht, wenn sie sich immer noch sehr richtig anfühlt.

Wenn eine Person Distanz zu eigenen negativen Gedanken bekommen hat, ist es leider nicht automatisch so, dass die neue Sichtweise oder die neue Perspektive sich »stimmig anfühlt«. In der Regel stellt sich eine sogenannte »Kopf-Bauch-Diskrepanz« ein: Vom Kopf her ist klar, dass die neue Sichtweise realistischer und angemessener ist. Vom Bauch her fühlt es sich aber überhaupt nicht so an. In dieser Situation ist es hilfreich und notwendig, die alternative Sichtweise immer wieder zu vergegenwärtigen, sie zu erproben und an ihr festzuhalten, auch wenn sie sich nicht stimmig anfühlt. Diese Vorgehensweise entspricht keineswegs plumpem »positiven Denken«, vielmehr ist die alternative Betrachtungsweise Ergebnis eines ausführlichen Abwägungsprozesses und wurde »vom Kopf« als richtig und hilfreich befunden: Man hat sich erlaubt, so zu denken.

VORSTELLUNGSÜBUNG

Es ist mitnichten immer richtig, auf sein Gefühl zu hören. Stellen Sie sich vor, Sie würden beim Autofahren in England Ihrem Gefühl folgen – Sie würden prompt auf der falschen Fahrbahn landen. In vielen Situationen ist es daher richtig und wichtig, nicht seinem Gefühl, sondern seinem Verstand zu vertrauen.

Auf dem Weg von der verstandesmäßigen Einsicht zur gefühlsmäßigen Einsicht können sogenannte Verhaltensexperimente einen wichtigen Dienst leisten. Analog zu wissenschaftlichen Experimenten geht es bei Verhaltensexperimenten darum, die Gültigkeit von Annahmen in der Realität zu testen. Die Leitfrage aller Verhaltensexperimente lautet daher: »Wie können wir herausfinden, ob ...?« Therapeutin und Patient entwickeln hierzu gemeinsam ein Experiment, das Schlüsse über das Zutreffen oder Nicht-Zutreffen einer Vorstellung erlaubt.

Wie macht man ein Verhaltensexperiment?

Erstens braucht es eine belastende Annahme, die überprüft werden soll. Diese muss eine Vorhersage beinhalten: »Wenn ..., dann ...«. Beispiele wären also Ideen wie: »Wenn ich bei einer Präsentation einen Fehler mache, dann werden alle lachen. Wenn ich mich nicht aktiv an einem Gespräch beteilige, dann werden mich alle für inkompetent halten. Wenn ich schlecht geschlafen habe, dann werden alle Kollegen das mitbekommen. Und wenn meine Kollegen das merken, dann werden sie mir bei der Arbeit nichts zutrauen. Wenn ich mich in meiner neuen Partnerschaft mehr öffne, dann werde ich verletzt werden.« Im wissenschaftlichen Sinn würde man sagen, dass die Betroffenen eine Hypothese darüber haben, welches Verhalten mit welcher Konsequenz einhergeht.

Um eine solche Hypothese nun zu testen, braucht es zweitens ein genaues Verständnis davon, was die Personen bisher gemacht haben, um das Wahrwerden der Annahme zu verhindern. Bleibt man bei den eben gegebenen Beispielen, könnte man versuchen, die Katastrophe zu verhindern, indem man Präsentationen immer absolut perfektionistisch vorbereitet oder indem man sich vor Treffen mit anderen Gesprächsthemen zurechtlegt, um nur ja nicht schweigsam zu erscheinen, oder indem man sich sehr stark schminkt, sodass man Müdigkeit verstecken kann, oder indem man seinem neuen Partner nie von Ängsten oder Schwächen berichtet. Im Verhaltensexperiment muss man nun genau solche »Schutzmechanismen« weglassen. Ansonsten lässt sich der Wahrheitsgehalt der Vorstellung nicht überprüfen.

Drittens muss man dann Kriterien festlegen, anhand derer man das Zutreffen einer Annahme bemessen kann. Hat eine Person beispielsweise die

Sorge, verletzt zu werden, wenn sie etwas Persönliches von sich erzählt, so muss präzise festgehalten werden, woran die Person »verletzt werden« festmacht, z. B. daran, dass der Partner eine abfällige, gehässige Bemerkung macht, sich abwendet oder die Augen verdreht und einen spöttischen Gesichtsausdruck hat.
Schlussendlich muss bestimmt werden, wann und wo das Verhaltensexperiment umgesetzt wird. Oft sind Verhaltensexperimente wesentlich wirkungsvoller darin, Annahmen zu entkräften, als therapeutische Gespräche über bestimmte Ideen und Vorstellungen. Nichtsdestotrotz müssen Verhaltensexperimente oft auch mehrfach wiederholt werden, bis sich ein Gefühl der Sicherheit einstellt. Ideen und Vorstellungen, die man über Jahre und Jahrzehnte mit sich herumträgt, verlieren eben nicht innerhalb von einer Therapiesitzung ihre Wirkung. Es braucht Geduld, Zeit und Anstrengung, um sich neue Meinungen über sich selbst, andere und die Welt anzueignen.

In Ergänzung oder alternativ zur Auseinandersetzung mit belastenden Annahmen und Überzeugungen hat es sich als hilfreich erwiesen, exzessives Grübeln therapeutisch anzugehen. Aus einer kognitiv-verhaltenstherapeutischen Perspektive werden verschiedene Dinge empfohlen, um mehr Kontrolle über Grübelprozesse zu erlangen (Teismann 2014):

Wahrnehmen, dass man grübelt → **Grübeln läuft oftmals über lange Zeit wenig bewusst ab. Betroffene berichten immer wieder, dass sie erst nach einiger Zeit merken, dass sie grübeln – sie fühlen sich regelrecht versunken in ihre Grübelei. Ein erster Schritt besteht also darin, zu erkennen, dass man grübelt und in welchen Situationen man Gefahr läuft, zu grübeln. Die meisten Betroffenen grübeln am Morgen und in der Nacht, also dann, wenn weniger Ablenkung zur Verfügung steht. Es kann aber auch ganz spezifische Auslöser geben (z. B., wenn man bestimmte Musik hört, sich bestimmte Fotos ansieht, beim Bügeln oder wenn Post ankommt).**

Worüber grübeln Sie? → **Man sollte auch beobachten, über welche Themen gegrübelt wird: Was ist das zentrale Grübelthema und was genau erlebt man an diesem Thema als belastend? Typischerweise drehen**

sich Grübeleien um zwischenmenschliche Beziehungen und Konflikte, die eigene geistige und körperliche Gesundheit, negative Erinnerungen, die Frage, ob bestimmte Entscheidungen wohl richtig waren, oder es geht um den eigenen (Selbst-)Wert. Es geht also darum, ein klareres Verständnis davon zu bekommen, welche Themen einen besonders zum Grübeln provozieren können.

Verspricht Ihnen das Grübeln etwas? Erfüllt Grübeln dieses Versprechen? → Im klinischen Alltag – genauso wie in wissenschaftlichen Untersuchungen – zeigt sich immer wieder, dass Betroffene mit dem Grübeln auch positive Aspekte verbinden: Personen berichten, dass sie sich vom Grübeln Lösungen für ihre Probleme erhoffen oder dass sie grübeln, um sich selbst besser zu verstehen. Andere geben an, dass das Grübeln über vergangene Fehler ihnen dabei hilft, diese in Zukunft zu vermeiden. Und wieder andere finden, dass das Grübeln sie zu einer weniger oberflächlichen Person macht. Auch wenn man sich solche positiven Ausgänge vom Grübeln verspricht, wird sich natürlich trotzdem niemand zu Hause bewusst hinsetzen und sagen: »Oh, Grübeln wäre jetzt eine super Idee!« Vielmehr rutschen die meisten Leute eher unbewusst in Grübeleien ab – die Entscheidung zum Grübeln wird meist nicht (mehr) explizit getroffen. So oder so tragen solche positiven Ideen über das Grübeln aber dazu bei, dass man nicht unmittelbar versucht, das Grübeln zu beenden – vielmehr steigt die Wahrscheinlichkeit, dass man dem Grübeln verhaftet bleibt. Prüfen Sie daher im ersten Schritt kritisch, ob Ihnen das Grübeln etwas verspricht – und im zweiten Schritt, ob das Grübeln diese Versprechen tatsächlich einhält! Erreichen Sie durch Grübeln wirklich das, was es Ihnen versprochen hat?

Können und wollen Sie sich aktuell mit dem Grübelthema auseinandersetzen? → Es gibt viele Themen, mit denen man sich auseinandersetzen muss. Grübeln ist jedoch meist kein guter Weg hierfür. Stattdessen kann man versuchen, sich auf produktivere Art mit den Themen auseinanderzusetzen, aber Sie können auch entscheiden, dass gerade jetzt nicht der richtige Zeitpunkt dafür ist – weil es Ihnen zu schlecht dafür geht, weil die Energie dafür fehlt oder weil Sie noch gar nicht alle Informationen haben, die Sie brauchen, um eine Entscheidung zu treffen. Fragen Sie sich also: Will ich mich mit dem Grübelthema jetzt auf eine produktive Art auseinandersetzen?

Wenn nein → Nutzen Sie kurzfristige Strategien, um Grübeleien zu stoppen und Ihre Stimmung zu stabilisieren. Grübeln braucht Aufmerksamkeit – wendet man diese Aufmerksamkeit etwas anderem zu, kann man sich vom Grübeln ablenken. Dazu braucht es allerdings Aktivitäten, die man nicht »nebenbei« routiniert erledigen kann, ohne nachzudenken. Beim Bügeln oder Spazierengehen kann man sehr gut grübeln. Beim Jonglieren oder Sudokus lösen nicht. Werden Sie also körperlich aktiv (z. B. Sport machen, Jonglieren, Gartenarbeit), üben Sie Tätigkeiten aus, die Ihre Aufmerksamkeit binden (z. B. etwas Interessantes lesen, einen spannenden Film ansehen, bewusst Musik oder Radio hören), oder konzentrieren Sie sich auf gegenwärtige Sinneseindrücke (z. B. Gerüche, Farben, Geräusche). Führen Sie die ausgewählten Strategien über einen gewissen Zeitraum aus und wechseln Sie die Strategien von Zeit zu Zeit – nur so lässt sich sicherstellen, dass diese tatsächlich Ihre gesamte Aufmerksamkeit beanspruchen. Versuchen Sie nicht, Grübelgedanken zu unterdrücken, sondern erlauben Sie den negativen Gedanken, da zu sein, ohne ihnen besondere Aufmerksamkeit zu schenken.

Manchmal lassen sich Grübeleien besser in den Griff bekommen, wenn man sich spezielle Grübelzeiten reserviert: Wenn Sie bemerken, dass Sie anfangen zu grübeln, schreiben Sie sich kurz auf, worüber Sie grübeln wollen, und verschieben Sie dann den Grübelprozess auf einen späteren Zeitpunkt des Tages in eine spezielle »Grübelzeit«. Achten Sie darauf, dass dieser Zeitpunkt mindestens zwei Stunden vor Ihrer Zubettgehzeit liegt. Erlauben Sie sich zu der vorgesehenen Zeit, wenn es notwendig ist, für 15 bis 20 Minuten zu grübeln. Stellen Sie sich einen Wecker, um sicher zu sein, dass Sie nicht länger grübeln, gehen Sie sich das Gesicht

waschen und nehmen Sie Ihre normale Alltagsbeschäftigung wieder auf.

Wenn ja → **Beschäftigen Sie sich konkret mit »Wie …?«-Fragen (»Wie kann ich mein Ziel erreichen? Wie sollte ich konkret vorgehen? Wie kann ich hinsichtlich einer Entscheidung weiterkommen?«) und versuchen Sie, auf die Auseinandersetzung mit abstrakten »Warum-Fragen« (»Warum fühle ich mich bloß so? Warum habe ich nie Glück?«) zu verzichten. Nutzen können Sie auch konkrete Hinweise zum Umgang mit Problemen (siehe S. 174 f.).**

Schulen Sie Ihre Konzentrationsfähigkeit → **Beim Grübeln beschäftigt man sich immer wieder gewollt oder ungewollt mit den gleichen Themen, und selbst wenn man möchte, gelingt es nur schwer, die Aufmerksamkeit von negativen Gedanken und Gefühlen abzuwenden. Die Durchführung eines gezielten Aufmerksamkeitstrainings kann dabei helfen, mehr Kontrolle über die Ausrichtung der eigenen Aufmerksamkeit zu gewinnen. Ein Training der persönlichen Konzentrationsfähigkeit lässt sich vergleichen mit dem Aufbau von Muskeln: Es braucht Zeit und nachhaltige Übung. Auf der Seite www.metakognitivetherapie.de kann ein entsprechendes Training – die sogenannte Attention Training Technique – gestreamt werden. Alternativ können auch verschiedene Achtsamkeitsstrategien dabei helfen, mehr Kontrolle über die Aufmerksamkeitsausrichtung zu gewinnen (siehe S. 197 ff.).**

Soziale Kontakte verbessern

Vor dem Hintergrund, dass vielfältige zwischenmenschliche Schwierigkeiten mit einer Depression einhergehen können (siehe Kapitel »Beziehungen und Beziehungsgestaltung«, (S. 107 ff.), stellen Interventionen, die das Miteinander und den Zugang zu anderen Menschen verbessern, einen weiteren Bestandteil der kognitiven Verhaltenstherapie dar. Hier gilt es,

Kompetenzprobleme und Ausführungsprobleme zu unterscheiden: Hat sich eine betroffene Person bereits vor der depressiven Episode schwer damit getan, mit anderen Menschen in Kontakt zu treten, sich anderen Menschen gegenüber zu öffnen und / oder eigene Wünsche und Bedürfnisse zu äußern? Dann liegt ein Kompetenzproblem vor. Möglicherweise hat dieses Kompetenzproblem mit für das Entstehen der Depression gesorgt, weil die Person aufgrund dieser Probleme keine angenehmen, erfüllenden Beziehungen herstellen kann. In diesem Fall gilt es, zu lernen, wie man sich in sozialen Beziehungen so verhält, dass es harmonisch werden kann, und die Wahrscheinlichkeit steigt, dasseigenen Wünsche und Bedürfnisse erfüllt werden.

Fällt es hingegen erst seit Beginn der depressiven Episode schwer, sich in sozialen Situationen angemessen zu verhalten, dann wird das nicht die Ursache, sondern eine vorübergehende Folge der Depression sein. Vielleicht sind es Antriebsprobleme oder soziale Ängste (»Alle werden merken, dass ich ein Idiot bin!«) oder Freudlosigkeit (»Wozu soll ich mich mit Leuten über so profanes Zeug unterhalten? Das bringt mir nichts ...«), die das Ausführen der durchaus vorhandenen Kompetenzen blockieren. Dann sind diese Hinderungsgründe die Ansatzpunkte für die Behandlung.

Im Falle eines Kompetenzproblems empfehlen sich sogenannte **Soziale Kompetenztrainings**. Soziale Kompetenztrainings gehören zu den ältesten Methoden der Verhaltenstherapie. Das in Deutschland sicherlich populärste Verfahren ist das Gruppentraining sozialer Kompetenzen von Rüdiger Hinsch und Ulrich Pfingsten (2016). In diesem Trainig werden drei unterschiedliche Typen sozialer Situationen und Kompetenzen unterschieden:

- Situationen, in denen es darum geht, Dinge, auf die man ein Recht hat (z. B. Reklamation fehlerhafter Ware), durchzusetzen oder einzufordern.
- Situationen, in denen man Wünsche und Bedürfnisse näherstehenden Personen gegenüber mitteilen möchte oder muss.
- Situationen, in denen man – mehr oder minder – fremde Personen, um einen Gefallen bitten möchte oder muss.

Die verschiedenen Situationstypen stellen nun unterschiedliche Anforderungen an sozial kompetentes Verhalten: Während es in Situationen des Rechtdurchsetzens relativ egal ist, ob mich mein Gegenüber sympathisch und nett findet, geht es in Situationen, in denen man Kontakt herstellen möchte, genau darum, Sympathien zu gewinnen. An Freundinnen und Partnern stellt man zwar Forderungen, hat aber keine rechtliche Legitimation, diese Forderungen durchzusetzen: Es gibt kein Recht darauf, dass Männer den Müll rausbringen und Frauen Abendessen auf den Tisch stellen. Wenn mir etwas am Bestand einer Beziehung liegt, muss ich mich einigen; einen Kompromiss finden. Ob ein Verhalten sozial kompetent ist, hängt somit maßgeblich vom Kontext ab. In diesem Sinne ist soziale Kompetenz auch keine durchgängige Persönlichkeitseigenschaft: Jemand, dem es leichtfällt, Kontakt zu anderen herzustellen, und der seine eigenen Bedürfnisse in Partnerschaften gut anbringen kann, hat möglicherweise Schwierigkeiten damit, offensichtlich unsachgemäße Dienstleistungen zu beanstanden – und andersherum.

Selbstsicheres Verhalten wird sodann in Rollenspielen erprobt und in Form von »Hausaufgaben« in den Alltag übertragen. Grundannahme ist hierbei, dass man zunehmend selbstsicher wird, wenn man sich wiederholt selbstsicher verhält. Das Handeln prägt das Bewusstsein. Durch konkrete Anleitungen für selbstsicheres Verhalten werden Hilfestellungen – wie die folgende – gegeben (Hinsch, Pfingsten 2016).

DAS RECHT DURCHSETZEN

Wenn Sie Dinge, auf die Sie ein Recht haben, einfordern wollen, sind folgende Anleitungen nützlich:

- **Reden Sie laut und deutlich.**
- **Schauen Sie Ihrem Partner in die Augen (Blickkontakt).**
- **Nehmen Sie eine entspannte Körperhaltung ein.**
- **Äußern Sie Ihre Forderungen, Wünsche und Gefühle in der Ich-Form.**
- **Sagen Sie zuerst, was Sie wollen, dann warum.**

- **Entschuldigen Sie sich nicht, wenn Sie berechtigte Forderungen stellen.**

Ziel ist es nicht, den anderen fertigzumachen, sondern nur Ihr Recht in Anspruch zu nehmen! Deshalb:

- **Werden Sie nicht aggressiv, sondern bleiben Sie ruhig und bestimmt im Auftreten. Das bringt Sie weiter.**

- **Werten Sie Ihren Partner nicht durch polemische und globale Wertungen ab (»Du bist immer …«, »Du hast mal wieder …«).**

- **Äußern Sie ruhig auch einmal Verständnis für die Position des anderen.**

Blockieren Ängste das Ausführen sozial kompetenten Verhaltens, bietet sich ein etwas anderes therapeutisches Vorgehen an. Hier sollten konkrete Befürchtungen in Verhaltensexperimenten (siehe S. 160 f.) geprüft werden. Um langfristig sicherer zu werden, müssen Betroffene die Erfahrung machen, dass ihre Befürchtungen nicht zutreffen.

Und schließlich noch ein Wort zur Warnung: Auch Psychotherapien können unerwünschte Nebenwirkungen haben. Diese sind deutlich seltener und oft auch weniger vorhersehbar als bei Medikamentenbehandlungen, aber es gibt sie. Beim sozialen Kompetenztraining ist eine Gefahr des »Übertrainierens« sozialer Fähigkeiten zu beachten. Es kann also dazu kommen, dass Betroffene zeitweise »über das Ziel hinausschießen« und die Vorstellung, dass »man aber auch mal an sich selbst denken muss«, einen stark ich-bezogenen Umgang mit anderen Menschen begünstigt. Behalten Sie sich diesbezüglich im Blick.

EXKURS Wie spreche ich mit meinem Arbeitgeber?

Hierfür gibt es leider kein allgemeingültiges Konzept. Grundsätzlich ist man nicht verpflichtet, dem Arbeitgeber mitzuteilen, aus welchem Grund man krankgeschrieben ist – man kann auch bei der Krankschreibung darum bitten, dass Ärzte neutrale Stempel auf der Krankschreibung verwenden (sodass nicht erkennbar ist, dass man von einem Psychiater krankgeschrieben wurde).

Über Anpassungen des Arbeitsbereichs oder des Arbeitspensums sprechen kann man jedoch erst, wenn der Arbeitgeber weiß, was los ist. Sollten Sie feststellen, dass Ihre Arbeitsleistung abnimmt, dann mag es auch hilfreich sein, den Arbeitgeber von sich aus über den Grund hierfür zu informieren – allein, um der Verbreitung von Gerüchten vorzubeugen. Sollten Sie sich von einem solchen Gespräch überfordert fühlen, kann es hilfreich sein, Dritte, wie ein Betriebsratsmitglied, in das Gespräch mit hineinzunehmen.

An einem sehr auf Wettbewerb ausgerichteten Arbeitsplatz kann es leider immer noch passieren, dass die Offenlegung einer Depression Stigmatisierungen (Abwertung, Ausgrenzung) mit sich bringt, dass Vorgesetzte und Kollegen einen für nicht belastbar halten und sich diese Einschätzung auf die Aufstiegschancen innerhalb der Firma auswirken. Wie beschrieben, klingen die allermeisten depressiven Episoden innerhalb einer gewissen Zeitspanne ab. Es besteht in vielen Fällen also auch die Möglichkeit, die Erkrankung zu verschleiern.

Nicht verschwiegen werden darf die Erkrankung allerdings, wenn Nebenwirkungen von Medikamenten die Arbeitsfähigkeit einschränken. In dem Fall muss der Vorgesetzte darüber informiert werden, dass gewisse Tätigkeiten eine Zeit lang nur eingeschränkt ausgeübt werden können – z. B. Autofahren oder das Bedienen schwerer Maschinen. Warum das so ist, muss aber wiederum nicht gesagt werden.

Im zwischenmenschlichen Miteinander nehmen Paarbeziehungen natürlich eine besondere Rolle ein. Insbesondere, wenn neben der Depression auch Paarprobleme bestehen, sollte an eine **Paartherapie** gedacht werden. In Studien konnte wiederholt gezeigt werden, dass sich die depressiven Symptome in einer Paartherapie genauso stark bessern wie in einer individuellen Therapie. Die Paartherapie wirkt sich zusätzlich natürlich positiv auf die Partnerschaftsqualität aus. Das macht sie zu einem attraktiven Angebot.

In der kognitiv-verhaltenstherapeutischen Paartherapie bei Depressionen werden in der Regel vier Behandlungsmodule voneinander abgegrenzt. Im ersten Schritt geht es darum, der Entwicklung einer tendenziell ungünstigen Rollenaufteilung – der Kranke und der Gesunde – entgegenzuwirken. Wichtig ist, dass ein faires Geben und Nehmen in der Partnerschaft aufrechterhalten bleibt und beide Partner sich entsprechend ihrer Möglichkeiten in die Beziehung einbringen. Obwohl klar ist, dass die Diagnose einer Depression nur einen der beiden Partner beschreibt, ist es ungünstig, wenn die Person mit der psychischen Störung allein im Fokus steht. Günstiger ist es, wenn das Paar erkennt und akzeptiert, dass beide Personen von den negativen Auswirkungen betroffen sind und es deshalb hilfreich ist, das Problem als gemeinsames Problem zu definieren und gemeinsam anzugehen. Der depressive Partner darf von der Krankenrolle profitieren und muss gleichzeitig weiterhin seinen Verpflichtungen in der Beziehung nachkommen. Der gesunde Partner ist gefordert, seine Art der Unterstützung zu reflektieren. Der Psychologieprofessor und Paarforscher Guy Bodenmann (2009) differenziert hierbei eher günstige und eher ungünstige Formen der Unterstützung:

Zu viel Unterstützung → Es ist ungünstig, wenn der eine Partner dem anderen zu viele Aufgaben abnimmt, ihn übermäßig entlastet und zu sehr schont. Solches Verhalten, das natürlich nett gemeint ist, läuft Gefahr, den Selbstwert der betroffenen Person zunehmend zu unterlaufen (»Ich kann gar nichts mehr«, »Niemand traut mir mehr etwas zu«) und eine anhaltend passive Haltung zu fördern.

Falsche Unterstützung → Von falscher Unterstützung spricht Bodenmann, wenn

- der »gesunde« Partner den depressiven entweder ambivalent unterstützt, d. h. zwar Unterstützung gibt, diese jedoch unwirsch, unwillig, »unbeseelt« oder negativ gibt: »Hier sind deine Medikamente. Nimm sie jetzt, sonst geht es wieder unter. Wenn ich mich nicht kümmere, dann passiert nichts«;

- der »gesunde« Partner die Unterstützung mit Kritik und einer Abwertung des Partners verbindet: »Schon wieder, kannst du das nicht allein, schau, so macht man das«, oder aber
- seine Unterstützung dem Partner das Gefühl gibt, abhängig zu sein, selbst nichts zu taugen, zu versagen, anderen zur Last zu fallen und sinnlos und unnütz zu sein.

Konstruktive Unterstützung → Bei allem Mitgefühl, Verständnis und aller Fürsorge ist es wichtig, der depressiven Person möglichst viel Selbstständigkeit zu lassen und sie bei Alltagsaufgaben aktiv einzubinden, z. B. Kinder zur Schule zu begleiten, Hausarbeiten zu machen oder Einkäufe zu tätigen. Es mag darüber hinaus hilfreich sein, zu Aktivitäten zu ermuntern oder gemeinsame Aktivitäten zu initiieren.

Im nächsten Schritt wendet sich die Therapie zunächst der Förderung gegenseitiger Positivität zu. Es geht darum, den positiven und zärtlichen Austausch der beiden Partner zu fördern und eingefahrene negative Sichtweisen ein Stück weit zu lockern. Beim sogenannten Reziprozitätstraining werden beide Partner gebeten, zu überlegen, was sie tun könnten, um dem anderen eine Freude zu machen. Von besonderer Bedeutung sind hierbei soziale Verstärker, also Dinge wie Nachfragen, wie es dem anderen geht, Lob, Komplimente, Zärtlichkeit, Anerkennung oder Interesse. Es können genauso aber auch materielle Dinge (z. B. Blumen, Bücher, CDs mitbringen) oder gemeinsame Aktivitäten (z. B. Kinobesuch, Restaurantbesuch, Tanzen, Sport) notiert werden. Aufgabe beider Partner ist es, entsprechende Dinge in den Alltag zu integrieren. Aufgabe des jeweils anderen Partners ist es, mitzubekommen, dass der Partner einem etwas Gutes getan hat. Die Partner sind also gezwungen, ihre Aufmerksamkeit auf positives und liebenswürdiges Partnerverhalten zu richten. Ergänzend können auch sogenannte Verwöhntage eingeführt werden, d. h. halbe oder ganze Tage, die der eine Partner für den anderen gestaltet. Klar ist, dass unglückliche und zerstrittene Paare zunächst viel Unterstützung dabei benötigen, entsprechende Handlungen umzusetzen. Es braucht jedoch die Förderung gegenseitiger Wertschätzung und gegenseitigen Respekts, um die nächsten Schritte zu gehen: Verbesserung der Kommunikation und Auseinandersetzung mit Problemthemen.

Selbstfürsorge von Angehörigen

Das Zusammenleben mit einem depressiv erkrankten Menschen ist nicht einfach: Zum einen sorgt man sich natürlich um sein Wohlergehen und den weiteren Verlauf der Depression; zum anderen stellt sich die Herausforderung, freundlich und unterstützend mit jemandem umzugehen, der wenig Interesse an gemeinsamen Aktivitäten zeigt, sich zurückzieht, über die immer gleichen Dinge nachdenkt, einen negativ-pessimistischen Blick auf die Welt wirft und möglicherweise schnell dünnhäutig und gereizt reagiert. Das erfordert viel Kraft und leider auch einen langen Atem.

Die 37-jährige Ina leidet unter den wiederkehrenden depressiven Phasen ihres Ehemanns. Während sie ihn »normalerweise« als liebevollen Ehemann und guten Vater für die gemeinsamen Kinder erlebt, ist es in schlechten Phasen, »als wäre er gar nicht da«. Statt mit den Kindern zu spielen oder seinen Hobbys nachzugehen, sitzt er nur passiv herum oder sagt, er müsse sich ausruhen. Wenn es ganz schlecht läuft, wird er vom Hausarzt krankgeschrieben und schläft dann bis mittags. In solchen Phasen muss Ina sich um alles allein kümmern und muss sich immer wieder sagen: »Er ist krank, er kann nicht anders«, um sich nicht über ihn zu ärgern. Sie ermutigt ihn dann, einen Freund anzurufen, seinen Hobbys nachzugehen oder wenigstens mal vor die Tür zu gehen. Wenn er das alles abwiegelt, fragt sie sich, ob er nicht will, dass es ihm besser geht. Das findet sie unfair, denn er muss doch sehen, wie auch sie unter der Belastung leidet – warum tut er denn dann nicht alles, um die Depression loszuwerden? Sie selbst kümmert sich um alles allein – Kinder, Haushalt, Arbeit und den kranken Ehemann zu Hause. Sie merkt bald, dass ihr die Kraft ausgeht, und je erschöpfter sie wird, desto schwerer fällt es ihr, verständnisvoll mit ihrem Ehemann umzugehen.

Depressionen sind keine Erkältungskrankheiten, die schnell wieder vorbeigehen. Der Versuch, »sich zusammenzureißen« und alle Kraft in die Pflege und Unterstützung der depressiven Person zu investieren, ist deshalb riskant. Um für die depressive Person längerfristig da sein zu können, müssen eigene Grenzen gewahrt bleiben und persönliche Bedürfnisse ernst genommen werden. Achten Sie daher darauf, dass Sie weiterhin Freundinnen und Freunde treffen, Hobbys nachkommen, Kulturveranstaltungen besuchen, Sport machen, Kurzurlaube unternehmen und Ihre Ziele verfolgen. Schaffen Sie sich einen Ausgleich und machen Sie diesen nicht abhängig davon, ob Ihr Partner mitmacht oder nicht. Letztlich profitiert auch die depressive Person davon, wenn es Ihnen weiterhin gut geht. Achten Sie zudem darauf, dass Sie Ihren Alltag erleichtern: Können andere Haushaltsmitglieder Aufgaben übernehmen (z. B. den Hundespaziergang oder das Aufräumen der Küche)? Können Alltagsaufgaben straffer organisiert werden (z. B. ein großer Wocheneinkauf statt täglicher kleiner Einkäufe)? Können Abstriche gemacht werden bei der Haushaltsführung (z. B. in Bezug auf den Hausputz oder aufwendiges Kochen)? Können Freunde oder Familienmitglieder zur Unterstützung (längerfristig) eingeplant werden?
Die AOK stellt auf der Internetseite https://depression.aok.de ein kostenfreies Onlineprogramm speziell für Angehörige depressiv Erkrankter zur Verfügung (Familiencoach Depression). Kurze Texte, Videoclips und Experteninterviews dienen dazu, sich seiner eigenen Situation bewusster zu werden und einen selbstfürsorglichen Umgang zu entwickeln. Insbesondere bei lang anhaltenden oder oft wiederkehrenden depressiven Phasen eines Angehörigen sollte man zudem überlegen, ob man sich einer Selbsthilfegruppe für Angehörige anschließen möchte (siehe S. 205).

Ausgehend von der Feststellung, dass viele Paare sich darüber beklagen, nicht gut miteinander reden zu können, verfolgt das **Kommunikationstraining** das Ziel, ungünstiges und problematisches Kommunikationsverhalten durch deeskalierende Gesprächsstrategien zu ersetzen. Es werden verschiedene Regeln für die Gesprächsführung aufgestellt und eingeübt. Drei gängige Sprecherregeln sind:

Ich-Gebrauch → »Mir geht es ...« – d. h. bei sich sein und die eigene Sicht der Dinge darstellen – statt Du-Botschaften: »Du bist / hast / machst ...« – d. h. Partnerkritik, Vorwürfe, Beleidigungen.
Selbstöffnung → »Mich verletzt es, wenn ...« – d. h. Gefühle äußern und erläutern, warum das Problem für einen relevant ist – statt Forderungen: »Du musst das sein lassen.«
Fokus auf konkrete Situationen → »In dieser Situation am vergangenen Donnerstag« statt Verallgemeinerungen: »Immer / Nie bist du so« oder Abschweifen in die Vergangenheit: »Und damals hast du das auch schon so gemacht.«

Aufseiten des Zuhörers ist darauf achtzugeben, dass aktiv zugehört wird, der Partner also angeguckt und Interesse bekundet wird, statt dem Partner ins Wort zu fallen oder unbeteiligt im Raum umherzuschauen; darüber hinaus sollten die Äußerungen – auch wenn das anfangs komisch wirken kann – zusammengefasst werden, um sicherzustellen, dass alles richtig verstanden wurde. Die Zusammenfassungen tragen zudem zu einer Verlangsamung des Gesprächs bei, die helfen kann, einer schnellen Eskalation entgegenzuwirken. Ein Gespräch auf diese Weise zu führen, fühlt sich zunächst ungewohnt und fremd an. Es kann sich sogar der Eindruck einstellen, dass man gar nicht mehr so richtig sagen kann, was man sagen möchte. Es bedarf daher einer gewissen Übung, bis diese Techniken »in Fleisch und Blut« übergehen und sich nicht mehr künstlich anfühlen. Klar ist auch, dass man sich nicht immer sklavisch an alle Gesprächsregeln halten muss. Es geht vielmehr darum, dass man ein ruhiges Gespräch führen kann, wenn dies notwendig ist. Wenn man sich stattdessen streiten möchte, kann man dies natürlich auch tun.

Schlussendlich wird den Paaren ein Problemlöseschema vermittelt, um sich bei der Auseinandersetzung mit schwierigen Themen an einer Struktur orientieren zu können. Ein Problemlösetraining ist vor allem bei Paaren sinnvoll, die Schwierigkeiten damit haben, Alltagsprobleme effizient anzugehen.

Problemlösetrainings

Trainings in strukturiertem Problemlösen haben in der kognitiven Verhaltenstherapie eine lange Tradition. Zentral für solche Problemlösetrainings ist, dass der Problemlöseprozess in mehrere Phasen unterteilt wird, die nach und nach durchlaufen werden müssen. Unterschieden wird zwischen einer Phase, in der das Problem und das Ziel definiert werden, einer Phase, in der Lösungsmöglichkeiten gesammelt, bewertet und ausgewählt werden, einer Phase der Umsetzung der Lösungsideen und einer rückblickenden Bewertung. Wenn man kleine Probleme im Alltag löst, durchläuft man immer diese Phasen, ohne bewusst darüber nachzudenken. Kommt man aber nicht weiter, lohnt es sich, in dieser Struktur zu denken, um festzustellen, an welcher Stelle man »kleben bleibt«.

Problem beschreiben → Wenn Sie bemerken, dass Sie unzufrieden oder ängstlich sind, dass Sie sich ratlos fühlen oder immer wieder über etwas grübeln, sollten Sie zunächst versuchen, genau zu verstehen, was das Problem ist: Was stört Sie? Was lässt Sie besorgt und niedergeschlagen sein? Sind es mehrere Dinge, die zusammengekommen sind, oder handelt es sich um eine umgrenzte Schwierigkeit? Wenn mehrere Probleme zeitgleich vorliegen, dann wählen Sie zunächst eines aus – entweder das drängendste oder das, welches vermutlich am leichtesten zu lösen ist. Versuchen Sie das Problem in einem Satz präzise zu beschreiben: »Ich bin unzufrieden damit, dass ...«

Ziel festlegen → Sobald Sie das Problem definiert haben, gilt es, herauszufinden, was Sie eigentlich wollen: Was sollte stattdessen sein? Was kann realistischerweise stattdessen sein? Wie würden Sie sich verhalten, wenn Sie am Ziel angelangt wären? Liegt es in Ihrer persönlichen Macht, dieses Ziel zu erreichen, oder können Sie zumindest die Wahrscheinlichkeit erhöhen, dass bestimmte Ziele erreichbarer werden? Verfolgen Sie keine Ziele, deren Erreichbarkeit vom Verhalten anderer Leute oder veränderter Umstände abhängen. Gleichermaßen bringt es in der Regel nichts, sich einfach nur die Negation des Status quo zu wünschen – statt »Ich möchte mich weniger antriebsarm fühlen« ist es leichter, das Ziel »Ich möchte mich wieder aktiver verhalten« anzustreben. Fassen Sie das Ziel wiederum in einem Satz zusammen: »Ich bin unzufrieden damit, dass ..., und ich wünsche mir, dass ...«

Lösungsmöglichkeiten entwickeln → Erst, wenn Sie verstanden haben, was das Problem ist und was Sie eigentlich stattdessen wollen, können Sie anfangen, über potenzielle Lösungswege nachzudenken. Schreiben Sie dazu alle Ideen auf – auch und insbesondere die abstrusen. An dieser Stelle sollten Sie keine der Lösungsmöglichkeiten bewerten und sich in keiner Form zensieren! Vielmehr geht es darum, einen Ideenpool zu kreieren.

Lösungsmöglichkeiten bewerten → Wenn Sie verschiedene Ideen notiert haben, beginnen Sie, über potenzielle Konsequenzen dieser Lösungsmöglichkeiten nachzudenken: Was für Konsequenzen könnte es haben, wenn Sie sich so verhalten würden? Könnte das hilfreich sein? Würde Sie das im Hinblick auf Ihr Ziel weiterbringen? Könnte diese Alternative auch Nachteile mit sich bringen? Es ist oftmals hilfreich, die einzelnen Ideen schriftlich und nicht einfach nur gedanklich zu bewerten. Bei der Bewertung sollten sie zwischen kurz- und langfristigen sowie zwischen positiven und negativen Konsequenzen differenzieren.

Lösung auswählen → Im nächsten Schritt geht es dann darum, eine Lösungsmöglichkeit auszuwählen bzw. eine Kombination aus verschiedenen Lösungsmöglichkeiten. Natürlich sind viele potenzielle Folgen nicht absehbar – sie werden es in der Regel aber auch nicht durch längeres Nachdenken.

Ergänzend werden in der kognitiv-verhaltenstherapeutischen Paartherapie oftmals ungünstige Annahmen (»Mein Partner muss spüren, wie es mir geht und was ich brauche«) in den Blick genommen, es wird Akzeptanz für Unveränderliches gefördert und der partnerschaftliche Umgang mit Stress wird thematisiert. Schließlich stellt sich die Frage, ob es auch bezüglich der partnerschaftlichen Sexualität therapeutischer Unterstützung bedarf. Oft wirkt es sich bereits konstruktiv auf das Sexualleben aus, wenn man mehr nette Zeit miteinander verbringt und besser miteinander sprechen kann; ist dies nicht der Fall, sind gegebenenfalls sexualtherapeutische Interventionen sinnvoll.

EXKURS Sexuelle Probleme

Sexuelle Probleme sind bei Paaren mit einem depressiven Partner sehr verbreitet. In einer französischen Studie (Bonierbale u.a. 2003), an der 4.557 depressive Personen teilgenommen haben, berichteten etwa 70 Prozent von sexuellen Funktionsstörungen. Am häufigsten sind Libidostörungen, die sich in sexueller Lustlosigkeit oder Erregungsproblemen – bei Männern Erektionsstörungen – äußern. Die Interesselosigkeit als eines der Kernsymptome einer Depression macht sich somit auch im Bereich der Sexualität bemerkbar – wer zu nichts mehr Lust hat, hat oft auch keine Lust auf Sex. Gute Sexualität und gute Paarkommunikation sind die zwei Faktoren, die in entscheidender Weise die Paarzufriedenheit bestimmen. Allerdings wirken beide unabhängig voneinander, d.h. gute Kommunikation kann den Einfluss weniger befriedigender Sexualität auf die Paarzufriedenheit abfedern und befriedigende Sexualität kann den Einfluss weniger guter Paarkommunikation auf die Paarzufriedenheit abfedern. Problematisch wird es, wenn es in beiden Bereichen nur mäßig harmoniert. Sexuelle Inaktivität, die durch die Depression bedingt ist, wird von den meisten Partnern sicher gut toleriert. Sollten sexuelle Funktionsstörungen jedoch über einen längeren Zeitraum hinweg – und vor allem über das Abklingen der depressiven Episode hinaus – bestehen bleiben und als quälend erlebt werden, sollte man aktiv werden.

Vor dem Hintergrund, dass viele Antidepressiva als Nebenwirkung sexuelle Funktionsstörungen verursachen können, kann als Erstes versucht werden, über eine Medikamentenumstellung oder – bei abgeklungener Depression – über das Ausschleichen der Medikamente Einfluss zu nehmen. Andernfalls kann man sexualtherapeutische Hilfe beanspruchen. Eine weitverbreitete Methode zur Behandlung der verschiedenen sexuellen Funktionsstörungen ist das sogenannte **Sensate Focus** von William Masters und Virginia Johnson (1970). Über gestufte Streichelübungen – zunächst ohne Einbezug des Genitalbereichs – wird hierbei die sexuelle Wahrnehmung und die Interaktion über Sexualität zwischen den Partnern gefördert. Ziel ist es, sexuellen Leistungsdruck und damit einhergehende

Versagensängste zu reduzieren und die sexuelle Lust zu steigern. Zusätzlich soll die Kommunikation über Sexualität verbessert werden: Die Partner sollen lernen, offen(er) über sexuelle Wünsche, Vorlieben und Fantasien miteinander zu sprechen. Hinweise zu Selbsthilfematerial bei sexuellen Schwierigkeiten finden sich im Anhang dieses Buchs (S. 249).

Wie effektiv ist die KVT?

Die kognitive Verhaltenstherapie ist die Psychotherapieform, deren Effektivität am besten abgesichert ist: Das heißt von allen Psychotherapieformen, deren Wirksamkeit bestätigt wurde, wurde die KVT am häufigsten untersucht (Barth u. a. 2013b).

Dies ist – wie bei anderen Behandlungsformen auch – überwiegend in sogenannten **randomisiert-kontrollierten Studien** erforscht worden. In solchen Studien werden zwei (oder mehr) Gruppen von Testpersonen miteinander verglichen. Die einen werden mit der zu untersuchenden Psychotherapie behandelt, die anderen werden entweder mit Medikamenten oder einer anderen Psychotherapieform behandelt. Gerade dann, wenn noch wenig über die Effektivität einer Psychotherapieform bekannt ist, werden zwei weitere Gruppen von Testpersonen ergänzt: Die einen erhalten eine »Scheinbehandlung«, d. h. die Testpersonen treffen sich mit einem Therapeuten, der nur über Alltägliches mit ihnen spricht, die anderen eine sogenannte »Standardbehandlung« (englisch: Treatment as usual), z. B. in einer Haus- oder Facharztpraxis. Manchmal kommt eine Gruppe hinzu, die nicht (unmittelbar) behandelt wird (sogenannte Wartelistegruppe). Nach Abschluss der Behandlung wird geprüft, bei welchen Testpersonen sich die depressiven Symptome verbessert haben. Da depressive Störungen sich auch ohne Behandlung nach einiger Zeit bessern, bedarf es immer eines solchen Vergleichs verschiedener Behandlungsformen, um sicherzustellen, dass eine Verbesserung auch wirklich durch die Behandlung passiert ist (und nicht einfach nur, weil Zeit vergangen ist).

Ein echter Vergleich ist jedoch nur möglich, wenn sich die Testpersonen der verschiedenen Behandlungs- oder Vergleichsgruppen nicht bereits vor Therapiebeginn voneinander unterscheiden. Es muss also sichergestellt werden, dass beispielsweise in allen Gruppen gleich viele Männer wie Frauen vertreten sind und dass nicht die Testpersonen einer Gruppe unter schwereren depressiven Symptomen leiden als die einer anderen Gruppe. Der beste Weg, um dies zu erreichen, besteht darin, dass eine Zuteilung zu den verschiedenen Gruppen per Zufall erfolgt. Man spricht von einer randomisierten Zuteilung (englisch random = Zufall), die in der Regel mithilfe spezieller Computerprogramme umgesetzt wird. Randomisiert-kontrollierte Studien stellen den höchsten Standard der vergleichenden Therapieforschung dar.

Da inzwischen unzählige Studien zur Effektivität von Psychotherapien bei Depressionen vorliegen, ist es nahezu unmöglich, diese vollständig zu überblicken. Zu diesem Zweck werden sogenannte **Metaanalysen** eingesetzt. Metaanalysen erfassen systematisch die Ergebnisse vieler Einzelstudien und werten sie aus. Auf diese Weise lassen sich allgemeine Aussagen zur Effektivität verschiedener Behandlungsverfahren machen.

Solche Metaanalysen zeigen, dass KVT effektiv ist in der Behandlung akuter Depressionen. Wirksamkeitsunterschiede zwischen KVT und anderen anerkannten Psychotherapieverfahren konnten bisher nicht gefunden werden (Barth u. a. 2013b; Cuijpers u. a. 2013c); mit Ausnahme von Behandlungen im Kinder- und Jugendbereich: Hier scheinen die kognitive Verhaltenstherapie und eine als interpersonale Therapie bezeichnete Behandlung wirksamer zu sein als andere Behandlungsformen (Zhou u. a. 2015). Ein nennenswerter Unterschied zwischen einer medikamentösen Behandlung mit Antidepressiva und einer kognitiv-verhaltenstherapeutischen Behandlung akuter Depressionen konnte bislang auch nicht gezeigt werden (Boschloo u. a. 2019), d. h. Sie können wirklich frei wählen, welche Art der Behandlung Ihnen am meisten zusagt.

EXKURS Hat die Effektivität kognitiver Verhaltenstherapie nachgelassen?

Im Jahr 2015 sorgte eine Metaanalyse der norwegischen Forscher Tom J. Johnson und Oddgeir Friborg (2015) für großes Aufsehen in der KVT-Community. Unter dem Titel »The effects of cognitive behavioral therapy as an anti-depressive treatment is falling« veröffentlichten sie eine Analyse, die scheinbar zeigte, dass die Wirksamkeit von kognitiver Verhaltenstherapie seit den ersten Studien in den Siebzigerjahren kontinuierlich abnimmt. Es wurde daraufhin viel diskutiert, woran dies liegen konnte. Vermutet wurde beispielsweise, dass die »Strahlkraft« der KVT zunehmend verblasst sei, Menschen daher weniger Erwartungen an die Therapie hätten und deshalb weniger von ihr profitieren würden.

In Re-Analysen der Daten konnte jedoch gezeigt werden, dass Ungenauigkeiten bei der Datenauswertung verantwortlich waren für die vermeintliche Abnahme der Wirksamkeit kognitiver Verhaltenstherapie. Tatsächlich hat sich die Effektivität der KVT über die Zeit nicht verändert. Verbessert hat sie sich in den vergangenen Jahrzehnten jedoch leider auch nicht.

Interessanterweise zeigte sich wiederholt, dass die Verhaltensaktivierung erstaunlich effektiv ist und es keineswegs ratsam ist, auf diese – im Rahmen eines umfassenden kognitiv-verhaltenstherapeutischen Behandlungsplans – zu verzichten (Cuijpers u. a. 2017, 2019a). Vielmehr scheint sie allein genauso Erfolg versprechend zu sein wie eine vollständige kognitive Verhaltenstherapie, sowohl kurz- als auch langfristig (Jacobson u. a. 1996; Gortner u. a. 1998): Unabhängig davon, ob eine Person sich mit Denkinhalten und Denkstilen auseinandergesetzt hat oder nicht, kommt es somit zu einem gleichermaßen ausgeprägten und anhaltenden Rückgang depressiver Symptome. Unter einer reinen Verhaltensaktivierung verändern sich auch dysfunktionale Denkstile in gleichem Maße wie unter einer kognitiven Therapie. Veränderungen im Verhalten ziehen

Veränderungen im Denken nach sich. Nicht ganz überraschend, aber gut zu wissen.

Schwer depressiven Menschen half eine reine Verhaltensaktivierung sogar deutlich besser als eine kognitive Behandlung (Coffmann u. a. 2007; Dimidijan u. a. 2006). Insbesondere im Fall schwerer depressiver Zustände scheint das vergleichsweise simple Verfahren der Verhaltensaktivierung daher die psychotherapeutische Behandlung der Wahl zu sein!

EXKURS Verhaltensaktivierung zur Verbesserung der weltweiten Versorgungslage

David A. Richards und Kollegen (2016) untersuchten in einer groß angelegten Studie, inwieweit die Verhaltensaktivierung eine effektive und kostengünstige Alternative zur kognitiven Verhaltenstherapie darstellt. Dazu behandelten sie 440 depressive Personen entweder durch sogenannte »Junior Mental Health Workers« mit Verhaltensaktivierung oder durch approbierte Psychotherapeutinnen und Psychotherapeuten mit kognitiver Verhaltenstherapie. Bei den Junior Mental Health Workern handelte es sich um Studierende, die lediglich für dieses spezielle Programm trainiert wurden, ohne jedoch über eine psychotherapeutische Ausbildung oder Erfahrung zu verfügen.

Bei einer insgesamt sehr guten Wirksamkeit beider Behandlungen zeigten sich zwölf Monate nach Behandlungsbeginn keine Unterschiede zwischen den Behandlungsbedingungen. Dies unterstreicht deutlich den Effekt der Verhaltensaktivierung. Zumal sich die Verhaltensaktivierung als das ökonomischere Verfahren erwies, so trug der Einsatz von weniger gut ausgebildeten Behandlern zu einer Kosteneinsparung von etwa 21 Prozent bei.

Richards und Kollegen schlussfolgern, dass sich durch eine weltweite Verbreitung der Verhaltensaktivierung einerseits die Kosten im Gesundheitswesen reduzieren ließen und sich andererseits der Zugang zu psychologischen Behandlungen in Entwicklungs- und Schwellenländern massiv verbessern ließe. Inwieweit effektive Verhaltensaktivierung von weniger gut geschulten Behandlerinnen und Behandlern auch unter Routinebedingungen, d. h. ohne engmaschige Supervision, Schulung und die Einbindung in einen Studienkontext, umgesetzt werden kann, muss sich in zukünftigen Untersuchungen allerdings erst noch zeigen.

Die bis hierher berichteten sehr positiven Befunde zur Wirksamkeit kognitiver Verhaltenstherapie bedeuten leider mitnichten, dass jede depressive Person durch eine kognitive Verhaltenstherapie »geheilt« werden kann. Tatsächlich zeigt sich in Untersuchungen, dass etwa 62 Prozent zum Therapieende einer Psychotherapie nicht mehr die Kriterien einer depressiven Störung erfüllen. Dies bedeutet aber auch, dass 38 Prozent zu Therapieende immer noch unter einer Depression leiden (Cuijpers u. a. 2014a). Diese Ergebnisse sind sowohl bei einer Behandlung mit KVT als auch bei anderen anerkannten Psychotherapieverfahren und ebenso bei einer Behandlung mit Antidepressiva zu beobachten.

Das bedeutet nun jedoch nicht, dass Ihnen persönlich nicht geholfen werden kann, sondern nur, dass nicht jede Behandlungsform bei jedem anspricht. Sollte eine Therapie bei Ihnen nicht ansprechen – obwohl Sie aktiv mitarbeiten und sich auf die Behandlung einlassen –, sollten Sie nicht daraus den Schluss ziehen, dass Ihnen grundsätzlich nicht geholfen werden kann, sondern die Behandlungsform wechseln. Möglicherweise werden Sie durch eine andere Therapieform und / oder eine andere Ärztin oder einen anderen Psychotherapeuten besser mitgenommen und erreicht.

EXKURS Suizidales Erleben und Verhalten

Suizidalität ist ein häufiges Thema in der psychiatrischen und psychotherapeutischen Praxis, das immer sehr ernst genommen wird und Vorrang vor der Behandlung aller anderen Schwierigkeiten hat. Natürlich ist das allerwichtigste Ziel einer Behandlung, dass die Patientin oder der Patient überlebt.

Bei Depressionen treten regelmäßig Suizidgedanken auf (siehe Kapitel »Suizidgedanken und suizidales Handeln«, S. 63 f.). In einer Depressionsbehandlung wird daher immer nach Suizidgedanken, Suizidplänen und Suizidversuchen gefragt. Falls Suizidgedanken oder Pläne aktuell vorliegen, wird man ausführlich darüber sprechen, um einzuschätzen, wie groß die Gefahr ist, dass Suizidgedanken in suizidales Handeln umschlagen. Es wird eine ausführliche **Risikoabschätzung** vorgenommen.

Oft haben Menschen Angst, Suizidgedanken direkt anzusprechen. Womöglich bringt man die Betroffenen erst durch die Nachfrage auf die Idee, sich etwas anzutun? Tut man nicht. Das ist ein Mythos. Niemand wird suizidal, weil man ihn nach Suizidgedanken fragt. Vielmehr erlauben solche Fragen der Person, über schwierige Themen zu sprechen, die sie sich sonst vielleicht nicht anzusprechen traut. Nur im Gespräch kann die betroffene Person zudem Mitgefühl und Unterstützung erfahren. Es sollte daher immer geklärt werden, was sie sich wünscht und was sie braucht, um sich sicherer zu fühlen.

Menschen mit Suizidgedanken befinden sich in aller Regel in einem Zustand der Ambivalenz: Auf der einen Seite steht der dringende Wunsch, tot zu sein bzw. so wie bisher nicht mehr leben zu wollen. Auf der anderen Seite gibt es Wünsche an das (Weiter-)Leben und / oder Ängste vor Sterben und Tod. Aus Berichten von Personen, die schwerwiegende Suizidversuche überlebt haben, ist bekannt, dass diese Unentschiedenheit bis zuletzt erhalten bleibt. Ein erster Schritt in der Behandlung ist es daher, die Person mit ihrer eigenen Zwiespältigkeit in Kontakt zu bringen. Sie soll erleben, wie ein Suizid mit persönlichen Zielen und Werten in Konflikt steht, um Gründe für das Weiterleben wieder deutlicher zu erkennen.

Wenn das gelingt, verschiebt sich nach und nach die Überzeugung von »Es ist besser, zu sterben« hin zur Überzeugung »Es könnte besser sein, weiterzuleben«. Dadurch kann die suizidale Person (zumindest probehalber) entscheiden, nun gegen suizidale Impulse systematisch vorzugehen. Lässt sie sich darauf ein, werden im nächsten Schritt, »Sicherungsmaßnahmen« genutzt: Ausgewählte Suizidmittel sollten verschlossen und unzugänglich aufbewahrt oder gänzlich beseitigt werden. Je nach Plänen der Betroffenen kann das bedeuten, Medikamente unter Verschluss zu halten, damit man sie nicht überdosieren kann, oder den Strick wegzuwerfen, der zum Aufhängen geplant war. Erstaunliche Forschungsergebnisse zeigen, dass Menschen selten von der Art ihres geplanten Suizidversuchs abweichen: Ist der Strick nicht verfügbar, mit dem sich jemand töten wollte, könnte er sich ja einen neuen kaufen oder sich auf eine andere Art umzubringen versuchen. Offenbar passiert das aber nur selten. In diesem Sinne zeigte sich beispielsweise, dass sich durch Fallnetze oder Absperrungen an Brücken Suizide effektiv verhindern lassen; anders als man vielleicht denken würde, wählen Betroffene nicht einfach eine andere Brücke oder eine andere Methode, um sich das Leben zu nehmen. Solche unter dem Oberbegriff »**Means Restriction**« (englisch für Mittelsicherung) zusammengefassten Strategien gelten als eine der effektivsten Maßnahmen zur Suizidprävention überhaupt (WHO 2014). Und diesen Effekt macht man sich in der Behandlung zunutze.

Im Weiteren wird mit der betroffenen Person ein **Notfallplan** entwickelt. Darin werden hilfreiche Strategien zusammengetragen, die sie zu ihrem Schutz einsetzen kann, wenn suizidale Impulse drängender werden. In einem solchen Notfallplan werden sowohl Strategien notiert, die die Person allein umsetzen kann, als auch Kontaktanschriften von Freunden und professionellen Hilfestellen (z. B. Telefonseelsorge, sozialpsychiatrischer Dienst, notfallaufnehmende Klinik). Obwohl die Technik extrem simpel ist, konnte ein präventiver Effekt nachgewiesen werden. Man muss davon ausgehen, dass Menschen sich schlecht an hilfreiche Therapieinhalte erinnern können, wenn sie in einer tiefen suizidalen Krise stecken. Der Notfallplan ist dann eine Art Erinnerungszettel, über den man Hilfreiches ins Gedächtnis rufen kann, ohne lange nachzudenken. Zur Erstellung eines Notfallplans lassen sich die Apps *Krisenkompass* oder *Safety Plan* nutzen.

Davon, dass man todbringende Mittel beseitigt und einen Notfallplan erstellt, wird das Leben natürlich noch nicht schöner oder lebenswerter. Diese Strategien dienen dazu, einen sicheren Rahmen zu schaffen, innerhalb dessen die zugrunde liegenden Probleme angegangen werden können und Phasen von Hoffnungslosigkeit und Depressivität überbrückt werden. Um Suizidgedanken und Suizidversuchen langfristig entgegenzuwirken, ist es notwendig, sich mit den Ursachen und Auslösern auseinanderzusetzen. »Ich will nicht mehr leben« bedeutet in den allermeisten Fällen »Ich will so nicht mehr leben«. Es gilt also, Möglichkeiten zu finden, die Lebenssituation zu verbessern, das Leben wieder lebenswerter und vielversprechender zu machen. Eine KVT-Standardbehandlung der Depression scheint hierfür oft nicht auszureichen; vielmehr muss der Fokus ganz spezifisch auf den Umständen liegen, die Suizidgedanken und suizidales Verhalten bedingen oder begünstigen.

Manche Betroffene trauen sich nicht, über Suizidgedanken zu sprechen, weil sie Angst haben, dass sie dann gegen ihren Willen in die Psychiatrie »weggesperrt« werden. Suizidgedanken machen aber nicht zwangsläufig einen stationären Aufenthalt in einer psychiatrischen Klinik erforderlich. Vielmehr können die meisten suizidalen Krisen ambulant sicher gehandhabt werden, sodass die Betroffenen zu Hause bleiben können. Niemand muss also befürchten, dass das Äußern suizidaler Gedanken in eine unmittelbare Klinikeinweisung mündet. Ein stationärer Aufenthalt kann allerdings absolut sinnvoll sein, um einen sicheren Rahmen zu haben, innerhalb dessen man mit Distanz auf seine gegenwärtige Lebenssituation blicken und Hilfestellung durch ein Behandlerteam unterschiedlicher Fachrichtungen in Anspruch nehmen kann. Nur in den allerseltensten Fällen wird eine stationäre Unterbringung gegen den Willen eines Betroffenen veranlasst. Das darf nur dann passieren, wenn unmittelbare Suizidgefahr droht und davon auszugehen ist, dass die betroffene Person nicht freiverantwortlich über ihr Handeln entscheiden kann (beispielsweise aufgrund einer psychischen Erkrankung oder der Einnahme bewusstseinsverändernder Substanzen). Ein Therapeut, der in einer solchen Situation nicht handelt, um das Leben der betroffenen Person zu schützen, macht sich strafbar.

Cognitive Behavioral Analysis System of Psychotherapy (CBASP)

Hinter dem eher sperrigen Namen Cognitive Behavioral Analysis System of Psychotherapy (CBASP; auf Deutsch: Kognitives verhaltensbezogenes Analyse-System der Psychotherapie) verbirgt sich eine Therapieform, die speziell zur Behandlung chronischer Depressionen entwickelt wurde. Begründer von CBASP ist der amerikanische Psychologe und Psychotherapeut James P. McCullough (2000). Entwickelt hat McCullough die Therapieform bereits in den 1980er-Jahren, international bekannt geworden ist CBASP jedoch erst im Jahr 2000 durch eine groß angelegte Pharmastudie, in der sich CBASP als überraschend wirksam erwiesen hat. Die Studie wird später beschrieben. Therapeutisch setzt CBASP auf drei Ebenen an, denen bei der Entstehung und Aufrechterhaltung chronischer oder wiederkehrender depressiver Störungen eine besondere Rolle zukommen soll:

- traumatisierende Beziehungserfahrungen in der Kindheit,
- überdauernde Denkmuster (= Prägungen) als Folge dieser Erfahrungen und
- aktuelle zwischenmenschliche Schwierigkeiten.

Zur Bearbeitung der verschiedenen Problembereiche nutzt CBASP sowohl kognitiv-verhaltenstherapeutische Strategien als auch psychodynamische und interpersonelle Interventionen.

Ihren Ausgangspunkt nimmt CBASP bei der Gegebenheit, dass chronisch depressive Menschen in ihrer Kindheit und Jugend nicht selten traumatisierenden Beziehungserfahrungen ausgesetzt waren. Solche Erfahrungen können die Form emotionaler Vernachlässigung (»Ich wurde nie in den Arm genommen«), emotionalen Missbrauchs (»Meine Eltern haben mir immer wieder gesagt, dass sie mich besser abgetrieben hätten«), körperlicher Vernachlässigung (»Es gab bei uns nie genug zu essen«), körperlichen Missbrauchs (»Ich bin immer wieder geschlagen worden«), oder sexuellen Missbrauchs angenommen haben. Auch der frühe Verlust eines Elternteils zählt zu traumatisierenden Beziehungserfahrungen. Entsprechende Erfahrungen besitzen nachvollziehbarerweise das Potenzial, dass Betroffene misstrauisch gegenüber Mitmenschen werden und wenig Kontakt zu anderen suchen: Nach all diesen Erfahrungen erwartet man nicht mehr, dass andere Menschen nett, ehrlich und interessiert sind. Die deutsche Psychotherapie- und Depressionsforscherin Eva-Lotta Brakemeier spricht von einer Art interpersonellen Mauer, die Betroffene zwischen sich und anderen errichten.

Liste prägender Bezugspersonen

Zu Beginn der Therapie erforscht man daher, welche prägenden Erfahrungen in Beziehungen gemacht wurden. Zu diesem Zweck wird die Person motiviert, bis zu sechs Bezugspersonen zu benennen, die prägenden Einfluss auf sie hatten oder haben: »Es sind Menschen, die bei Ihnen sozusagen eine Prägung oder einen Stempel hinterlassen haben und deren Einfluss Ihr Leben und Ihre Persönlichkeit bis heute geformt hat. Diese Einflüsse können gut oder schlecht bzw. schmerzhaft oder hilfreich gewesen sein.« (Brakemeier, Buchholz 2013, S. 55)

PRÄGUNGEN FORMULIEREN

Bei der Klärung persönlicher Prägungen kann man sich an verschiedenen Fragen orientieren:

- **Wie war es für Sie, mit Ihrem Vater, Ihrer Mutter oder Schwester aufzuwachsen?**
- **Wie hat Ihr Vater, Ihre Mutter oder Ihre Schwester reagiert, wenn Sie einen Wunsch oder ein Bedürfnis geäußert haben?**
- **Wie hat Ihr Vater, Ihre Mutter oder Ihre Schwester reagiert, wenn Sie einen Fehler gemacht haben?**
- **Wie hat Ihr Vater, Ihre Mutter oder Ihre Schwester reagiert, wenn Sie traurig, ärgerlich oder ungehorsam waren?**

Ausgehend von den Beziehungserfahrungen, die mit einer Person gemacht wurden, soll schließlich geklärt werden, wie diese sich bis heute auswirken:

- **In welcher Weise hat Ihr Vater, Ihre Mutter oder Ihre Schwester Sie beeinflusst und dazu beigetragen, dass Sie heute so sind, wie Sie sind? Was für ein Mensch sind Sie aufgrund des Einflusses geworden?**

Es bietet sich an, die Prägungen in einem kurzen Satz zusammenzufassen: »Weil ich in meiner Beziehung zu meinem Vater, meiner Mutter oder meiner Schwester die Erfahrung gemacht habe, dass ..., denke ich heute in Beziehungen / über Beziehungen, dass ...«

Übertragungshypothesen

Frühere Beziehungserfahrungen werden – so eine zentrale Annahme im CBASP wie auch in der Psychoanalyse – oftmals nahezu automatisch auf neue Kontakte übertragen. Man lernt in den frühen Lebensjahren Schablonen, die man auf alle späteren Beziehungen anwendet. Es kann daher passieren, dass auch in der Beziehung zur Therapeutin oder zum Therapeuten »alte« Beziehungsmuster oder Beziehungserwartungen aktiv werden: Wenn ich meiner Therapeutin gegenüber negative Gefühle zeige, dann wird sie mich abwerten (so wie früher mein Vater). Wenn ich in der Therapie einen Fehler mache, dann wird mein Therapeut über mich lachen (so wie früher meine Schwester). Wenn ich meiner Therapeutin intime Dinge verrate, dann wird sie diese weitererzählen (so wie früher meine Oma). Man spricht von einer Übertragung. Um solche Übertragungen frühzeitig zu erkennen und ihren Einfluss begrenzen zu können, werden in der CBASP-Behandlung aufbauend auf die Prägungsarbeit sogenannte Übertragungshypothesen formuliert.

EINE ÜBERTRAGUNGSHYPOTHESE FORMULIEREN

Übertragungshypothesen können nach folgendem Muster formuliert werden (Brakemeier, Buchholtz 2013, S.76):

Wenn (problematisches Verhalten oder problematische Situation für mich) …, dann (Befürchtung, wie andere Personen auf mich reagieren) …, deshalb (Konsequenz, wie ich mich verhalten werde) …

Ein Beispiel für eine solche Übertragungshypothese ist: Wenn ich meiner Therapeutin zeige, wie ich wirklich bin, dann wird sie sich angewidert abwenden und unseren Kontakt beenden – deshalb werde ich mich ihr gegenüber niemals vollständig öffnen.

Der Kiesler-Kreis

Nach Erarbeitung der Prägungen und der Übertragungshypothesen wird der sogenannte Kiesler-Kreis in die Behandlung eingeführt. Betroffene sollen mithilfe dieses Modells lernen, einzuschätzen, welche Wirkung sie auf andere haben und welche Reaktionen ihr Verhalten provoziert. Der Kiesler-Kreis stellt das eigene Verhalten und die Reaktion von anderen gegenüber: Freundlichkeit löst Freundlichkeit aus und erzeugt Nähe. Feindseligkeit löst Feindseligkeit aus und erzeugt Distanz.

Im Kiesler-Kreis werden nun zwei Hauptdimensionen unterschieden: Die waagerechte Achse wird durch die entgegengesetzten Endpunkte »feindselig, distanziert« vs. »freundlich, nah« definiert, die senkrechte Achse durch die Endpunkte »dominant« vs. »unterwürfig«. Neben diesen Hauptdimensionen gibt es vier weitere Mischformen.

Die Pfeile in Abbildung 13 zeigen an, welches Verhalten in der Regel zu welcher Reaktion einlädt. Chronisch depressive Menschen charakterisieren ihr Verhalten meistens als feindselig-unterwürfig. Das klingt schrecklich, meint aber nichts anderes, als dass man sich in Kontakten eher zurückgezogen, zurückhaltend, wenig aktiv, ängstlich und unbeteiligt präsentiert. Ohne es zu wollen, läuft man mit diesem Verhalten Gefahr, beim Gegenüber (langfristig) eine feindselig-dominante Reaktion zu provozieren, d. h. das Gegenüber wird sich möglicherweise belehrend, überkritisch, bestrafend oder ablehnend verhalten. (Einen entsprechenden Zusammenhang beschreibt beispielsweise auch das interaktionelle Modell der Depression, S. 108 ff.). Das darf auch so sein. Es ist jedoch hilfreich, sich über seinen eigenen Anteil an entsprechenden Kommunikationsmustern im Klaren zu sein. Insbesondere dann, wenn es einem im Kontakt mit den verschiedensten Personen immer wieder ähnlich ergeht, lohnt es sich, zu erforschen, inwieweit man selbst diese Reaktion mitverursacht. Das Wissen um diese Zusammenhänge ist wichtig, um zu lernen, wie man Beziehungen mehr so gestalten kann, wie man es sich wünscht und braucht.

ABBILDUNG 13 Kiesler-Kreis (Brakemeier, Knoop 2016)

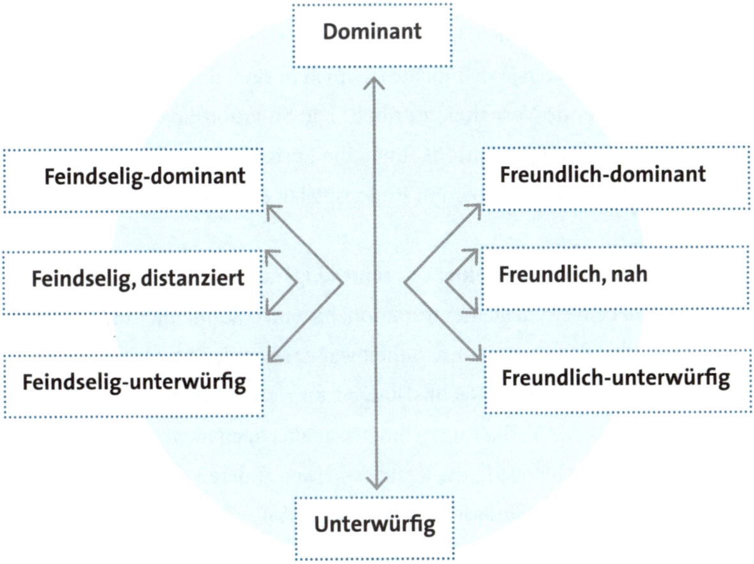

Man sollte hierbei nicht vergessen, dass auch solches Verhalten, das einem in Fleisch und Blut übergegangen ist, veränderbar ist. Gewohnheiten kann man ändern – es passiert nur nicht nebenbei. In der Therapie geht es somit darum, Spielräume zu erweitern und Betroffenen zu helfen, sich in Beziehungen mehr so zu verhalten, wie sie es sich wünschen und brauchen, damit Bedürfnisse nach Liebe und Bindung befriedigt werden. Bei chronisch depressiven Menschen geht es oft darum, mehr zwischenmenschliche Nähe zu ermöglichen – also ein Stück weit aus der Deckung zu kommen.

Situationsanalysen

Der Hauptteil einer CBASP-Behandlung besteht daher aus Situationsanalysen. Schwierige oder belastende Situationen im Kontakt mit anderen Menschen werden hierbei Schritt für Schritt untersucht. So lernen Betroffene, in schwierigen Situationen genau hinzuschauen (Wie ist die Situation wirklich gelaufen?), sich selbst realistische Ziele für entsprechende Situationen zu setzen (Wie möchte ich mich in einer Situation verhalten?) und das passende Verhalten zu üben. Die Situationsanalyse unterteilt sich dabei in eine Explorations- und eine Lösungsphase. Schlussendlich werden die neuen Gedanken in Rollenspielen erprobt.

Der 37-jährige Matthieu leidet seit seiner Jugend unter einer Dysthymie. Er bekleidet eine Managementfunktion, hat einen Sohn und ist seit vielen Jahren verheiratet. In seiner Kindheit war er sexuellen und körperlichen Übergriffen durch einen Nachbarjungen ausgesetzt. Seine Eltern wussten hiervon nichts; das Verhältnis zu ihnen war aber auch nicht so, dass er sich ihnen anvertraut hätte. Matthieu fällt es schwer, anderen zu vertrauen, und er reagiert in vielen Situationen nach dem Motto: »Angriff ist die beste Verteidigung.« Dieses Verhalten hat zuletzt zunehmend zu Eheproblemen beigetragen. Die Probleme mit seiner Frau belasten ihn sehr. Zusammen mit seinem Therapeuten führt er eine Situationsanalyse durch:

Was genau ist geschehen? Es war Donnerstag, 19 Uhr. An dem Tag gab es mehrere (berechtigte) Beschwerden von Mitarbeitern, ich musste eine

Besprechung vorbereiten und unser Hund war krank und musste noch zum Tierarzt. Ich saß im Arbeitszimmer. Meine Frau kommt rein und schimpft, dass ich jetzt unserem Herrn Sohn bei den Hausaufgaben helfen soll. Sie hätte zwei Stunden versucht, ihm zu helfen, habe jetzt aber keine Lust mehr und gehe zum Sport.

Welche Gedanken schossen Ihnen durch den Kopf? Niemand achtet darauf, wie es mir geht. Alle Verantwortung liegt immer nur bei mir.

Wie haben Sie sich verhalten? Feindselig-dominant; ich war beleidigend: »Du meinst wohl, dass du es dir immer nett machen kannst, weil der Depp sich schon kümmern wird. So nicht, Madame!« Ich war laut und aggressiv: »Du kümmerst dich jetzt um den Hund und machst Abendessen.«

Wie ist die Situation für Sie ausgegangen? Meine Ehefrau hat gesagt: »Du hast doch eine Meise«, hat sich zurückgezogen und den ganzen Abend nicht mehr mit mir geredet.

Welchen Ausgang der Situation hätten Sie sich gewünscht? Ich hätte die Sache gerne ruhig und gemeinsam mit meiner Frau geklärt. Ich hätte mir gewünscht, dass meine Frau mir einen Teil der zu erledigenden Dinge abnimmt. Ich wäre gerne von ihr getröstet worden.

Haben Sie erreicht, was Sie erreichen wollten? Definitiv nicht.

Warum nicht? Ich war so angestrengt und gekränkt, dass ich direkt »um mich geschlagen habe«. Man konnte nicht nett zu mir sein.

Hätte man über die Situation auch anders denken können? Waren die Gedanken, die Ihnen in den Kopf schossen, hilfreich für das, was Sie sich gewünscht haben? Man hätte das anders sehen können und hilfreich war es nicht.

Meine Frau war selbst angestrengt. Zu sagen, dass sie nicht auf mich achtet, ist unfair. Tatsächlich bemüht sie sich sehr um mich und übernimmt an vielen Stellen auch die Verantwortung. Sie hatte ja bereits zwei Stunden mit unserem Sohn an den Hausaufgaben gesessen. Besser wäre es gewesen, ich hätte mir gesagt: »Erzähl von deinem Stress und bitte um Unterstützung!«

Und wie würden Sie sich verhalten, wenn Sie so mit sich reden? Ich gebe meiner Frau Zeit, zu erzählen, was sie so ärgert, und sage ihr dann, dass ich mich selbst total gestresst fühle und nicht weiß, wie ich alles schaffen soll.

Was folgt daraus? Ich muss sagen, wie es mir geht, anstatt auf »harten Mann« zu machen. Wenn ich Nähe will, dann muss ich mich nahbar verhalten.

Diszipliniertes persönliches Einlassen

Entsprechende Analysen werden für diverse Situationen in der Behandlung durchgespielt. Zusätzlich wird mit gezielten persönlichen Rückmeldungen durch den Therapeuten gearbeitet. Dieses Vorgehen wird als diszipliniertes persönliches Einlassen bezeichnet und meint, dass Therapeutinnen und Therapeuten – da, wo es für die Therapie notwendig ist – auf kontrollierte Art und Weise eigene positive oder negative Gefühle zum Verhalten der betroffenen Person mitteilen, z. B.: »Es verletzt mich, wenn Sie sagen, dass ich Ihnen ohnehin nur zuhöre, weil ich dafür bezahlt werde.« Wiederum geht es darum, dass die Betroffenen merken, dass ihr Verhalten Auswirkungen auf andere hat. Relevant sind solche Einlassungen der Behandelnden insbesondere dann, wenn es in der Therapie mutmaßlich zu einer Aktivierung der Übertragung alter Prägungen gekommen ist. Dabei wird der betroffenen Person deutlich, dass der Therapeut anders reagiert als bisherige Beziehungspartner. Solche Situationen werden daher immer unmittelbar transparent gemacht: »Beschreiben Sie doch bitte einmal, wie ich gerade auf Ihre Aussage reagiert habe? Und wie hätte (z. B. Ihre Mutter) früher reagiert? Was für Unterschiede nehmen Sie wahr? Was bedeutet es, wenn ich anders reagiere als Ihre Beziehungsperson?«

Depressive Menschen sollen lernen, dass andere Menschen sich eben nicht immer so verhalten wie prägende Personen aus ihrer Vergangenheit. Die mobbenden Mitschüler haben die erkrankte Person vielleicht verspottet, wenn sie Schwäche oder Gefühle gezeigt hat – die Therapeutin oder der Therapeut tut das nicht. Und die Partnerin und ihre Freunde hoffentlich ebenso wenig. Solche Erfahrungen nennt man korrigierende Beziehungserfahrungen. Die alten, schädlichen Beziehungserfahrungen werden durch neue, auch in der Therapiebeziehung, korrigiert und überschrieben.

Wie effektiv ist die CBASP?

CBASP erlangte im Jahr 2000 durch eine randomisiert-kontrollierte Studie internationale Aufmerksamkeit (Keller u. a. 2000). Im Rahmen der Studie erhielten 600 chronisch depressive Menschen entweder eine CBASP-Behandlung, eine Antidepressivabehandlung oder eine Kombination aus beidem. Die – bis dahin weitgehend unbekannte – CBASP-Behandlung erwies sich in dieser Untersuchung überraschenderweise als ebenbürtig zur reinen Antidepressivabehandlung; am wirksamsten war jedoch die Kombination aus Medikamenten und CBASP. Entsprechend empfiehlt die Leitlinie, dass im Fall chronischer Depressionen immer eine Kombinationsbehandlung durchgeführt werden sollte. In einer weiteren Analyse der Studienergebnisse zeigte sich darüber hinaus, dass speziell Menschen mit frühen traumatisierenden Beziehungserfahrungen von einer CBASP-Behandlung profitieren: Für diese Behandlungsgruppe war es viel besser, mit CBASP als ausschließlich mit Medikamenten behandelt zu werden. Ob CBASP anderen Formen der Psychotherapie in der Behandlung chronischer Depressionen deutlich überlegen ist, muss sich in weiteren Untersuchungen noch zeigen.

CBASP-Behandlungen werden mittlerweile von vielen Therapeutinnen, Therapeuten und Kliniken im deutschsprachigen Raum angeboten. Der Verein »CBASP-Netzwerk e.V.« bietet auf seiner Internetseite eine Auflistung entsprechender Adressen: www.cbasp-network.de.

Achtsamkeitsbasierte kognitive Therapie

Leider ist es auch nach einer erfolgreichen Behandlung nicht ganz unwahrscheinlich, dass es zu einem Rückfall oder einer Wiedererkrankung kommt. Das Rückfallrisiko ist nach einer Psychotherapie dabei etwas geringer als nach einer Behandlung mit Antidepressiva (Cuijpers u.a. 2013a). Der S3-Leitlinie/Nationale VersorgungsLeitlinie zur Behandlung unipolarer Depressionen zufolge sollte zur Stabilisierung des Therapieerfolgs und zur Senkung des Rückfallrisikos im Anschluss an eine Akutbehandlung immer eine Nachbehandlung angeboten werden. Entsprechende Behandlungsprogramme haben sich als effektiv erwiesen – Wirksamkeitsunterschiede zwischen verschiedenen Psychotherapieangeboten finden sich bislang nicht (Biesheuvel-Leliefeld u.a. 2014). Gleichwohl hat ein Rückfallpräventionsprogramm in den vergangenen Jahren besondere Popularität gewonnen: die achtsamkeitsbasierte kognitive Therapie (Mindfulness-based cognitive Therapy, MBCT). Entwickelt wurde sie von den drei renommierten Depressionsforschern Zindal Segal (Universität Toronto), Mark Williams (Universität Oxford) und John Teasdale (Universität Cambride) (2008). In Deutschland trugen vor allem die beiden Psychologieprofessoren Johannes Michalak und Thomas Heidenreich zur Untersuchung und Verbreitung dieser Therapieform bei.

Der achtsamkeitsbasierten kognitiven Therapie liegt die Idee zugrunde, dass es bei ehemals depressiv erkrankten Menschen relativ leicht zu einer (Re-)Aktivierung negativer Geisteszustände – Erinnerungen, Annahmen über die eigene Person, negative Erwartungshaltungen – kommen kann. Es mag also beispielsweise ein leichterer negativer Stimmungseinbruch ausreichen, um deutliche Veränderungen im Denken auszulösen (siehe S. 98 ff.). Werden Vorstellungen wie »Ich bin nicht liebenswert«, »Ich werde nie ein erfülltes Leben führen können« oder »Ich bin minderwertig« aktiviert, so steigt die Wahrscheinlichkeit, dass sich die Stimmung weiter verschlechtert und es letztlich zu einer Aufschaukelung depressiven Erlebens kommt. Aber nicht nur die leichtere Aktivierbarkeit negativer Gedanken spielt eine Rolle, sondern auch der Umgang mit solchen Gedanken. Fühlen sich Betroffene dazu provoziert, in eine analytische Auseinandersetzung mit Erinnerungen und Bewertungen einzusteigen, trägt Grübeln zu einer weiteren Intensivierung bei. Zwei Faktoren werden somit als entscheidend für Rückfälle gesehen:

- die leichte Aktivierbarkeit von negativen Gedankenmustern und
- eine grüblerische Auseinandersetzung mit negativen Annahmen und Überzeugungen.

VORSTELLUNGSÜBUNG

Depressive Zustände sind ohne Frage massiv unangenehm, verstörend und bedrohlich. Ängste vor Rückfällen und Wiedererkrankungen sind daher absolut nachvollziehbar:

Vorstellung 1 → Stellen Sie sich vor, dass Sie noch nie depressiv waren und sich beim morgendlichen Aufstehen etwas niedergeschlagen fühlen, ohne zu wissen, warum! Was werden Sie denken? Wie werden Sie sich verhalten?

Vorstellung 2 → Stellen Sie sich vor, dass Sie bereits eine depressive Episode erlebt haben und sich beim morgendlichen Aufstehen etwas niedergeschlagen fühlen, ohne zu wissen, warum! Was werden Sie denken? Wie werden Sie sich verhalten?

Gerade bei Personen, die bereits einmal eine depressive Episode erlebt haben, führt das Erleben vermeintlich verdächtiger Symptome – wie Stimmungsschwankungen, Antriebs- und Konzentrationsschwierigkeiten – rasch zu der verständlichen Befürchtung, dass es sich um erste Anzeichen einer erneuten depressiven Entwicklung handelt. Manche reagieren mit Nervosität, andere mit Wut, Traurigkeit oder Resignation. Unter Umständen sind es aber genau diese Reaktionen – und nicht die Symptome selbst –, von denen eine erhöhte Rückfallgefahr ausgeht. Hier setzt die achtsamkeitsbasierte Therapie an.

Für die Entwickler dieser Therapieform war die Kultivierung von Achtsamkeit eine Möglichkeit, aus einer depressiven Aufschaukelung auszusteigen. Achtsamkeit meint dabei eine bestimmte Form der Aufmerksamkeitslenkung, die durch drei Merkmale gekennzeichnet ist; sie ist:

- absichtsvoll,
- im gegenwärtigen Moment und
- nicht wertend.

Wer achtsam ist, lenkt seine Aufmerksamkeit also absichtsvoll auf das Hier und Jetzt und betrachtet Gedanken, Gefühle, Körperempfindungen und andere Sinneswahrnehmungen, ohne sie zu bewerten.

VORSTELLUNGSÜBUNG

Stellen Sie sich vor, Sie stehen unter der Dusche und denken dabei schon darüber nach, was heute alles zu erledigen ist und ob es auf dem Weg zur Arbeit wieder Stau geben wird – dann duschen Sie wenig achtsam. Stellen Sie sich vor, Sie lenken beim Duschen die Aufmerksamkeit auf das Rauschen des Wassers, das Prasseln auf der Haut, das Gefühl in Ihren Muskeln und den Geruch des Shampoos – dann duschen Sie achtsam.

In einem Zustand der Achtsamkeit sollte es daher gelingen, dysfunktionale Denkprozesse frühzeitig zu bemerken und ihnen mit innerer Distanz – auf nicht-katastrophisierende, nicht-resignative oder nicht-grüblerische Weise – zu begegnen. Kultiviert wird vielmehr eine Haltung der Freundlichkeit und Akzeptanz sich selbst und all seinen Erfahrungen gegenüber – alle Wahrnehmungen sind erst mal nur, was sie sind, und müssen nicht gleich als gut oder schlecht, angenehm oder unangenehm bewertet werden.

Die Behandlungsdauer des MBCT-Programms umfasst acht Wochen und wird in Gruppen mit bis zu zwölf Personen durchgeführt (Segal u. a. 2008). Die wöchentliche Sitzungsdauer beträgt zwei bis zweieinhalb Stunden. Während des Behandlungszeitraums ist es wichtig, dass die in den Gruppensitzungen erprobten Achtsamkeitsübungen für mindestens 45 Minuten selbstständig – in der Regel angeleitet durch eine CD – zu Hause durchgeführt werden. In der ersten Hälfte des MBCT-Programms (Sitzungen 1 bis 4) steht vor allem das Einüben einer achtsamen Haltung im Vordergrund. Hierzu werden formelle und informelle Achtsamkeitsübungen verwendet. Zu den formellen Achtsamkeitsübungen gehören unter anderem der Body Scan und die Sitzmeditation.

Formelle Achtsamkeitsübungen

Body Scan → Der Body-Scan ist eine Achtsamkeitsübung, die ca. 45 Minuten dauert und im Liegen durchgeführt wird. Zu Beginn der Übung nehmen die Teilnehmer bewusst ihren Atem wahr (»Nehmen Sie sich ein paar Augenblicke Zeit und nehmen Sie Kontakt zu den Bewegungen Ihres Atems auf«) und schenken dann nach und nach den einzelnen Körperteilen ihre volle, achtsame Aufmerksamkeit (»Nun richten Sie Ihre Aufmerksamkeit auf die körperlichen Empfindungen im unteren Bauchraum. Seien Sie sich einfach – während Sie einatmen und wieder ausatmen – der sich ständig verändernden Muster von Empfindungen an Ihrer Bauchdecke bewusst«). Jegliche Empfindungen in den Körperregionen sollen wahrgenommen und freundlich willkommen geheißen werden.

Sitzmeditation → Bei der Sitzmeditation werden die Teilnehmer gebeten, eine bequeme, entspannte und aufrechte Sitzposition einzunehmen. Vor dem Hintergrund, dass die wenigsten Teilnehmer es gewohnt sind, über einen längeren Zeitraum hinweg ruhig und entspannt zu sitzen, wird mit fünf- bis zehnminütigen Sitzmeditationen begonnen. Die Dauer wird im Verlauf des Kurses dann bis auf 40 Minuten gesteigert. Im Fokus der Aufmerksamkeit steht bei der Sitzmeditation zunächst der Atem. Mit zunehmender Übungspraxis wird die Aufmerksamkeit dann langsam auf Geräusche, Gedanken, Gefühle und Körperempfindungen ausgedehnt.

Die informellen Übungen → dienen dazu, das Achtsamkeitsprinzip in den Alltag zu integrieren, und werden daher an die Alltagsroutinen (z. B. essen, Zähne putzen, der Weg zur Arbeit) der jeweiligen Teilnehmenden angepasst. Achtsames Geschirrspülen bedeutet beispielsweise, beim Spülen geistig vollkommen anwesend zu sein: Das Spülwasser und die damit einhergehenden Körper- und Sinnesempfindungen werden bewusst wahrgenommen und die Aufmerksamkeit, sollte sie abschweifen, geduldig zurückgeholt. Um die Achtsamkeitspraxis in den Alltag zu übertragen, wird zusätzlich eine »Mini-Meditation« verwendet, der Drei-Minuten-Atemraum. In dieser richten die Achtsamkeitsübenden ihre ganze Aufmerksamkeit in der ersten Minute auf ihre Gedanken, Gefühle und Körperempfindungen. In der zweiten Minute konzentrieren sie sich auf ihren Atem, auf jedes Einatmen und jedes Ausatmen, so wie sie aufeinanderfolgen, eins nach dem anderen. In der letzten Minute nehmen sie ihren ganzen Körper wahr. Zunächst soll der Atemraum dreimal täglich zu bestimmten Tageszeiten geübt werden; im Verlauf dann immer, wenn der Übende sich beispielsweise gestresst fühlt. Der Fokus auf den Atem setzt immer und unmittelbar einen Anker im Hier und Jetzt und hilft, sich auf einen Zustand der Achtsamkeit und Ruhe einzustimmen.

In der zweiten Behandlungshälfte (Sitzungen 5 bis 8) werden kognitiv-verhaltenstherapeutische Elemente in das Programm integriert: Erläuterungen zum Thema Depression, Erstellen individueller Rückfallpläne, Umgang mit negativen Gedanken und Stimmungen sowie Aufbau von stabilisierenden Aktivitäten. Letztlich also Behandlungsbausteine einer klassischen kognitiven Verhaltenstherapie. Im Rahmen der MBCT wird jedoch, im Gegensatz zur klassischen kognitiven Therapie, keine direkte Veränderung von Gedanken angestrebt. Negative Gedanken werden nicht erörtert und gezielt abgeändert. Die Betroffenen lernen vielmehr in den einzelnen Übungen, negative Gedanken frühzeitig zu erkennen, sie loszulassen und zum Fokus der Aufmerksamkeit im Hier und Jetzt zurückzukommen.

MÖGLICHKEITEN, MIT GEDANKEN UMZUGEHEN

Beobachten Sie einfach, wie die Gedanken kommen und gehen, ohne dass Sie ihnen weiter folgen.

Beobachten Sie Ihre Gedanken als geistige Ereignisse und nicht als Tatsachen. Es kann sein, dass diese Gedanken oft mit starken Gefühlen einhergehen. Deshalb ist es sehr verlockend, zu glauben, dass die Gedanken wahr sind. Aber es liegt immer noch an Ihnen, zu entscheiden, ob sie wahr sind und ob Sie sich damit auseinandersetzen wollen.

Schreiben Sie Ihre Gedanken auf ein Blatt Papier. Dies gibt Ihnen die Möglichkeit, sie auf eine Art zu sehen, die weniger gefühlsbetont und überwältigend ist.

In der zweiten Kurshälfte wird außerdem geübt, Achtsamkeit ganz gezielt auf schwierige Erfahrungen zu richten. Dies können einerseits Erfahrungen sein, die spontan während der Übung entstehen (z. B. Schmerzen). Andererseits können die Betroffenen dazu ermutigt werden, sich schwierige Situationen in ihrem Leben zu vergegenwärtigen, um diese dann mit in die Achtsamkeitsübung einzubeziehen.

Achtsamkeitsbasierte Interventionen sind – trotz ihrer großen Popularität – sicher nicht für jeden etwas. Wenn Sie sich hierdurch gar nicht angesprochen fühlen sollten, dann machen Sie sich keine Sorgen: Die achtsamkeitsbasierte kognitive Therapie ist eine Form der Rückfallprävention; es gibt auch andere (klassisch) kognitive-verhaltenstherapeutische Angebote! Niemand ist gezwungen, Achtsamkeitsmeditationen und Yoga einzuüben, um Rückfällen vorzubeugen. Offensichtlich kann es aber sehr hilfreich sein, sich hierauf einzulassen.

Wie effektiv ist die MBCT?

Die Effektivität von MBCT konnte mittlerweile in diversen groß angelegten Studien belegt werden (Kuyken u. a. 2016). Menschen, die an einer MBCT-Gruppe teilnehmen, haben ein signifikant niedrigeres Rückfallrisiko als ehemals depressive Menschen, die keine spezielle Behandlung zur Rückfallprophylaxe in Anspruch nehmen. Eine MBCT-Behandlung ist einer fortgesetzten Behandlung mit Antidepressiva gleichwertig – möglicherweise auch leicht überlegen. Interessanterweise findet sich ein schützender Effekt jedoch nur bei Personen, die bei Behandlungsbeginn bereits drei oder mehr depressive Episoden erlitten haben. Menschen mit lediglich zwei Episoden in der Vorgeschichte profitieren hingegen nicht von der achtsamkeitsbasierten Therapie (Ma, Taesdale 2004). Dies gilt es in jedem Fall zu beachten!

Wie lässt sich dieser Befund erklären? Die MBCT-Begründer vermuten, dass Personen mit weniger als drei depressiven Episoden in der Vergangenheit vor allem dann rückfällig werden, wenn sie einem kritischen Lebensereignis ausgesetzt sind (siehe S. 75). Bei Personen, die schon häufiger Rückfälle erlebt haben, wird die Depression meist schon durch weniger schwere Ereignisse ausgelöst. Die »Schwelle« für Depressionen wird leichter überschritten, wenn man schon mehrfach depressive Episoden erlebt hat. Hier könnten somit sowohl der eben beschriebene

Rückfallprozess – leichte Aktivierung negativer Gedanken und Grübeln – als auch Achtsamkeit besonders bedeutsam sein.

Informationen zu Anbietern von MBCT können auf der folgenden Internetseite abgerufen werden: www.mbsr-mbct-verband.de. Beim Einüben von Achtsamkeit kann man sich von verschiedensten Apps unterstützen lassen (z. B. BALLOON, 7Mind).

Onlineprogramme

In den vergangenen Jahren wurde eine Vielzahl von Onlineprogrammen zur Behandlung von Depressionen entwickelt und getestet. Die meisten dieser Programme basieren auf kognitiv-verhaltenstherapeutischen Techniken. Etabliert haben sich sowohl therapeutenbegleitete als auch unbegleitete Selbsthilfeprogramme. Unbegleitete Onlineprogramme, d. h. solche Programme, bei denen man zu keinem Zeitpunkt Kontakt zu einer Fachperson hat, unterscheiden sich nicht von Selbsthilfebüchern oder Patientenratgebern. Natürlich bieten Internetprogramme aber einen vielfältigeren Zugang zum Thema: Neben Texten finden auch Videoclips, Podcasts, Audioübungen und automatisierte Rückmeldungen beispielsweise zu Fragebogeneingaben Verwendung. In therapeutengestützten Onlineprogrammen werden Betroffene mithilfe von E-Mails – aber auch per Telefon oder Videochat – von einer Therapeutin oder einem Therapeuten unterstützt. Die Unterstützung kann sich auf kurze motivierende Inputs und die Beantwortung von Fragen beschränken. Es kann aber auch – je nach Programm – einen sehr intensiven therapeutischen Austausch geben.

Ein absoluter Vorteil webbasierter Therapieprogramme besteht darin, dass die Anreise zur Praxis entfällt und daher Personen teilnehmen können, die aufgrund geografischer Gegebenheiten oder eingeschränkter Mobilität ansonsten keine Hilfe in Anspruch nehmen könnten. In diesem Sinne wurden in den letzten Jahren beispielsweise Onlineprogramme speziell für Menschen in Krisen- und Kriegsgebieten entwickelt (Knaevelsrud u. a. 2015). Ein weiterer Vorteil besteht darin, dass die Angebote vielfach komplett anonym wahrgenommen werden können und es manchem daher leichter fallen mag, sich Hilfe zu suchen.

Onlineprogramme sind erwiesenermaßen wirksam: In einer großen Zahl an Untersuchungen konnte gezeigt werden, dass therapeutengestützte Onlineprogramme genauso effektiv sind wie Face-to-Face-Therapien (Cuijpers u. a. 2019b; Karyotaki u. a. 2017). Unbegleitete Onlineprogramme sind weniger wirksam als therapeutenbegleitete Interventionen – gleichwohl aber viel effektiver als keine Behandlung. Man macht also nichts falsch, wenn man – im Fall leichter oder mittelgradiger Depressionen – eine Onlinebehandlung wahrnimmt. Ob es für das eigene Gefühl einen Unterschied macht, ob Sie vor einer Webcam sitzen oder einem Menschen aus Fleisch und Blut gegenübersitzen, muss jeder selbst für sich entscheiden.

Bedenken muss man natürlich, dass absolute Datensicherheit nie gegeben ist. Sobald Daten über das Internet versendet werden, können sie prinzipiell abgefangen werden – was bei Therapiegesprächen besonders brisant ist. Daher ist immer zu prüfen, dass die Datenübertragung und die Datenspeicherung verschlüsselt erfolgt und die Angebote passwortgeschützt sind. Vor dem Hintergrund, dass es mittlerweile sehr viele entsprechende Angebote gibt, ist es zudem wichtig, sich im Vorfeld zu erkundigen, inwieweit ein bestimmtes Angebot tatsächlich seriös ist.

Die Stiftung Warentest empfiehlt …

Im Sommer 2019 hat die Stiftung Warentest (7 / 2019) acht Onlineselbsthilfeprogramme zur Akutbehandlung oder Prävention von Depression untersucht. Bewertet wurden das therapeutische Potenzial, die durch Studien belegte Effektivität und der Datenschutz. Vier Programme erhielten die beste Bewertung »Empfehlenswert«:

- Deprexis 24: www.deprexis24.de

- Get. On – Akute Depression: https://geton-institut.de/training/depression-akut/
- Get. On – Depression Prävention: https://geton-institut.de/training/stimmung/
- Moodgym: www.aok.de/pk/nordwest/inhalt/moodgym-online-selbsthilfe-bei-depressionen-11/

Alle diese Programme nutzen kognitiv-verhaltenstherapeutische Behandlungsstrategien. Bei dem Programm »Get.On – Depression Prävention« handelt es sich um ein begleitetes Angebot. Die anderen Programme arbeiten normalerweise unbegleitet. Während die Nutzung von Moodgym kostenlos ist, kooperieren Get.On und Deprexis 24 mit verschiedenen Krankenkassen, die die Kosten für ihre Mitglieder übernehmen.
Die Programme unterscheiden sich voneinander, sodass es Sinn macht, sich zunächst einen persönlichen Eindruck zu verschaffen. Grundsätzlich muss beachtet werden, dass Onlinehilfen in der Regel nur für leichte bis mittelgradige Depressionen gedacht sind, nicht jedoch für schwere Depressionen.

Jenseits von webbasierten Programmen finden sich auch immer mehr **Apps**, die bei Depression genutzt werden können. Während internationale Studien den Nutzen von App-gestützten Interventionen durchaus nachweisen konnten (Linardon u. a. 2019), liegen für deutsche Apps bislang noch keine Wirksamkeitsnachweise vor. Eine Arbeitsgruppe der Universität Ulm hat im Jahr 2018 eine Sichtung und Bewertung deutschsprachiger Apps vorgenommen und kommt zu keinem übermäßig positiven Gesamturteil (Terhorst u. a. 2018): Neben den fehlenden Wirksamkeitsnachweisen, erwies sich der gegebene Informationsgehalt zum Teil als fragwürdig. Apps stellen daher bislang nur eine eingeschränkte Hilfe bei Depressionen dar. Allerdings entwickelt sich das Feld – gerade in diesem Bereich – unglaublich schnell, sodass entsprechende Aussagen möglicherweise nur für kurze Zeit Gültigkeit besitzen.

App-Store

Am besten bewertet wurden in der Untersuchung von Yannik Terhorst und Kollegen (2018) die beiden folgenden Apps:

Stimmungstagebuch – BETA (Anbieter: Jonathan Sauter) → Die App bietet die Möglichkeit, systematisch die eigene Stimmung (und andere Aspekte) zu protokollieren. Therapeutische Inhalte werden nicht vermittelt.

EnkeApp (Anbieter Robert-Enke-Stiftung) → Die App bietet Informationen zu Suizidalität, einen Depressionstest sowie eine Möglichkeit, die eigene Stimmung zu protokollieren. Es gibt eine SOS-Funktion, mit der Hilferufe an Freunde abgegeben werden können oder eine kostenfreie Beratungshotline angerufen werden kann.

In jüngerer Zeit werden vermehrt auch sogenannte verzahnte Psychotherapieangebote (**Blended Treatment**) diskutiert und untersucht. Sie kombinieren internetbasierte mit Face-to-Face-Interventionen. Bei entsprechenden Behandlungen finden beispielsweise alle zwei Wochen persönliche Therapiesitzungen statt, während in den Wochen dazwischen Inhalte im Internet bearbeitet werden und die Stimmung im Verlauf der Woche per App erfasst wird. Verzahnte Angebote können aber auch aus aufeinanderfolgenden Modulen gestaltet sein. Beispielsweise können in der Wartezeit auf einen Therapieplatz oder nach Abschluss einer ambulanten oder stationären Therapie Onlinemodule bearbeitet werden.

Zum jetzigen Zeitpunkt werden entsprechende Angebote vor allem noch im Kontext von universitären Forschungsprojekten gemacht. Es ist eine Frage der Zeit, bis entsprechende Angebote mehr und mehr in der Routinepraxis ankommen werden. So war es bis vor Kurzem beispielsweise noch ausgeschlossen, eine Psychotherapie per Videoschaltung durchzuführen; eine Öffnung entsprechender Vereinbarungen hat im Oktober 2019 nunmehr die Voraussetzungen für entsprechende Videotherapiestunden geschaffen.

Selbsthilfegruppen

Jenseits von Selbsthilfebüchern und Onlineselbsthilfeprogrammen gibt es in Deutschland ein sehr großes und gut organisiertes Netz von Selbsthilfegruppen für depressive Personen und deren Angehörige. Gerade dann, wenn man lange oder immer wieder an einer Depression erkrankt, bieten diese Gruppen einen Rahmen, in dem man Unterstützung, Hilfe und Austausch findet – ohne sich und seinen Zustand ausführlich erklären zu müssen. Bei vielen Selbsthilfegruppen handelt es sich um offene und anonyme Gruppen, das heißt, Interessenten können ohne große Vorbedingungen an Treffen teilnehmen. Scheuen Sie sich nicht, sich verschiedene Gruppen anzuschauen und erst dann zu entscheiden, welche am besten zu Ihren Bedürfnissen passt. In vielen Städten gibt es sogenannte Selbsthilfekontakstellen, die Anschriften und Ansprechpartner von Selbsthilfegruppen weitergeben. Darüber hinaus können Sie Informationen über Selbsthilfegruppen in Ihrer Nähe auch auf der Internetseite der Nationalen Kontakt- und Informationsstelle zur Anregung und Unterstützung von Selbsthilfegruppen (NAKOS) finden: www.nakos.de.

Medikamentöse Behandlung

Antidepressiva, ein Arzneimittel aus der Klasse der Psychopharmaka, stellen die allerhäufigste Behandlungsmethode depressiver Störungen dar. Auch bei Angststörungen, Zwangserkrankungen und chronischen Schmerzen wird auf sie zurückgegriffen. Aktuell werden in Deutschland 1,5 Milliarden Tabletten pro Jahr verschrieben. Allein in der Zeit von 2009 bis 2018 sind zunehmend mehr Antidepressiva verordnet wurden (+40 Prozent) (Lohse, Müller-Oerlinghausen 2019) – während die Bevölkerung nicht deutlich gewachsen ist. Trotz der vielen Medikamentenverschreibungen geht die Anzahl der Krankschreibungen und Berufsunfähigkeitsrenten wegen Depressionen nicht zurück – im Gegenteil (siehe S. 57 f.).

Tatsächlich verweisen viele Studien auf den Nutzen von Antidepressiva – allerdings ist der spezifische Effekt über einen Placeboeffekt hinaus nicht allzu groß (Cipriani u. a. 2018; Kirsch u. a. 2008). Antidepressiva gelten daher als mäßig oder moderat wirksam. Sollten sich Ihre Symptome durch die Medikamente nicht ausreichend verbessern, dann reagieren Sie nicht entsetzt. Vielen anderen geht es auch so. Veränderungen in der Medikamentengabe (siehe S. 221 ff.) oder eine andere Behandlungsart (Psychotherapie, andere somatische Behandlungsformen) stellen ernst zu nehmende Alternativen dar. Mit Blick auf mögliche Nebenwirkungen, potenzielle Absetzsymptomen (siehe S. 224 f.) und die moderate Wirksamkeit sollte insbesondere bei leichten und mittelgradigen depressiven Störungen jedoch sehr genau überlegt werden, ob eine medikamentöse Behandlung begonnen werden soll. Die S3-Leitlinie empfiehlt, leichte Depressionen nur dann mit Medikamenten zu behandeln, wenn die erkrankte Person das ausdrücklich wünscht, wenn Antidepressiva bereits in der Vorgeschichte geholfen haben oder eine Person bereits einmal mittelgradig und schwer depressiv erkrankt war. Andernfalls sollten Antidepressiva nicht generell zur Behandlung leichter Depressionen eingesetzt werden.

Letztlich sind Antidepressiva Medikamente, die in den Gehirnstoffwechsel eingreifen. Sie sollten deshalb nur eingenommen werden, wenn eine individuelle Kosten-Nutzen-Abschätzung hierauf hinausläuft. Abgesehen von einzelnen Ausnahmen sollten Antidepressiva zudem nur zeitlich begrenzt verordnet werden, d. h. beim Ansetzen der Medikamente sollte das Absetzen bereits mitgedacht werden. Leider entspricht dieser zurückhaltende und wohlüberlegte Umgang mit Antidepressiva nicht der derzeitigen Verschreibungspraxis oder der Darstellung in den öffentlichen Medien, die eher nahelegt, dass man Antidepressiva »einfach mal nehmen« kann, wenn man traurig ist.

Psychiaterin, Psychologe, Psychotherapeutin – wer ist wer und wer macht was?

Die unterschiedlichen und doch ähnlichen Berufsbezeichnungen der Fachleute für die Behandlung psychischer Störungen sind verwirrend. Ihre Kompetenzen und Aufgabenbereiche überlappen und unterscheiden sich gleichzeitig.

Das Wort »Psychiater« → kommt von den griechischen Wörtern »Psyche« für Seele und »Iatros« für Arzt. Der Psychiater ist also der Seelenarzt. Entsprechend hat der Psychiater Medizin studiert (nicht Psychologie) und sich die Psychiatrie als Bereich seiner Facharztausbildung ausgesucht. Das Hauptwerkzeug des Psychiaters sind Medikamente. Psychiater und Ärzte für Psychotherapie können aber auch mit den Mitteln der Psychotherapie behandeln.

Das Wort »Psychologe« → kommt von den griechischen Wörtern »Psyche« für Seele und »logos« für Lehre oder Wissenschaft. Der Psychologe ist also der Seelengelehrte. Er hat Psychologie studiert (nicht Medizin), darf aber keine psychischen Erkrankungen behandeln. Psychologen dürfen beraten und coachen, dürfen aber nicht Heilkunde ausüben.

Der Psychotherapeut → leitet seinen Namen von den griechischen Wörtern »Psyche« für »Seele« und »therapeía« für »Behandlung« ab: Er ist der Seelenbehandler, er behandelt seelische Leiden mit psychologischen Mitteln. Psychotherapeuten sind Psychologen, die sich nach dem Abschluss des Psychologiestudiums mindestens drei Jahre weitergebildet haben, um die Approbation zu erhalten – das ist die staatliche Erlaubnis, Heilkunde auszuüben. Anders als der Psychologe darf der Psychotherapeut also psychische Erkrankungen behandeln; anders als der Psychiater darf er aber keine Medikamente verschreiben. Das therapeutische Gespräch und die Anwendung psychotherapeutischer Methoden sind die Werkzeuge des Psychotherapeuten – nicht Medikamente.

Um Sie noch weiter zu verwirren, können wir hier noch Neurologinnen, Nervenärzte, ärztliche Psychotherapeutinnen und Heilpraktiker für Psychotherapie aufführen. Die für dieses Kapitel wichtige Unterscheidung ist jedoch: Nur Ärztinnen und Ärzte dürfen Medikamente verschreiben. Deshalb sind Ansprechpartner für Medikamente, Nebenwirkungen, Dosisveränderungen oder Wirkstoffwechsel immer Ärzte (und nicht Psychotherapeutinnen), und alle Veränderungen in der Medikation sollten von Ärzten begleitet sein. Auch Haus- und Allgemeinärzte dürfen Antidepressiva verschreiben, aber Psychiater sind die besonders qualifizierten Fachärzte dafür. Psychiater und Psychotherapeuten arbeiten oft gemeinsam und sprechen ihre Behandlungen miteinander ab – gerade wenn Psychotherapie und medikamentöse Behandlung kombiniert werden.

Im Folgenden wird auf die verschiedenen Typen von Antidepressiva und ihre Nebenwirkungen eingegangen. Im Anschluss wird dargestellt, was man tun kann, wenn die Medikamente nicht anschlagen. Außerdem werden potenzielle Absetzsymptome beschrieben. Die Darstellung schließt mit einer kurzen Übersicht zu Effektivitässtudien und verschiedenen Möglichkeiten der Kombination von Pharmakotherapie und Psychotherapie.

Typen von Antidepressiva

In Deutschland sind etwa dreißig Antidepressiva für die Akutbehandlung einer depressiven Störung zugelassen. Die Medikamente werden auf der Basis ihrer chemischen Beschaffenheit bzw. ihres pharmakologischen Wirkmechanismus in verschiedene Klassen unterteilt. Es gibt unter anderem:

- selektive Serotonin-Wiederaufnahmehemmer (SSRIs),
- trizyklische Antidepressiva (TZA) und
- Monoaminooxidase-Hemmstoffe (MAO-Hemmer).

Die verschiedenen Medikamente tragen nahezu alle dazu bei, dass im synaptischen Spalt mehr Serotonin und Noradrenalin verfügbar ist. Serotonin wird auch »Glückshormon« genannt und beeinflusst neben vielen anderen Prozessen unsere Emotionen; Noradrenalin steuert unter anderem den Wachheitsgrad und die Aufmerksamkeit. Die einzelnen Klassen von Antidepressiva unterscheiden sich dabei in der Art und Weise, wie sie wirken und wie spezifisch sie die ein oder andere Substanz beeinflussen.

Nichtsdestotrotz ist ihr Ansatzpunkt weitgehend der gleiche. Das ist anders als beispielsweise bei Schmerzmedikamenten, die je nach Art des Schmerzmittels an ganz unterschiedlichen Stellen im Körper ansetzen. Deshalb ist es bei Nichtansprache absolut sinnvoll, ein anderes Schmerzmedikament auszuprobieren, während es nicht unbedingt sinnvoll ist, das Antidepressivum zu wechseln, wenn es die depressiven Symptome nicht verbessert (Bschor u. a. 2018). Hingegen macht es durchaus Sinn, ein Medikament aufgrund seiner Nebenwirkungen zu wechseln; das neue Medikament hilft dann vielleicht nicht besser bei Depression, aber bringt möglicherweise weniger Nebenwirkungen mit sich. Einen Überblick über verschiedene Medikamente mit ihrem Wirkstoffnamen und ihrem Handelsnamen gibt Tabelle 2.

TABELLE 2 Arten von Antidepressiva

Wirkstoffgruppe	**Wirkstoff**	**Handelsname** (Beispiele)
Trizyklika (TZA)	Amitiptylin Clomipramin Doxepin Imipramin Nortriptylin Trimiparin	Saroten® Anafranil® Aponal® Tofranil® Notrilen® Stangyl®
Selektive Serotonin-Wiederaufnahme-Hemmer (SSRI)	Citalopram Escitalopram Fluoxetin Fluvoxamin Paroxetin Sertralin Vortioxetin	Cipramil® Cipralex® Fluctin® Fevarin® Seroxat® Zoloft® Brintellix®
Monoaminooxidase-Hemmer (MAO-Hemmer)	Moclobemid Tranylcypromin	Aurorix® Jatrosom®
Selektive Serotonin-Noradrenalin-Wiederaufnahme-Hemmer (SSNRI)	Venlafaxin Duloxetin	Trevilor® Cymbalta®
Alpha2-Rezeptor-Antagonisten	Mianserin Mirtazapin	Tolvin® Remergil®
Selektive Noradrenalin-Dopamin-Wiederaufnahme-Hemmer	Bupropion	Elontril®
Melatonin-Rezeptor-Agonist	Agomelatin	Valdoxan®
Pflanzliche Arzneimittel	Johanniskraut	Jarsin®, Laif®

Alle Antidepressiva sind in etwa gleich effektiv und verträglich. Unterschiede zwischen verschiedenen Medikamenten sind von so geringer Größe, dass sich daraus keine klinisch relevanten Schlussfolgerungen ableiten lassen (Cipriani u. a. 2018; Gartlehner u. a. 2011; McCormack, Korownyk 2018). Die Auswahl eines spezifischen Medikaments erfolgt daher nicht mit Blick auf die bessere Wirkung, sondern mit Blick auf mögliche Nebenwirkungen, Kontraindikationen (Faktoren, die gegen die Verabreichung des Medikaments sprechen) und positive Vorerfahrungen mit einem Medikament.

Im Folgenden werden die verschiedenen Substanzklassen kurz charakterisiert.

Gentests zur Medikamentenauswahl

In den letzten Jahren werden zunehmend Gentests angeboten, die verheißen, die Auswahl eines spezifischen Medikamentes zu optimieren. Allerdings versprechen diese Angebote mehr, als sie halten, sodass die Arzneimittelkommission der deutschen Ärzteschaft (AkdÄ) von einem Einsatz dieser Genuntersuchungen aktuell abrät (Bschor u. a. 2017): Es gibt keine Studien, die zeigen, dass sich hierdurch die Wahl eines Antidepressivums und damit der Behandlungserfolg beschleunigen ließe. Folgerichtig werden die Kosten entsprechender Tests in Deutschland auch nicht von den Krankenkassen übernommen. Derzeit ist davon abzuraten, sich auf Selbstzahlerbasis testen zu lassen. Es ist allerdings nicht ausgeschlossen, dass sich diese Tests in Zukunft verbessern.

Trizyklische (und tetrazyklische) Antidepressiva (TZA)

Das Antidepressivum Imipramin wurde 1958 zur Behandlung von Depressionen zugelassen. Man nennt es ein »trizyklisches« Antidepressivum, weil es in seiner Molekularstruktur drei Kreise zeigt. Es handelt sich um eines der ersten Medikamente dieser Art und ist bis heute im Handel verfügbar. Mittlerweile gibt es jedoch noch diverse weitere TZA.

Trizyklische Medikamente hemmen die Wiederaufnahme von Serotonin und Noradrenalin aus dem synaptischen Spalt und erhöhen dadurch die Konzentration dieser beiden Nervenbotenstoffe im Gehirn. Allerdings wirken sie nicht nur auf diese beiden Botenstoffe, vielmehr blockieren sie auch die »Andockstellen« anderer Botenstoffe – dadurch entstehen ihre Nebenwirkungen. Einzelne Nebenwirkungen können dabei durchaus erwünscht sein, wie eine beruhigende und schlafanstoßende Wirkung, andere Nebenwirkungen sind sicher nicht erwünscht: Trizyklische Antidepressiva können Mundtrockenheit, Sehstörungen, Gewichtszunahme, Schwierigkeiten beim Wasserlassen und Verstopfungen mit sich bringen. Sie können sich auch auf das Herz-Kreislauf-System auswirken, wodurch z. B. Herzrasen, Herzrhythmusstörungen, plötzlicher Blutdruckabfall nach dem Aufstehen, Schwindel oder Kreislaufprobleme auftreten können. Die behandelnde Ärztin oder der behandelnde Arzt muss deshalb vor und während der Behandlung immer wieder eine EKG-Untersuchung durchführen.

Die Standarddosis für die meisten trizyklischen Antidepressiva beträgt 150 Milligramm am Tag. Standarddosis heißt, dass für diese Dosierung in Studien die Wirksamkeit gesichert werden konnte. Es gibt Hinweise darauf, dass auch eine Dosierung mit 100 Milligramm oder weniger schon effektiv sein kann.

Monoaminooxidase-Hemmstoffe (MAO-Hemmer)

Der MAO-Hemmer Iproniazid wurde ebenfalls im Jahr 1958 zur Behandlung von Depressionen zugelassen. Das Medikament fand eigentlich bei Tuberkulose Verwendung. In diesem Rahmen wurde jedoch die stimmungsaufhellende Wirkung der Substanz beobachtet. Die Entdeckung der Antidepressiva verdankt sich also einem Zufall oder anders gesagt der genauen Beobachtungsgabe einzelner Medizinerinnen und Mediziner. Die Monoaminooxidase (kurz: MAO) ist ein Eiweißstoff (Enzym), der den Abbau von Serotonin und Noradrenalin bewirkt. MAO-Hemmer verhindern, dass dieses Enzym wirksam werden kann – somit werden Serotonin und Noradrenalin weniger abgebaut und verbleiben mehr im synaptischen Spalt.

Es gibt nun sogenannte reversible und irreversible MAO-Hemmer: Reversibel bedeutet, dass die Medikamente nur vorübergehend zu einer Hemmung der MAO beitragen, während irreversibel bedeutet, dass das jeweilige MAO-Enzym dauerhaft geschädigt wird – nach Absetzen solcher Medikamente braucht es also deutlich länger, bis sich die MAO-Funktion wieder erholt. Es gibt Hinweise darauf, dass der irreversible MAO-Wirkstoff Tranylcypromin wirksam bei der Behandlung von Depressionen ist, die auf andere Antidepressiva nicht ansprechen. Es handelt sich also um eine Ausnahme, bei der ein Medikamentenwechsel – bei Nichtansprache auf ein anderes Medikament – durchaus Sinn machen kann (siehe S. 221 ff.). Allerdings ist Tranylcypromin nicht ganz einfach zu handhaben: Bei normaler Ernährung kann der Blutdruck bei der Einnahme hochgefährlich steigen. Es muss daher eine strenge (tyraminarme) Diät eingehalten werden, um zu verhindern, dass sich Tyramin – ein Stoff, der in vielen Lebensmitteln enthalten ist und dessen Abbau durch die Einnahme von Tranylcypromin verhindert wird – im Körper anreichert. Lebensmittel, auf die verzichtet werden muss, sind beispielsweise stark gereifte Käsesorten, Salami, Bier, Wein, Räucherlachs, sehr reife Bananen, Walnüsse, Schokolade und Avocados (Lewitzka 2008). Entsprechende Listen »verbotener« Lebensmittel muss man sich bei Behandlungsbeginn aushändigen lassen. Zudem muss die Behandlung in sehr enger Absprache mit einer Fachärztin oder einem Facharzt durchgeführt werden.

Ansonsten gehen MAO-Hemmer jedoch mit nur wenigen Nebenwirkungen einher: Allerdings dürfen sie nicht mit anderen Antideperessiva kombiniert werden, da die Gefahr eines sogenannten **Serotoninsyndroms** besteht. Das Serotoninsyndrom wird hervorgerufen, wenn es zu einer Anhäufung des Neurotransmitters Serotonin kommt – statt zu wenig Serotonin ist dann also zu viel Serotonin vorhanden! Charakteristisch für dieses Syndrom sind Fieber, Schwitzen, Magen- und Darmbeschwerden, Zittern, Unruhe und in schweren Fällen Bewusstseinsveränderungen. Die verursachenden Arzneimittel müssen rasch abgesetzt und die Betroffenen engmaschig überwacht werden.

Die Standarddosis von Tranylcypromin beträgt 20 bis 60 Milligramm am Tag. Moclobomid – ein reversibler MAO-Hemmer, für den keine Diätvorschriften gelten – wird mit einer Dosis von 450 bis 600 mg am Tag eindosiert.

Selektive Serotonin-Wiederaufnahme-Inhibitoren (bzw. -Hemmer; SSRI)

SSRIs sind seit den 1980er-Jahren auf dem Markt und gelten daher als Antidepressiva der zweiten Generation. Der Wirkstoff Fluoxetin erlebte Anfang der 1990er-Jahre in den USA unter dem Handelsnamen Prozac® und in Deutschland unter dem Handelsnamen Fluctin® einen wahren Boom, es wurde als Wundermittel gefeiert, schaffte es auf die Titelseiten von Magazinen, wurde in Popsongs besungen und Prozac®-Geschichten wurden zu Bestsellern. Die anfängliche Begeisterung ist heute indes einer etwas nüchterneren Betrachtung gewichen.

Auch SSRIs sorgen dafür, dass der Botenstoff Serotonin von der Nervenzelle, von der er abgegeben wurde, nicht wieder aufgenommen wird – somit erhöht sich die Konzentration von Serotonin im synaptischen Spalt. Da SSRIs jedoch auf andere Rezeptoren keine wesentliche blockierende Wirkung ausüben, werden sie als »selektiv« bezeichnet und verursachen deshalb nicht die gleichen Nebenwirkungen wie beispielsweise trizyklische Antidepressiva. Leider bedeutet das nicht, dass SSRIs keine Nebenwirkungen hätten: Zu Beginn der Behandlung können Kopfschmerzen und Übelkeit auftreten. Darüber hinaus kann es zu Unruhe, Angstzuständen und Schlaflosigkeit kommen. Es kann also sein, dass einige Symptome der Depression vorübergehend verstärkt auftreten. Dies gilt auch für solche, die sexuelle Funktionen betreffen: Es können Orgasmusstörungen und bei Männern verzögerte Samenergüsse auftreten. Bei Überdosierungen kann es zu Herzrythmusstörungen kommen. Unter der Einnahme von verschiedenen SSRIs können sich außerdem ungünstige Wechselwirkungen mit anderen Medikamenten einstellen. Die behandelnde Ärztin oder der behandelnde Arzt muss etwaige Medikamentenkombinationen daher sehr sorgfältig prüfen. Schlussendlich müssen Anzeichen auf ein Serotoninsyndrom ernst genommen werden. Deshalb empfiehlt die S3-Leitlinie, dass bei Menschen, die SSRI erhalten, gerade in den ersten Wochen besonders aufmerksam auf Anzeichen für ernste Nebenwirkungen geachtet werden sollte.

Die Standarddosierung für die SSRIs Citalopram, Fluoxetin und Paroxetin beträgt 20 Milligramm am Tag, für Fluvoxamin und Sertralin 50 bis 100 Milligramm am Tag und für Escitalopram und Vortioxetin 10 Milligramm am Tag.

Nebenwirkung Suizidalität!

Immer wieder wird diskutiert, ob Antidepressiva, insbesondere SSRIs, das Suizidrisiko steigern. Tatsächlich zeigte sich in verschiedenen – jedoch nicht allen – Metaanalysen, dass es unter Antidepressiva im Vergleich zu einer Placebobehandlung zu mehr Suizidversuchen und auch Suiziden kam (Plöderl 2019). Kurzum: Im Vergleich zu Placebo schützen Antidepressiva nicht vor Suiziden, es gibt sogar Hinweise darauf, dass sie eher zu Suizidversuchen und Suiziden führen. Vor diesem Hintergrund sorgte die amerikanische Arzneimittelbehörde bereits 2004 dafür, dass auf dem Beipackzetteln von Antidepressiva vor Suizidalität als Nebenwirkung gewarnt wird. In der S3-Leitlinie wird hervorgehoben, dass Antidepressiva nicht eingesetzt werden sollten, um eine akute Suizidalität zu behandeln! Es ergeben sich zwei Schlussfolgerungen:

- Menschen, bei denen ein Antidepressivum neu angesetzt wird, müssen bezüglich des Aufkommens etwaiger Suizidwünsche und Suizidimpulse sehr gut beobachtet werden! Dies gilt besonders für junge Menschen und die Verordnung von SSRIs. Es muss jedoch klar gesagt werden, dass Suizide und Suizidversuche sowohl unter Antidepressiva- als auch Placebogabe sehr selten vorkommen!

- Antidepressiva eignen sich nicht zur Krisenintervention bei Personen, die bereits unter Suizidgedanken leiden. Hier ist psychotherapeutischen und psychosozialen Interventionen der Vorzug zu geben. Das einzige Medikament, das langfristig mit einer Abnahme suizidalen Erlebens und Verhaltens einhergeht, ist Lithium. Lithium kann jedoch nicht kurzfristig in einer Krise angesetzt werden. Unter einer Präventionsperspektive sollte jedoch bei Personen, die anhaltend unter Suizidgedanken leiden oder immer wieder in suizidale Krisen hineingeraten, eine Lithiumbehandlung erwogen werden.

Weitere Substanzen

Neben den genannten Wirkstoffklassen gibt es eine Reihe weiterer Arten von Antidepressiva (siehe Tabelle 2, S. 209): Selektive Serotonin-Noradrenalin-Wiederaufnahme-Hemmer (SSNRI) wie Venlafaxin und Duloxetin und Alpha2-Rezeptor-Antagonisten wie Mirtazapin und Mianserin. Wie die anderen beschriebenen Medikamente auch, nehmen sämtliche dieser Antidepressiva weitgehend selektiven Einfluss auf die Verfügbarkeit von Serotonin- und / oder Noradrenalin im synaptischen Spalt. Bupropion ist hingegen ein weitgehend selektiver Hemmer der Noradrenalin- und Dopamin-Wiederaufnahme und Agomelatin ein Melatonin-Rezeptor-Antagonist.

Wie der Name schon nahelegt, ist Agomelatin mit dem Wirkstoff Melatonin verwandt. Melatonin ist ein körpereigenes Hormon, das dem Körper hilft, seinen Rhythmus an den natürlichen Tag-Nacht-Ablauf anzupassen. Bislang ist allerdings unklar, ob die Wirkung von Agomelatin tatsächlich über die stimulierende Melatoninwirkung zustande kommt oder vor allem auch über seine Wirkung auf den Serotoninspiegel. Die

Nebenwirkungen der genannten Substanzen sind weitgehend vergleichbar mit denen der SSRIs. Zu beachten ist, dass Agomelatin die Funktion der Leber beeinflussen kann, sodass regelmäßige Kontrollen der Leberwerte vor und während der Behandlung wichtig sind.

Botox-Behandlung

In der Depressionsforschung werden die unterschiedlichsten Wege beschritten, um das bestehende Behandlungsangebot zu ergänzen und zu verbessern. Eine zunächst kurios anmutende Behandlungsidee besteht in der Verwendung von Botulinuminjektionen. Botulinumtoxin, besser bekannt unter dem Handelsnamen Botox, wird in der kosmetischen Medizin verwendet, um Falten zu beseitigen.

In entsprechenden Depressionsstudien erhalten depressive Testpersonen eine Botoxinjektion in den Bereich der Stirnmitte zwischen den Augenbrauen. Hierdurch kommt es zu einer Lähmung des entsprechenden Muskels; Falten werden vorübergehend abgeschwächt. In mehreren Studien ließ sich zeigen, dass eine entsprechende Injektion mit einem Rückgang depressiver Symptomatik einhergeht (Magid u.a. 2015). Zur Erklärung dieses Effektes wird zumeist auf die »Facial Feedback Hypothese« zurückgegriffen, die besagt, dass Gesichtsmuskelbewegungen das emotionale Befinden beeinflussen: Traurigkeit macht sich also nicht nur in einem bestimmten Gesichtsausdruck bemerkbar, sondern der Gesichtsausdruck selbst macht auch trauriger – wenn ich viel lächle, werde ich fröhlicher, wenn ich oft traurig dreinblicke, werde ich trauriger (so die Facial-Feedback-Hypothese). Wenn ich aufgrund der Botoxinjektion nicht mehr traurig gucken kann, dann – so die Idee – wirkt sich das möglicherweise depressionslindernd aus. Allerdings ist die Studienlage zur Botoxinjektion noch sehr dünn. Es handelt sich mitnichten um ein Standardverfahren in der Depressionstherapie. Gleichzeitig macht es deutlich, dass tatsächlich auf sehr breiter Basis versucht wird, alternative Wege zur Depressionsbehandlung zu finden.

Die Behandlung mit Johanniskrautextrakt erfreut sich in Deutschland großer Beliebtheit. Dies liegt daran, dass sich Johanniskrautextrakt als ähnlich wirksam erwiesen hat wie andere Antidepressiva und wenige Nebenwirkungen mit sich bringt, sodass die Abbrecherquote niedriger ist als bei anderen Antidepressiva (Ng u. a. 2017). Die S3-Leitlinie empfiehlt den Einsatz von Johanniskraut bei leichten und mittelgradigen Depressionen, nicht aber bei schweren depressiven Zuständen. Zu beachten ist allerdings, dass nur solche Präparate eingenommen werden sollten, deren Wirksamkeit in Studien nachgewiesen wurde und die als verschreibungspflichtige Arzneimittel zugelassen sind. Es sei also davon abzuraten, sich Johanniskraut einfach aus dem Drogeriemarkt oder der Apotheke zu besorgen. Bei diesen Mitteln ist vielfach unklar, wie stark ihre Dosierung ist und wie sie dementsprechend gewinnbringend eingesetzt werden können.

Überdies sei vor dem Fehlschluss gewarnt, dass etwas, nur weil es pflanzlich ist, unbedenklich eingenommen werden kann. Wir wissen alle, dass viele Pflanzen sehr giftig sind. Das gilt für Johanniskraut natürlich nicht, aber dennoch müssen verschiedene Hinweise bei der Einnahme sehr ernst genommen werden: Johanniskraut kann die Wirkung verschiedener anderer Medikamente beeinträchtigen. Vor allem die Pille zur Verhütung von Schwangerschaften kann unwirksam werden, blutverdünnende Medikamente und Medikamente zur Behandlung von Epilepsien wirken nicht mehr so gut. Darüber hinaus darf Johanniskraut bei einer besonderen Empfindlichkeit gegenüber Sonnenlicht nicht eingesetzt werden. All diese Punkte unterstreichen die Notwendigkeit, auch die Behandlung mit Johanniskraut unter ärztlicher Aufsicht durchzuführen!

Zucker, Schokolade, Softdrinks und Co.

Im Deutschland-Barometer Depression (Stiftung Deutsche Depressionshilfe, Deutsche Bahn Stiftung 2017) gaben 18 Prozent der Bevölkerung an, dass es bei der Bewältigung von Depressionen helfe, Schokolade oder etwas Süßes zu essen. Tatsächlich hilft Zucker jedoch noch nicht einmal kurzfristig, die Stimmung zu verbessern – und wir reden hier nicht von klinischen Depressionen! In einer aktuellen Metaanalyse wurden 31 Einzelstudien mit mehr als 1.200 Studienteilnehmenden analysiert, in denen der Effekt von Zucker mit einem Placebo verglichen wurde. Es zeigte sich, dass Zuckeraufnahme weder 30 Minuten noch 60 Minuten oder länger nach Einnahme irgendeinen nennenswerten positiven Stimmungseffekt mit sich bringt. Wenn die Studienteilnehmenden überhaupt eine Wirkung der Zuckereinnahme bemerkten, dann fühlten sie sich weniger wach und müder als diejenigen, die keinen Zucker zu sich genommen hatten (Mantzis u.a. 2019). Schokolade und Softdrinks helfen also leider nicht gegen Traurigkeit, Antriebslosigkeit und Anspannung.

Wie läuft eine Antidepressiva-Behandlung ab?

Das Ziel jeder Arzneimitteltherapie ist es, effektiv und sicher zu behandeln. Die meisten Antidepressiva nimmt man daher – aus Gründen der Verträglichkeit – zuerst in niedriger Dosis ein. Die Dosis wird so lange schrittweise erhöht, bis die sogenannte Standarddosis erreicht ist. Meistens gelingt dies innerhalb einer oder zwei Wochen. Bei SSRIs ist es in der Regel möglich, gleich die Standarddosierung zu nehmen. Wenn die Standarddosis erreicht ist, wird diese vier bis sechs Wochen beibehalten. Erst jetzt kann eingeschätzt werden, ob eine Behandlung anschlägt.

Anders als beispielsweise bei Schmerztabletten setzt die Wirkung von Antidepressiva also erst deutlich zeitverzögert ein. Nebenwirkungen treten gewöhnlich hingegen deutlich früher ein. Dadurch kann es sich für die Betroffenen so anfühlen, als ob sich die Symptome verschlechtert hätten. Nicht selten werden Antidepressiva aus diesem Grund bereits wieder abgesetzt, bevor sie überhaupt richtig wirken können. Viele Nebenwirkungen lassen nach einigen Tagen wieder nach, andere werden aber möglicherweise über die Dauer der Einnahme hinweg fortbestehen. In einer individuellen Kosten-Nutzen-Abwägung muss die betroffene Person entscheiden, inwieweit sie die Nebenwirkungen ertragen kann, um sich den positiven Effekt der Medikamente zu erkaufen.

Um besser einschätzen zu können, ob die Medikamente helfen, empfiehlt es sich, kurz vor Beginn der Behandlung sehr genau zu notieren, welche Symptome in welcher Stärke vorliegen. Hierzu können Sie beispielsweise den vorgestellten Fragebogen PHQ-9 verwenden (siehe S. 44 f.). Spätestens nach vier bis fünf Wochen sollten Sie den Bogen erneut ausfüllen, um beurteilen zu können, ob es Veränderungen in die richtige Richtung gibt. Am besten wird dieser »Bewertungstag« gleich zu Beginn der Behandlung festgelegt.

EXKURS Schwangerschaft und Stillzeit

Darf man Antidpressiva in der Schwangerschaft einnehmen? Darf man stillen, während man Antidepressiva nimmt? Wenn es um das Wohl und Leben von Babys und Ungeborenen geht, darf man aus ethischen Gründen nicht wild herumexperimentieren und z. B. einer Gruppe von Schwangeren Antidpressiva geben und einer anderen Placebos. Aufgrund dieser Beschränkungen ist die Studienlage zu diesen wichtigen Fragen nicht allzu breit. Die verfügbaren Ergebnisse weisen darauf hin, dass Antidepressiva, die in der Schwangerschaft eingenommen werden, mit einem geringfügig erhöhten Risiko für Schädigungen des Ungeborenen und Frühgeburten einhergehen. Grundsätzlich muss hervorgehoben werden, dass entsprechende Schädigungen jedoch extrem selten sind (Grigoriadis u. a. 2013; Nikfar u. a. 2012).

Nichtsdestotrotz stellt sich natürlich genau in dieser Lebensphase die Kosten-Nutzen-Abwägung einer medikamentösen Behandlung nochmals völlig anders dar. Wenn sich eine Frau in der Schwangerschaft für Antidepressiva entscheidet, empfiehlt die S3-Leitlinie, nur ein Medikament (nicht mehrere) zu verwenden, die geringstmögliche Dosis einzusetzen, Plasmaspiegelkontrollen vorzunehmen, ein abruptes Absetzen des Medikaments zu vermeiden und die Entbindung so zu planen, dass eine Neonatologie, d.h. eine Intensivstation für Neugeborene, in der Entbindungsklinik vorhanden ist. Aktuelle Behandlungsempfehlungen und persönliche Beratungen können unter www.embryotox.de und www.reprotox.de eingeholt oder vereinbart werden. Es handelt sich hierbei um Angebote universitärer Beratungsstellen, die über die Nutzung von Medikamenten in Schwangerschaft und Stillzeit informieren.

Grundsätzlich ist, wenn irgendwie möglich und vorstellbar, in der Schwangerschaft einer Psychotherapie – genauso wie Sport oder körperlichem Training – der Vorzug gegenüber einer medikamentösen Behandlung zu geben. Das gilt auch für die Zeit nach der Entbindung. Hier ist die Leitlinie sehr klar in ihrer Empfehlung: Frauen soll eine Psychotherapie angeboten werden, wenn sie Symptome einer postpartalen Depression aufweisen. Natürlich kann es aber Fälle geben, in denen Psychotherapie weder verfügbar noch ausreichend ist – und dann braucht es eine sorgfältig überwachte und begleitete medikamentöse Behandlung.

Zeigen die Antidepressiva ihre Wirkung, so sollten sie in unveränderter Weise weiter eingenommen werden, bis alle Symptome abgeklungen sind. Auch darüber hinaus sollten sie nicht direkt abgesetzt werden, um einem Rückfall vorzubeugen. Die S3-Leitlinie empfiehlt dazu, die Medikamente über vier bis neun Monate nach Erreichen der Symptomfreiheit weiter einzunehmen. Betroffenen, die erstmalig an einer Depression erkrankt sind, wird geraten, die Medikamente dann abzusetzen. Eine einmalige depressive Episode ist kein ausreichender Grund für eine fortwährende Antidepressivaeinnahme! Betroffene, die schon mehr als zwei Episoden durchlitten haben, sollten die Medikamente über zwei Jahre weiter einnehmen.

Die Leitlinie empfiehlt zudem, dass in den ersten vier Wochen der medikamentösen Behandlung bestenfalls einmal pro Woche ein Arztgespräch stattfinden sollte, danach in Intervallen von zwei bis vier Wochen und nach drei Monaten in noch längeren Abständen. Während dieses Zeitraums sind wiederholt Untersuchungen des Blutbildes und der Leberwerte vorzunehmen. Überdies erfordern manche Antidepressiva wiederholte Blutdruckmessungen und EKG-Kontrollen. Bei verschiedenen Medikamenten wie Mirtazapin und den meisten Trizyklika ist es wegen der möglichen Gewichtszunahme wichtig, sich regelmäßig zu wiegen. Wirken die Medikamente bei den depressiven Symptomen nicht, sollte die Behandlungsstrategie verändert werden. Hierauf gehen wir im kommenden Abschnitt ein.

Strategien bei Nichtansprache

Bei bis zu 50 Prozent aller Patientinnen und Patienten helfen Antidepressiva nicht ausreichendend gegen die Depression (DGPPN u.a. 2015). Ist keine Verbesserung erkennbar, dann kann und sollte die Konzentration des Antidepressivums im Blut bestimmt werden – diese wird auch als Antidepressivaspiegel bezeichnet. Hierzu wird in einer Blutprobe analysiert, ob der Wirkstoff im Blut zu hoch oder zu niedrig konzentriert ist. Für fast alle Antidepressiva ist die wirksame Konzentration im Blutserum bekannt, sodass genau untersucht werden kann, ob das Antidepressivum in der richtigen Dosis eingenommen wird. Die Antidepressivakonzentration hängt dabei von verschiedenen Punkten ab: z. B. von der individuell richtigen Medikamentenmenge, von möglichen Wechselwirkungen mit anderen Medikamenten und davon, wie regelmäßig das Medikament eingenommen wird und ob jemand raucht oder nicht. Bei bis zu 10 Prozent der Bevölkerung liegen eine genetisch bedingte Über- oder Unteraktivität in der körperlichen »Verarbeitung« von Antidepressiva vor, durch die es erforderlich sein kann, Antidepressiva deutlich höher oder deutlich niedriger zu dosieren. Liegt der Serumspiegel außerhalb des zu erwartenden Bereichs und konnten andere Ursachen ausgeschlossen werden, kann eine entsprechende Genuntersuchung angebracht sein.

Wird ein Antidepressivum in der richtigen Dosierung eingenommen, die depressiven Symptome gehen aber trotzdem nicht zurück, so hilft es nicht unbedingt, die Dosis weiter zu steigern. Untersuchungen zeigen, dass eine Dosis von SSRI über die Standarddosierug hinaus keinen zusätzlichen Effekt mit sich bringt (Rink u. a. 2018) – »viel hilft viel« gilt hier nicht. In Bezug auf andere Arten von Antidepressiva liegen keine ausreichenden Studien vor; bei der Einnahme von Trizyklika, Venlafaxin oder Tranylcypromin kann eine Dossisteigerung aber zumindest probiert werden (Bschor 2018).

Wenig Erfolg versprechend scheint es auch zu sein, von einem Medikament auf ein anderes zu wechseln, zumindest sei vor dem fortwährenden Ausprobieren immer weiterer Medikamente dringend gewarnt! Es kann allerdings ausprobiert werden, auf den irreversiblen MAO-Hemmer Tranylcypromin umzustellen (Bschor u. a. 2018). Eine Ausnahme von der Regel scheint es also zu geben. Wie bereits beschrieben ist bei MAO-Hemmern aber eine strenge Diät einzuhalten. Zudem muss das vorangegangene Antidepressivum vollständig ausgeschlichen worden sein, bevor das neue Medikament angesetzt werden kann.

Falls die beschriebenen Maßnahmen nicht zum Erfolg führen, kann schließlich erwogen werden, ein weiteres Antidepressivum oder eine weitere Substanz, die selbst kein Antidepressivum ist (**Augmentation**), zu geben. Das Kombinieren von zwei verschiedenen Antidepressiva hat sich in Studien als effektiv erwiesen (Henssler u. a. 2016) – allerdings liegen ausreichende Belege nur für die Kombination von Mianserin oder Mirtazapin entweder mit einem SSRI oder einem Trizyklikum vor. Nach der S3-Leitlinie sind dies die einzigen Kombinationen von Antidepressiva, die erwogen werden sollten.

Mit Blick auf die Augmentation, also die Kombination eines Antidepressivums mit einer anderen Medikamentenart, ist in Deutschland die Kombination mit Lithium und dem Antipsychotikum Quetiapin zugelassen. Lithiumsalze werden ansonsten vor allem in der Behandlung von Bipolaren Störungen verwendet, sind aber auch bei chronischer

Suizidalität sehr hilfreich. Quetiapin (Handelsname: Seroquel®) ist ein sogenanntes atypisches Neuroleptikum, das vor allem in der Behandlung von Psychosen, d. h. bei Vorliegen von Wahn und Halluzination eingesetzt wird.

Bei der Augmentation mit Lithium erhalten die Personen zusätzlich zum Antidepressivum eine tägliche Lithiumgabe. Lithium muss auf Grundlage von regelmäßigen Blutkontrollen sehr genau und individuell eingestellt werden, sodass eine entsprechende Behandlung nur von einer Fachärztin oder einm Facharzt durchgeführt werden sollte. Wenn der wirksame Lithiumspiegel erreicht ist, sollte die Behandlung für zwei Wochen fortgesetzt werden. Dann wird entschieden, ob die Augmentation die depressiven Symptome verbessert hat. Hierzu sollten wieder genaue Symptomaufzeichnungen oder Fragebogendaten verglichen werden. Zeigt sich keinerlei Besserung, kann die Lithiumaugmentation wieder abgebrochen werden. Findet sich ein positiver Effekt, sollte die Behandlung in dieser Form über vier bis neun Monate fortgesetzt werden.

Die Lithiumaugmentation hat sich als sehr effektiv erwiesen. Grundsätzlich ist bei jeder Form der Augmentation natürlich zu beachten, dass weitere Medikamente in aller Regel mit weiteren Nebenwirkungen einhergehen. Letztlich handelt es sich wiederum um eine individuelle Kosten-Nutzen-Abwägung, die vorab getroffen werden muss. Das gilt für die Lithiumaugmentation genauso wie für die Augmentation mit einem Antipsychotikum. Im Fall einer Lithiumaugmentation gilt es überdies, verschiedene Verhaltensregeln einzuhalten: Betroffene müssen ausreichend trinken, bei Flüssigkeitsverlust durch Fieber, Durchfall oder starkem Erbrechen die Lithiumeinnahme unterbrechen, sie dürfen keine kochsalzarme Diät machen und sie müssen vor der Einnahme anderer Medikamente immer Rücksprache mit ihrer behandelnden Ärztin oder ihrem behandelnden Arzt halten.

Zeigen Antidepressiva keine ausreichende Wirkung, sollte immer auch erwogen werden, die Behandlungsstrategie vollständig zu wechseln und eine Psychotherapie, ein körperliches Training oder eine andere somatische Behandlung auszuprobieren. Möglicherweise gehört man einfach zu den Personen, die von einer medikamentösen Behandlung nicht profitieren. Alternativ kann auch eine Kombinationsbehandlung aus Psycho- und Pharmakotherapie begonnen werden. Die Kombination von Medikamenten und Psychotherapie ist vor allem bei schweren und chronischen Formen wirksamer als eine reine Pharmakotherapie und eine reine Psychotherapie – und wird dementsprechend von der S3-Leitlinie empfohlen.

Sequenzielle Behandlung

Neben dem Kombinieren zweier Behandlungsverfahren – bei dem Antidepressiva gleichzeitig mit Beginn der Psychotherapie verabreicht werden – gibt es auch Vorschläge für eine sogenannte sequenzielle Behandlung, die nacheinander durchgeführt wird. Im Rahmen der sequenziellen Behandlung erfolgt typischerweise zunächst eine Behandlung mit Antidepressiva, die – nachdem die Symptomatik sich gebessert hat – in eine Psychotherapie überführt wird. Mit dem Start der Psychotherapie werden die Antidepressiva – wenn möglich – abgesetzt.

Die Idee der sequenziellen Behandlung besteht darin, dass solche Depressionssymptome, die durch die eine Behandlungsform nicht verbessert werden konnten, möglicherweise auf die andere Behandlungsform ansprechen. Zudem bietet der Ansatz den Vorteil, dass eine Antidepressivabehandlung nur vergleichsweise kurz erfolgt. In Studien hat sich der sequenzielle Behandlungsansatz als sehr effektiv erwiesen (Guidi u. a. 2016). Mit Blick auf die häufigen langen Wartezeiten auf einen Psychotherapieplatz könnte dies ein sehr praktikables Modell für die Versorgungspraxis sein. Weitere Studien hierzu bleiben jedoch abzuwarten.

Absetzsymptome

Bis zu einem Drittel aller Menschen, die Antidepressiva eingenommen haben, erleben Absetzsymptome, wenn sie die Einnahme der Antidepressiva einstellen. Von manchen Autoren werden diese Symptome auch explizit als Entzugserscheinungen bezeichnet (FAVA u. a. 2015, 2018). Zu den häufig auftretenden Symptomen gehören Übelkeit, Schwindel, Gleichgewichtsstörungen, grippeähnliche Symptome, Schlafstörungen, Albträume, Ängstlichkeit und Reizbarkeit. Als besonders unangenehm werden vielfach stromschlagartige Missempfindungen im Gehirn (»brain-zapps«) oder im Körper (»body-zapps«) erlebt.

Beim Absetzen der Medikamente können sowohl Symptome auftreten, die an ein Wiederaufkommen der Depression denken lassen, als auch solche, die für eine Depression untypisch sind. Die Symptome treten zumeist innerhalb der ersten Woche, nachdem das Antidepressivum weggelassen wurde, auf und klingen innerhalb von zwei bis sechs Wochen wieder ab; in einzelnen Fällen können entsprechende Symptome aber auch deutlich länger anhalten. Absetzsymptome sind bei nahezu allen Antidepressivaklassen zu beobachten, besonders ausgeprägt scheint das Risiko jedoch bei der Einnahme von Tranylcypromin, Phenelzin, Paroxetin, Venlafaxin und trizyklischen Antidepressiva zu sein; kein Risiko scheint bei der Einnahme von Agomelatin zu bestehen (HENSSLER u. a. 2019).

Um Absetzsymptome zu minimieren, sollten Antidepressiva nicht abrupt, sondern schleichend über einen Zeitraum von mindestens vier Wochen reduziert werden. Dies garantiert allerdings nicht, dass keine Absetzphänomene auftreten. Der SSRI Fluoxetin hat eine sehr lange Halbwertzeit und kann über einen kürzeren Zeitraum hinweg abgesetzt werden. Wiederum garantiert dies jedoch keine Beschwerdefreiheit.

EXKURS Machen Antidepressiva abhängig?

Das Vorliegen von Absetz- oder Entzugssymptomen scheint erst einmal dafür zu sprechen, dass Antidepressiva eine gewisse Abhängigkeit erzeugen. Abhängigkeit definiert sich allerdings nicht ausschließlich über Entzugssymptome, sondern auch über die folgenden Merkmale:

- Toleranzentwicklung mit Dosissteigerung (unter Toleranz versteht man die Gewöhnung an einen Wirkstoff),
- starker Konsumwunsch,
- verminderte Kontrolle über die Einnahme,
- Vernachlässigung anderer Interessen und
- anhaltender Konsum trotz schädlicher Folgen.

In dieser Hinsicht sind Antidepressiva jedoch unverdächtig. Es gibt keinen Hinweis darauf, dass Betroffene die Dosis steigern, weil die gewohnte Dosis nicht mehr wirkt (wie es bei Drogen der Fall ist), oder dass sie ein unwiderstehliches Verlangen nach Antidepressiva entwickeln oder die Kontrolle über die Einnahme in dem Sinne verlieren, dass sie mehr Antidepressiva schlucken, als sie ursprünglich geplant hätten. Antidepressiva machen also nicht abhängig in dem Sinne, wie Drogen, Beruhigungs-, Schlaf- und Schmerzmedikamente abhängig machen!

Treten beim Absetzen der Medikamente vermehrt Symptome auf, dann stellt sich für die betroffene Person die Frage, ob es sich tatsächlich um Absetzsymptome oder ein Wiederaufkommen der Depression handelt – diese also noch nicht ausreichend lang behandelt worden ist. In vielen Fällen ist dies schwierig zu beantworten: Hier kann der Blick auf depressionsuntypische, körperliche Symptome (Grippesymptome, Gefühl von Stromschlägen) helfen, die eher für ein Absetzphänomen sprechen. Liegen solche Symptome vor, dann handelt es sich auch bei Stimmungsverschlechterung und anderen depressionstypischen Symptomen wahrscheinlich um Absetzphänomene und eben nicht um ein Wiederaufflammen der depressiven Erkrankung. Die potenziellen Schwierigkeiten und Unsicherheiten beim Absetzen von Antidepressiva machen sehr deutlich, dass Antidepressiva wirklich nur bei einer klaren Heilanzeige, d. h. wenn es ausreichende Anzeichen dafür gibt, dass diese therapeutische Maßnahme ansprechen kann, eingesetzt werden sollten. Hierzu zählen eine schwer ausgeprägte depressive Symptomatik und ein Mangel an Behandlungsalternativen. Antidepressiva sollten – wie bereits geschrieben – nicht »leichtfertig« eingenommen oder verschrieben werden, weil man unter einzelnen Depressionssymptomen, Trauer oder leichten Depressionen leidet!

Dies wird noch dadurch unterstrichen, dass zum gegenwärtigen Zeitpunkt nicht sicher ausgeschlossen werden kann, dass eine längerfristige Einnahme von Antidepressiva möglicherweise anfällig macht für depressive Rückfälle – der Langzeitverlauf der Depression sich also verschlechtert aufgrund der Medikamenteneinnahme. Das wäre natürlich eine Katastrophe, würde es doch bedeuten, dass man eine kurzfristige Besserung der Depression dadurch erkauft, dass man langfristig häufiger depressiv wird. Es gibt sehr ernst zu nehmende Hinweise auf ein solches Szenario. Bislang fehlt es aber an wirklich aussagekräftigen Studien. Allein diese Möglichkeit spricht unseres Erachtens aber sehr definitiv gegen einen allzu lässigen Einsatz von Antidepressiva.

Fahrtauglichkeit unter Antidepressivabehandlung

Laut Fahrerlaubnisverordnung ist jede Person selbst dafür verantwortlich, sicherzustellen, dass sie nur in einem unbeeinträchtigten Zustand ein Fahrzeug führt. Die während einer Depression auftretenden Konzentrations- und Gedächtnisprobleme sowie die eingeschränkte Fähigkeit, alltäglichen Aufgaben nachzukommen, kann die Fahrtauglichkeit massiv einschränken oder aufheben. Es kann also ratsam sein, während einer depressiven Episode – und in Abhängigkeit von dem jeweiligen Symptommuster – eine Zeit lang kein Auto oder Motorrad zu fahren. Kommt man seiner Vorsorgepflicht nicht nach, kann die Haftpflichtversicherung schlimmstenfalls ihre Leistungen verweigern, wenn es zum Versicherungsfall kommt.

Neben den Symptomen der Depression selbst, können auch Antidepressiva die Fahrtauglichkeit beeinträchtigen. Schwere Auswirkungen auf die Fahrtauglichkeit sind zu erwarten bei der Einnahme von Amitriptilin, Doxepin, Maprotilin, Mirtazapin und Trimiparin. Insbesondere, wenn diese Medikamente eindosiert werden, sollte nicht gefahren werden. Hinweise zur Fahrtauglichkeit finden Sie in den jeweiligen Beipackzetteln. Sprechen

Sie zudem mit Ihrer behandelnden Ärztin oder Ihrem behandelnden Arzt – auch, um gegebenfalls solche Medikamente auszuwählen, die keinen oder nur einen geringen Einfluss auf die Fahrtüchtigkeit nehmen.
Grundsätzlich ist die Fahrtauglichkeit bei behandelten Depressionen höher als bei nicht-behandelten Depressionen. Durch den Verzicht auf Antidepressiva erhalten Sie also nicht zwangsläufig Ihre Fahrtauglichkeit.

Wie effektiv sind Antidepressiva?

In Studien zeigte sich immer wieder, dass Antidepressiva – wie bereits beschrieben – eine moderat-gute Wirksamkeit haben. Der Nutzen von Antidepressiva wurde in unzähligen randomisiert und placebokontrollierten klinischen Studien sowie Metaanalysen mit mehr als 100.000 Studienteilnehmenden überprüft.

Placebokontrolliert bedeutet, dass ein Teil der Studienteilnehmer tatsächlich das Medikament bekommt, während der andere Teil ein Placebo, d. h. eine Tablette ohne jeglichen Wirkstoff (»Zuckerpille«) erhält. Die Zuteilung zu den beiden Gruppen erfolgt per Zufall und – bei den hochwertigen Studien – weiß der behandelnde Arzt selbst nicht, ob die Patientin das Medikament oder das Placebo ausgehändigt bekommt. Man spricht von einer »Verblindung« der Behandler. In Metaanalysen, die Ergebnisse von vielen Einzelstudien zusammenfassen, ergab sich wiederholt eine sogenannte Effektstärke von 0.3 für den Unterschied zwischen Antidepressivum und Placebo (Khan, Brown 2015). Eine Effektstärke ist ein standardisiertes statistisches Maß, das die Größe eines Effektes und damit die Wirksamkeit einer Maßnahme angibt. Die Umrechnung einer Veränderung in eine Effektstärke macht es möglich, die Ergebnisse verschiedener Studien mit unterschiedlichen Messinstrumenten direkt miteinander zu vergleichen. Effektstärken, die größer sind als 0.8, verweisen auf eine sehr starke Veränderung. Effektstärken von weniger als 0.5 verweisen auf kleine bis minimale Veränderungen. Der Unterschied zwischen Placebo und Antidepressivum ist somit als klein zu bezeichnen.

Dies kann man durchaus beklagen. Gleichzeitig kann man aber auch zur Kenntnis nehmen, dass ein Placebo für sich genommen bereits erstaunlich effektiv ist. Tatsächlich ist auch der Unterschied zwischen einer Pillen-Placebobehandlung und einer Psychotherapie nur sehr gering: In einer entsprechenden Untersuchung fand sich eine vergleichbare Effektstärke von gerade mal 0.25 (Cuijpers u. a. 2014b). Ein großer Teil der Wirkung von Medikamenten und Psychotherapie scheint also jeweils auf eher unspezifische Effekte zurückzuführen zu sein: Ein Behandler setzt sich regelmäßig mit mir zusammen, interessiert sich dafür, wie es mir geht, vermittelt Hoffnung und stärkt durch sein therapeutisches Handeln die Erwartung, dass es mir besser gehen wird. Das allein hilft bereits.

Die überraschend hohe Wirkung von Medikament-Placebos lässt sich außerhalb von Studien leider nicht nutzen, denn keine Behandlerin würde ihrem Patienten ein Medikament ohne Wirkung verschreiben, ohne ihn darüber zu informieren – nur Homöopathen wird genau dieser Vorwurf gemacht. Daher hat man leider nicht die Wahl, sich ein Placebo verschreiben zu lassen.

EXKURS Glaube nur der Statistik, die du selbst geschönt hast!

In der öffentlichen Wahrnehmung erscheinen Antidepressiva häufig deutlich wirksamer, als sie es tatsächlich sind. Dies liegt unter anderem daran, dass die allermeisten Studien (mindestens 80 Prozent) zur Wirkung von Antidepressiva von der Pharmaindustrie in Auftrag gegeben, durchgeführt oder gesponsert werden (Cipriani u. a. 2018). Natürlich hat die Pharmaindustrie kein Interesse daran, negativ über ein eigenes Medikament zu berichten. Dies führt im Resultat dazu, dass selektiv über positive Befunde berichtet wird, während weniger positive oder negative Befunde gar nicht erst veröffentlicht werden. Entsprechend wichtig ist es in metaanalytischen Studien, nicht nur veröffentlichte, sondern auch unveröffentlichte Studienergebnisse zu berücksichtigen. Dies ist deshalb möglich, weil klinische Studien zentral angemeldet und die Studienergebnisse den Zulassungsbehörden vorgelegt werden müssen – unabhängig davon, ob die Ergebnisse veröffentlicht wurden oder nicht.

Nicht nur selektives Veröffentlichen, sondern auch andere »Tricks« in der Durchführung von Pharmastudien stützen jedoch die sehr positive Wahrnehmung von Antidepressiva. Weniger positive Befunde werden beispielsweise durch die Art der Darstellung und die Auswahl der betrachteten Messinstrumente in ein anderes Licht gestellt. In einer Therapiestudie wird nie nur ein Fragebogen oder nur ein Interviewverfahren zur Erfassung therapeutischer Veränderungen verwendet, vielmehr kommen diverse Verfahren zum Einsatz. Dieses grundsätzlich absolut richtige Vorgehen kann jedoch dahingehend »missbraucht« werden, dass in Veröffentlichungen zu einer Studie nur solche Messinstrumente berücksichtigt werden, die den gewünschten Effekt zeigen – alles andere hingegen verschwiegen wird. Oder es werden Teilnehmende, die nicht den gewünschten Effekt oder sogar schwere Nebenwirkungen gezeigt haben, unter Angabe fadenscheiniger Gründe von der Auswertung ausgeschlossen. Umgekehrt werden Personen, die eigentlich von der Analyse ausgeschlossen werden sollten, doch in die Analysen aufgenommen – zum Teil ohne dass dies im Ergebnisbericht unmittelbar deutlich wird.

In Bezug auf sehr große und meinungsbildende pharmakologische Depressionsbehandlungsstudien – wie die STAR*D-Studie (»Sequenced Treatment Alternatives to Relieve Depression«, Trivedi u. a. 2006), die größte jemals durchgeführte Depressionsbehandlungsstudie mit mehr als 4.000 Teilnehmern, und die TADS-Studie (»Treatment for Adolsecents with depression Study«, March u. a. 2007), in der mehr als 400 Jugendliche im Alter von 12 bis 17 Jahren behandelt wurden – konnten entsprechende Manipulationen der Ergebnisdarstellung entlarvt werden: In Re-Analysen der Daten zeigte sich, dass die positive Wirkung von Antidepressiva massiv übertrieben und die schädigenden Effekte (Anzahl an Suizidversuchen unter Antidepressivabehandlung) massiv untertrieben dargestellt wurden (Le Noury u. a. 2015; Pigott 2011; Pigott u. a. 2010). Durch geschicktes Marketing erhalten diese kritischen Betrachtungen von Antidepressiva in der Öffentlichkeit naturgemäß weniger Beachtung als die vermeintlich positiven Befunde. So hält sich die Idee, dass Antidepressiva sehr wirksame Medikamente mit zu vernachlässigenden Nebenwirkungen sind. Dies entspricht leider nicht der gegenwärtigen Befundlage.

In der Behandlung von Kindern und Jugendlichen haben sich Antidepressiva übrigens als nicht effektiv erwiesen (Cipriani u. a. 2016). In Deutschland besteht gleichwohl für den SSRI Fluoxetin ab dem Alter von acht Jahren eine Zulassung. Ausprobiert werden sollte eine Pharmakotherapie bei Kindern erst dann, wenn eine Psychotherapie ohne Medikamente nicht ausreichend hilft – wenn überhaupt!

EXKURS Jenseits von Psychotherapie und Pharmakotherapie

Es sei hervorgehoben, dass psychologisch und biologisch begründete Interventionen nur zwei Ansatzpunkte darstellen. Es darf dabei nicht außer Acht gelassen werden oder gar in Vergessenheit geraten, dass die Verbesserung der Lebensbedingungen von Betroffenen oftmals entscheiden ist. So gehen unter anderem schlechte wirtschaftliche Verhältnisse und Armut mit einem deutlich erhöhten Depressionsrisiko einher. Der Bekämpfung von Armut und der Ermöglichung von gesellschaftlicher Teilhabe kommt somit eine bedeutsame Rolle hinsichtlich der globalen Belastung durch Depressionen zu. Die Auswirkung von Armutsbekämpfung ist dabei gut dokumentiert:

In sogenannten Conditional Cash Transfer (CCT)-Programmen bekommen Personen, die unter der Armutsgrenze leben, finanzielle Zuschüsse, wenn sie bestimmte Bedingungen erfüllen – beispielsweise an Erziehungsworkshops teilnehmen, ihre Kinder impfen lassen und Vorsorgeuntersuchungen wahrnehmen. In solchen Programmen zeigte sich immer wieder, dass finanzielle Zuschüsse sich nicht nur positiv auf den körperlichen und wirtschaftlichen Zustand auswirken, sondern auch zu einer geringeren Depressionsbelastung beitragen – selbst dann, wenn die psychische Gesundheit gar nicht im Fokus der Programme stand (OZER u.a. 2011). Entsprechende Effekte finden sich auch bei Programmen, in denen armen Mitbürgern Mikrokredite gewährt werden. Die depressionsbezogenen Effekte sind nicht übermäßig groß und finden sich auch nicht bei all diesen Programmen. Trotzdem begründen sie – neben dem psychologischen und biologischen Zugang – einen alternativen sozialen »Behandlungszugang«.

Andere somatische Therapien depressiver Störungen

Behandlungsmöglichkeiten einer Depression beschränken sich nicht auf Psychotherapie und Antidepressiva. Tatsächlich gibt es auch weitere somatische Verfahren, die ergänzend oder alternativ zur Behandlung eingesetzt werden können. Insbesondere im Fall therapieresistenter Depressionen kann und sollte die Möglichkeit einer Elektrokonvulsionstherapie in Betracht gezogen werden. Im Fall saisonal auftretender Depressionen gehört die Lichttherapie zu den Standardinterventionen und im Fall, dass eine schnelle – wenn auch kurz anhaltende – Besserung hilfreich wäre, sollte die Wachtherapie ausprobiert werden. Auf sämtliche dieser Verfahren werden wir in den folgenden Abschnitten ausführlicher eingehen.

Elektrokonvulsionstherapie

Die Elektrokonvulsionstherapie (EKT), früher als Elektroschocktherapie bezeichnet, findet seit den 1930er-Jahren Anwendung zur Behandlung schwerster psychischer Störungen. Die Behandlung fußt auf einer besonderen

Beobachtung: Bei Menschen, die neben einer psychischen Störung auch an Epilepsie litten, besserte sich nach einem epileptischen Krampfanfall blitzartig das psychische Leiden. So wurde die Idee geboren, Krampfanfälle künstlich zu erzeugen, um psychische Symptome zu lindern.

Zunächst experimentierte man mit der Einnahme von Substanzen wie Kampfer oder Äther. 1938 ist dann erstmals das Gehirn mit Strom gereizt worden. Aufgrund erster Erfolge und weil es an therapeutischen Alternativen mangelte – die Psychopharmaka waren noch nicht erfunden –, verbreitete sich die Methode sehr schnell. Wegen ihrer teils schrecklichen Umstände und Nebenwirkungen bekam die Elektroschocktherapie jedoch rasch einen äußerst schlechten Ruf. Bis in die 1970er-Jahre hinein wurde die Methode ohne Narkose durchgeführt; die Betroffenen wurden teilweise nicht ärztlich angeleitet und hatten oft nicht mal in die Behandlung eingewilligt. Aus diesen Gründen erlebten viele die EKT als traumatisch und barbarisch. Auch heute noch zählt die Elektrokrampftherapie sicher zu den umstrittenen Methoden der Psychiatrie: Auf der einen Seite stehen Expertinnen, die sie als effektivste Methode der Depressionsbehandlung überhaupt sehen. Auf der anderen Seite stehen Kritiker, die eine ausreichende Effektivitätsabsicherung vermissen und auf die Nebenwirkungen der Methode verweisen.

Heutzutage wird Elektrokrampftherapie unter Vollnarkose durchgeführt, die Betroffenen werden dabei mit reinem Sauerstoff beatmet und es wird ihnen ein muskelentspannendes Medikament verabreicht, sodass es nicht zur Verkrampfung der gesamten Körpermuskulatur kommt, sondern der Krampf sich allein auf das Gehirn beschränkt. In den allermeisten Fällen erfolgt die EKT während eines vollstationären Aufenthaltes, wobei zunehmend mehr ambulante Behandlungsmöglichkeiten entstehen. Elektrokrampftherapie wird in einen Gesamtbehandlungsplan eingebettet und natürlich nur dann durchgeführt, wenn die erkrankte Person sich – nach einer ausführlichen Vorbereitung auf die Behandlung – hierzu absolut freiwillig entscheidet. Es finden körperliche Voruntersuchungen statt und es wird geklärt, ob aus medizinischer Sicht etwas gegen die

Elektrokrampftherapie und / oder eine Narkose spricht. Eine Elektrokrampftherapie gilt als sicheres Behandlungsverfahren, das beispielsweise auch im hohen Erwachsenenalter, bei einer Epilepsie, in Schwangerschaft und Stillzeit oder bei länger zurückliegenden Herz- und Hirninfarkten angewandt werden kann. In Bezug auf die Frage, ob es absolute Kontraindikatoren gibt, also Faktoren, die unbedingt gegen eine Behandlung mit EKT sprechen, herrschen widersprüchliche Aussagen: Ein weniger als drei Monate zurückliegender Herz- oder Hirninfarkt und erhöhter Hirndruck gelten manchmal als absolute und manchmal als relative Gegenanzeigen (Zavorotnyy, Grözinger 2017).

Bei der Behandlung selbst wird Strom über zwei Elektroden, die an beiden Schläfen (bilateral), nur an der rechten Kopfseite (unilateral) oder an der Stirn (bifrontal) angebracht werden, abgegeben. Die verschiedenen Applikationsformen scheinen sich nicht nennenswert in ihrer Effektivität zu unterscheiden (Dunne, McLoughlin 2012); die unilaterale Stromapplikation scheint jedoch nebenwirkungsärmer zu sein (Sackheim u. a. 2007). Die Dauer der Stromstimulation selbst beträgt nicht länger als acht Sekunden, der ausgelöste Krampf endet von selbst nach 30 bis 90 Sekunden. Im unmittelbaren Anschluss werden die Betroffenen für 30 bis 60 Minuten überwacht, bis sich der Kreislauf wieder stabilisiert hat und sie wieder richtig wach und orientiert sind. Gewöhnlich können sie im Verlauf des Tages normal am Stationsalltag teilnehmen. Sie dürfen sich allerdings nicht allein im Straßenverkehr bewegen – nicht einmal als Fußgänger.

Bei depressiven Menschen besteht eine EKT-Serie zumeist aus 4 bis 18 Sitzungen. Dabei finden ein bis drei Behandlungen pro Woche statt. Die Durchführung von zwei oder drei Behandlungen pro Woche scheint sich hinsichtlich der Effektivität nicht zu unterscheiden, eine Behandlung einmal pro Woche scheint hingegen etwas weniger effektiv zu sein (Charlson u. a. 2012). In aller Regel zeichnet sich ab der sechsten Anwendung von EKT, d. h. nach zwei bis drei Wochen, eine Besserung der depressiven Symptomatik ab. Therapeutisch wirksam ist bei der Behandlung der

Krampanfall und nicht der Strom. Gleichwohl ist weitgehend unklar, was genau ein Krampfanfall im Gehirn bewirkt oder wovon genau die heilsame Wirkung ausgeht. Vermutet wird, dass die Elektrokrampftherapie positiv auf die Regulation von Nervenbotenstoffen im Gehirn einwirkt und zu einer Normalisierung der Aktivität der Hypothalamus-Hypophysen-Nebennierenrinden-Achse (siehe S. 124) beiträgt. Wirklich gesichert sind diese Annahmen jedoch nicht – ähnlich, wie auch die Wirkweise antidepressiver Medikamente nicht abschließend geklärt ist.

Gut belegt ist hingegen, dass es bei 50 bis 70 Prozent der Patientinnen und Patienten durch eine EKT zu einer weitreichenden Besserung der depressiven Symptomatik kommt (Haq u. a. 2015; van Diermen u. a. 2018). Von den Personen, die unter einer schweren, therapieresistenten Depression leiden, d. h. auf zwei leitlinientreu durchgeführte Behandlungen bislang keine Ansprache gezeigt haben, kommt es bei 48 bis 58 Prozent zu einem Abklingen der Depression (Haq u. a. 2015; Heijnen u. a. 2010). Insbesondere für diese Patientengruppe stellt die EKT somit eine echte Behandlungsoption dar.

Überdies spricht sie vergleichsweise gut bei Menschen an, die an einer Depression mit psychotischen Merkmalen leiden. Grundsätzlich muss jedoch gesagt werden, dass die Effekte der EKT wesentlich weniger gut untersucht sind als die Effekte einer Behandlung mit Antidepressiva oder mit Psychotherapie. Betrachtet man die randomisierte und placebokontrollierte Studie als Goldstandard, um die Wirksamkeit einer Behandlungsart zu bestimmen, dann gibt es gerade mal zehn solcher Studien zum Nutzen der EKT (Pagnin u. a. 2004; Read, Arnold 2017). Zum Vergleich: Eine aktuelle Metaanalyse zur Effektivität von Antidepressiva bezog 521 Studien mit ein (Cipriani u. a., 2018). In randomisiert-placebokontrollierten Studien zur Effektivität von EKT wird die EKT verglichen mit einer simulierten EKT, bei der die Personen nur in Kurznarkose versetzt werden, ohne, dass eine Stromstimulation erfolgt. Es ist klar, dass es ethisch schwer vertretbar ist, Menschen den Risiken einer Narkose auszusetzen, ohne eine Behandlung durchzuführen. So erklärt sich, warum entsprechende Studien so selten durchgeführt wurden und werden. Da wir um die Stärke des Placeboeffektes wissen (siehe S. 228 f.), ist der Mangel an aussagekräftigen Studien in diesem Bereich dennoch sehr kritisch zu sehen.

In den Studien, die es gibt, zeigte sich die EKT einer Placebobehandlung tatsächlich überlegen, genauso wie sich in weiteren Studien, in denen die EKT mit einer Pharmakobehandlung verglichen wurde, ein Vorteil bei der EKT fand (Pagnin u. a. 2004; Read, Arnold 2017). Entsprechend empfiehlt die S3-Leitlinie, EKT bei schweren, lebensbedrohlichen oder therapieresistenten depressiven Episoden als Behandlungsalternative in Betracht zu ziehen. Im Fall einer Depression mit katatonen Merkmalen (siehe S. 21 f.) und insbesondere einem katatonen Stupor gilt die EKT dann als Mittel der Wahl, wenn es durch die Gabe von Beruhigungsmittel (Benzodiazepinen) nicht zu einer Zustandsverbesserung gekommen ist. Eine EKT kann auch dann sinnvoll sein, wenn eine gute Ansprache auf die Behandlung bekannt ist oder die erkrankte Person sich eine EKT wünscht.

Bei der EKT treten aber auch einige Nebenwirkungen auf, die nicht von der Hand zu weisen sind. So kann vor allem das Gedächtnis und hier insbesondere die Merkfähigkeit beeinträchtigt werden. Bei den meisten Betroffenen bilden sich diese Beschwerden innerhalb weniger Monate zurück. Anhaltende Gedächtnisprobleme, die sich auch auf das Erinnern länger zurückliegender (biografischer) Ereignisse beziehen, sind allerdings nicht völlig auszuschließen: In einer Untersuchung von Harold A. Sackheim und Kollegen (2007) berichteten 12 Prozent der Betroffenen von solchen unerwünschten Wirkungen. Entsprechend wichtig ist eine individuelle Kosten-Nutzen-Analyse, in der unbedingt berücksichtigt werden sollte, dass gerade im Fall schwerer, therapieresistenter Depressionen neben der massiven Beeinträchtigung der gesamten Lebensführung nicht selten auch weitreichende Gedächtnis- und Konzentrationsprobleme auftreten. Es finden sich übrigens keine Hinweise darauf, dass eine EKT-Behandlung bleibende Schäden am Gehirn verursacht, die mit einem langfristig erhöhten Risiko für Schlaganfälle oder einer Demenz einhergehen. Und es gibt auch keinen Grund, einen tödlichen Ausgang der Behandlung zu befürchten (Torring u. a. 2017).

Ein wesentlich größeres Problem besteht darin, dass die Effekte der EKT nicht sehr nachhaltig sind. Wenn keine aktive Nachbehandlung erfolgt, kommt es bei 50 bis 65 Prozent innerhalb von sechs Monaten zum depressiven Rückfall (Jelovac u. a. 2013). Die Rückfallrate reduziert sich, wenn im Anschluss an die EKT eine Behandlung mit Antidepressiva und / oder fortgesetzter EKT durchgeführt wird (Elias u. a. 2018). Entsprechend empfiehlt die S3-Leitlinie, dass nach einer erfolgreichen EKT-Akutbehandlung eine Erhaltungstherapie mit Antidepressiva und Psychotherapie, mit oder ohne zusätzlicher EKT, erfolgen sollte. Bei der fortgesetzten EKT werden üblicherweise zunächst wöchentliche Behandlungseinheiten festgelegt, dann zweiwöchentliche und schließlich monatliche – und dies über einen Gesamtzeitraum von mindestens sechs Monaten. In einer deutschen Studie zeigte sich, dass die Behandlungserfolge nach einer EKT am allerbesten durch eine sich anschließende Psychotherapie aufrechterhalten werden können (Brakemeier u. a. 2014). Von denjenigen, die nach der EKT an einer kognitiv-verhaltenstherapeutischen Gruppentherapie teilnahmen, ging es 77 Prozent nach sechs Monaten weiterhin gut, während es von denen, die eine Anschlussbehandlung mit Antidepressiva oder mit fortgesetzter EKT absolvierten, gerade mal 44 Prozent bzw. 40 Prozent weiterhin gut ging. Zur sequenziellen Behandlung mit EKT und Psychotherapie sind weitere Studien also wünschenswert!

EXKURS Weitere Methoden der Hirnstimulation

Die EKT ist nicht das einzige Verfahren, bei dem versucht wird, durch eine Hirnstimulation eine Besserung der Depression zu bewirken. Weitere Methoden – die Ihnen im stationären Setting möglicherweise begegnen – sind die repetitive Transkrannielle Magnetstimulation (rTMS) und die Vagusnervstimulation.

Bei der rTMS werden mittels einer Stimulationsspule magnetische Impulse über die Kopfoberfläche ins Gehirn appliziert. Bei der Vagusnervstimulation werden Nervenbahnen stimuliert, die in Hirnregionen enden, die für Stimmungsregulation relevant sind. Die Stimulation erfolgt durch eine Apparatur, die einem Herzschrittmacher gleicht. Sie wird implantiert und nimmt in regelmäßigen Abständen eine elektrische Stimulation des Vagusnervs vor. Beide Verfahren haben sich in Studien als wirksam erwiesen. Gleichzeitig ist die Befundlage aber nicht oder noch nicht so, dass die entsprechenden Verfahren von der Leitlinie empfohlen werden. In Bezug auf die rTMS sagt die Leitlinie, dass eine Behandlung ausprobiert werden kann, wenn alternative Behandlungsversuche gescheitert sind. In Bezug auf die Vagusnervstimulation wird keine Empfehlung ausgesprochen. Es handelt sich somit nicht um Verfahren der Routineversorgung.

Lichttherapie

Lichttherapie ist insbesondere bei Menschen wirksam, die an einer saisonalen depressiven Störung leiden, bei der es immer wieder im Winter zu depressiven Symptomen kommt (siehe S. 27). Eingesetzt wird die Lichttherapie seit den 1980er-Jahren. Der Behandlung liegt die Idee zugrunde, dass jahreszeitlich bedingte Depressionen auf einen Mangel an Tageslicht in der »dunklen Jahreszeit« zurückzuführen sind. Die Behandlung besteht deshalb darin, dass man sich täglich einer bestimmten Lichtdosis aussetzt. Entscheidend ist hierbei die Helligkeit, die in der physikalischen Einheit Lux gemessen wird. Die therapeutisch notwendige Lichtdosis liegt bei etwa 5.000 Lux pro Tag, d. h. wenn man eine Lampe verwendet, die eine Helligkeit von 2.500 Lux besitzt, dann wird die notwendige Dosis in etwa zwei Stunden erreicht. Verwendet man eine 10.000 Luxlampe, dann erfolgt die Lichtbehandlung täglich für 30 Minuten – und dies mindestens über zwei bis drei Wochen; besser aber noch über die gesamten Wintermonate hinweg.

Im Handel können Sie entsprechende Geräte – vom Tischgerät bis zu Lichtwänden oder Deckenflutern – ab etwa 50 Euro erhalten (Stichwort: Tageslichtlampen, Lichttherapielampen). Solche Lichttherapielampen produzieren das gesamte Lichtspektrum; die UV-Strahlen werden jedoch herausgefiltert, sodass man keinen Sonnenbrand bekommt. Rotlichtlampen oder Höhensonnen sind ungeeignet, es sollte auch nicht einfach in eine normale Glühlampe hineingeschaut werden. Beim Einsatz aller Geräte muss berücksichtigt werden, dass die Lichtstärke in Abhängigkeit vom Abstand zur Lichtlampe schnell abnimmt. Es empfiehlt sich daher, einen Abstand von 40 bis 80 cm zur Lichtquelle einzuhalten oder in der Gerätebeschreibung sorgfältig nachzulesen, welcher Abstand empfohlen wird.

Das Licht wirkt über die Augen, weswegen diese nicht geschlossen werden dürfen. Es darf auch keine Sonnenbrille getragen werden. Es ist jedoch nicht erforderlich, ständig in das Licht hineinzusehen, sodass man gleichzeitig lesen, schreiben oder frühstücken kann. Auch wenn es keinen klaren Beweis gibt, wird zumeist eine morgendliche Anwendung, zeitnah nach dem Aufstehen, empfohlen.

Nebenwirkungen treten unter einer Lichttherapie nur selten auf, sind meist harmlos und klingen nach kurzer Zeit wieder ab. Am ehesten kann es zu Kopfschmerzen, überanstrengten Augen, verschwommenem Sehen, Übelkeit und Schwindel kommen. Gegenanzeigen sind nicht bekannt, bei vorbestehenden Augen- und Hauterkrankungen muss jedoch Rücksprache mit der behandelnden Ärztin oder dem behandelnden Arzt gehalten werden. Genauso muss bei einer regelmäßigen Medikamenteneinnahme vorab mit einem Arzt geklärt werden, ob diese in irgendeiner Form besonders lichtempfindlich machen – das gilt zum Beispiel für Johanniskrautpräparate (siehe S. 217). Wie bei den bislang beschriebenen Verfahren auch, gibt es diverse Erklärungsansätze zur Wirkweise der Lichttherapie, auch hier sind die relevanten Mechanismen jedoch nicht abschließend geklärt.

Der Nutzen der Lichttherapie – insbesondere bei der Behandlung saisonaler depressiver Störungen – konnte in einer Vielzahl von Untersuchungen belegt werden (Golden u.a. 2005; Mårtensson u.a. 2015). Etwa 60 Prozent der Testpersonen zeigten nach zwei bis drei Wochen deutlich weniger depressive Symptome. Entsprechend empfiehlt die S3-Leitlinie, dass Lichttherapie als Behandlung leichter bis mittelgradiger depressiver Episoden, die einem saisonalen Muster folgen, erwogen werden soll. Inwieweit Lichttherapie auch hilfreich ist bei depressiven Episoden, die keine Merkmale eines saisonalen Musters aufweisen, ist weniger eindeutig. Zwei aktuelle Metaanalysen kommen zu dem Ergebnis, dass auch hier die Lichttherapie zumindest einen kleinen Effekt hat (Al-Karawi, Jubair 2016; Perera u.a. 2016). Man macht also nichts falsch, wenn man es einmal ausprobiert. Lichttherapie scheint auch bei einer Behandlung mit Antidepressiva einen kleinen zusätzlichen Gewinn bringen zu können.

Bei saisonalen depressiven Störungen liegt es nahe, anzunehmen, dass biologische Mechanismen zentral für die Entstehung und Aufrechterhaltung sind. Möglicherweise spielen psychologische Faktoren jedoch auch hier eine wichtige Rolle: Im sogenannten »**Dual-Vulnerabilitätsmodell**« wird davon ausgegangen, dass es erstens eine körperliche Bereitschaft dafür braucht, auf die dunkle Jahreszeit vermehrt mit körperlichen Symptomen wie Müdigkeit, gesteigertem Appetit oder vermehrtem Schlaf zu reagieren, und dass es zweitens auch eine psychische Bereitschaft gibt, auf solche Symptome wiederum mit negativen Gedanken, Grübeln und Rückzugsverhalten zu reagieren (Young 1999).

Erst, wenn biologische und psychische Faktoren zusammenkommen, steigt das Risiko, eine saisonale depressive Episode zu entwickeln. Es könnte daher Sinn machen, Lichttherapie mit Psychotherapie zu kombinieren. Das ist noch nicht oft gemacht worden, die bisherigen Studien kommen aber zu dem Ergebnis, dass die Kombination aus Lichttherapie und kognitiver Verhaltenstherapie besonders effektiv ist.

Der antidepressive Effekt einer durchwachten Nacht wurde bereits vor mehr als hundert Jahren beschrieben; zur gezielten Behandlung depressiver Störungen wird Schlafentzug seit den 1970er-Jahren genutzt. Tatsächlich ist Schlafentzug – auch als Wachtherapie bezeichnet – die einzige Intervention, mit der sich eine unmittelbare Entlastung von depressiven Gefühlen und Erlebensweisen erzielen lässt; keine andere Behandlungsmöglichkeit wirkt so schnell, so kurzfristig. Schlafentzugstherapie eignet sich bei allen Menschen, die an einer Depression leiden, unabhängig von Schweregrad und Alter. Besonders zu profitieren scheinen Personen, die unter starken Tageschwankungen der Stimmung leiden, d.h. am Morgen besonders depressiv sind und zum späten Nachmittag hin besser gestimmt sind.

Nebenwirkungen des Schlafentzugs sind – außer Müdigkeit – nicht bekannt. Nicht durchgeführt werden sollte die Schlafentzugstherapie jedoch, wenn man unter Epilepsie leidet oder mit anderen schwerwiegenden körperlichen Erkrankungen zu kämpfen hat. Zur Frage, warum der Schlafentzug sich stimmungsaufhellend auswirkt, gibt es diverse Ideen und Studien – wirklich verstanden sind die neurobiologischen Grundlagen jedoch auch hier nicht.

Arten des Schlafentzugs

Beim **vollständigen Schlafentzug** geht es darum, eine komplette Nacht und den darauffolgenden Tag wach zu bleiben. Da bereits ein kurzes Einschlafen den Effekt verringert oder sogar vollständig aufhebt, sollte man sich während der Nacht (und am darauffolgenden Tag) nicht hinlegen – auch nicht zum Fernsehen oder Lesen. Vielmehr sollte vorher genau geplant werden, mit welchen Aktivitäten man sich in der Nacht beschäftigen und wach halten kann. Es scheint dabei völlig egal zu sein, was man tut, so steht der Schlafentzugseffekt nicht in Zusammenhang mit den unternommenen Aktivitäten. Viel Licht ist sicher auch hilfreich. Am Abend nach der durchwachten Nacht kann man sich dann ab 19 Uhr schlafen legen. Der

antidepressive Effekt kann bereits während der Nacht oder in den frühen Morgenstunden auftreten; selten setzt er auch erst nach der nächsten durchschlafenen Nacht ein. Es lohnt sich also, die Intervention einmal auszuprobieren, wenn man an Depressionen leidet. Man muss sich jedoch darauf einstellen, dass der Schlafentzug anstrengend ist und dass am Tag nach der durchwachten Nacht keine Fahrtauglichkeit besteht!
Beim **partiellen Schlafentzug** geht man zu seiner gewohnten Zeit zu Bett und darf bis 1:30 Uhr schlafen. Um 1:30 Uhr steht man auf und bleibt bis zur darauffolgenden Nacht wach. Wiederum muss jedes – auch kurze – Einnicken vermieden werden, da der Schlafentzugseffekt sich ansonsten vermindert oder gar ausbleibt. In Studien zeigte sich, dass der partielle Schlafentzug in der zweiten Nachthälfte einen wesentlich besseren Effekt hat als in der ersten Nachthälfte (Kuhn u. a. 2017). Selbst wenn es Ihnen also eher entgegenkommen würde, bis 1:30 Uhr wach zu bleiben und dann bis 7 Uhr zu schlafen, sollten Sie es besser andersherum probieren. Offenbar hat der Schlaf nach Mitternacht eine depressionsbefördernde Wirkung.

Wie effektiv ist der Schlafentzug?

In zahlreichen Studien konnte die stimmungsaufhellende Wirkung des Schlafentzugs nachgewiesen werden. In einer aktuellen Metaanalyse zeigte sich, dass bei etwa der Hälfte aller Testpersonen die depressiven Beschwerden nach einer durchwachten Nacht um mindestens 50 Prozent nachlassen. Es fanden sich keine Effektivitätsunterschiede zwischen einem vollständigen und einem partiellen Schlafentzug (in der zweiten Nachthälfte) und es spielte keine Rolle, ob die Testpersonen zusätzlich Medikamente einnahmen oder nicht (Boland u. a. 2017). Entsprechend empfiehlt die Leitlinie, dass eine Wachtherapie in der Behandlung depressiver Episoden eingesetzt werden sollte, wenn eine rasche – wenn auch kurz anhaltende – Verbesserung therapeutisch gewünscht ist.

Wie in dieser Empfehlung schon anklingt, besteht das Problem mit der Wachtherapie darin, dass es einem großen Teil der Betroffenen durch diese Maßnahme kurzfristig deutlich besser geht, dass der Effekt aber leider nicht nachhaltig ist. Bis zu 60 bis 80 Prozent erleiden bereits nach der nächsten durchschlafenen Nacht einen Rückfall in ihr ursprüngliches Symptommuster (Wu, Bunney 1990). Tatsächlich kann es schon nach einem kurzen Nickerchen zu einer erneuten Verschlechterung der Stimmung kommen – insbesondere, wenn dieses am Vormittag gehalten wird. Es gibt also einen deutlichen Effekt, dieser hält aber nur kurz an. Nichtsdestotrotz handelt es sich um eine einfache Methode, mit der Betroffene sich zumindest eine kurze Pause von ihren depressiven Symptomen verschaffen können.

Durch verschiedene Maßnahmen kann man nun versuchen, den Effekt des Schlafentzugs zu verlängern. Der Schlafentzug kann wiederholt werden, sodass beispielsweise zwei Nächte pro Woche wach geblieben wird. Dies kann man selbst dann probieren, wenn der erste Schlafentzug überhaupt nicht hilfreich war. So hat sich gezeigt, dass eine antidepressive Wirkung auch noch nach anfänglichen Misserfolgen auftritt oder auftreten kann. Alternativ kann man auch eine sogenannte Schlafphasenvorverlagerung nutzen, um den Schlafentzugseffekt aufrechtzuerhalten. Hierdurch lässt sich der Effekt des Schlafentzugs bei etwa 60 Prozent der Betroffenen über die kommenden Tage aufrechterhalten. Mit der **Schlafphasenvorverlagerung** wird unmittelbar am Tag nach der durchwachten Nacht begonnen. Wiederum muss tagsüber wach geblieben werden, um 17 Uhr darf man sich dann jedoch bis Mitternacht schlafen legen. Um Mitternacht steht man auf und bleibt wach bis zum folgenden Abend. Nun kann man entweder eine langsame Schlafphasenvorverlagerung vornehmen oder eine schnelle. Bei der langsamen Variante über sechs Tage verschiebt sich die Zubettgehzeit mit jedem Tag um eine Stunde nach hinten (Bettliegezeit jeweils sieben Stunden), bis nach sieben Tagen eine Bettzeit von 23 Uhr bis 6 Uhr erreicht ist. Bei der kurzen Variante über drei Tage verschiebt sich die Zubettgehzeit mit jedem Tag um zwei Stunden (Tag 1: 17 Uhr, Tag 2: 19 Uhr, Tag 3: 21 Uhr), bis nach vier Tagen eine Bettzeit von 23 Uhr bis 6 Uhr erreicht ist. Die verschiedenen Arten der Schlafphasenvorverlagerung haben sich als gleichermaßen wirksam erwiesen (Vorderholzer u. a. 2003). In Bezug auf beide Varianten gilt, dass man im Anschluss wieder zu seinen üblichen Schlafzeiten zurückkehren kann oder aber bei Stimmungsverschlechterung ein erneuter Schlafentzug angeschlossen wird. Und in Bezug auf beide Varianten gilt auch, dass zu keinem Zeitpunkt außerhalb der Bettzeit geschlafen werden sollte. Schlussendlich kann der Schlafentzug auch mit Lichttherapie oder Antidepressivaeinnahme gekoppelt werden. Eine Kombination mit EKT empfiehlt sich hingegen nicht.

Schlafhygiene

Was kann man tun, wenn man – anders als bei der Wachtherapie – unbeabsichtigt nächtelang wach bleibt oder nur schlecht schläft? Die folgenden Hinweise zur Schlafhygiene sind einfach, oft aber wirkungsvolle Maßnahmen, um den Schlaf zu verbessern:

Halten Sie jeden Tag (auch am Wochenende) relativ regelmäßige Aufsteh- und Ins-Bettgeh-Zeiten (max. Abweichung 30 Minuten) ein. → Regelmäßigkeit (nicht nur in Bezug auf die Schlafzeiten, sondern auch z. B. Essenszeiten) stellt eine notwendige Voraussetzung dafür dar, dass sich die verschiedenen biologischen Rhythmen des Körpers aufeinander abstimmen können. Die Einhaltung einer regelmäßigen Aufstehzeit ist dabei am wichtigsten, denn die Aufstehzeit ist für unsere biologischen Rhythmen der »Ankerpunkt«: Sie trainieren Ihren Körper darauf, wann er munter und wann er müde sein soll. Zu viel Durcheinander verwirrt dieses System.

Machen Sie tagsüber keine Nickerchen. → Selbst ein relativ kurzer Mittagsschlaf kann dazu führen, dass der Schlafdruck unverhältnismäßig stark reduziert wird. Ein- und Durchschlafstörungen in der Nacht können die Folge sein. Wenn Sie auf einen Kurzschlaf nicht verzichten können, sollten Sie ihn auf keinen Fall nach 15 Uhr legen. Besonders »gefährlich« ist in dieser Hinsicht auch das kurze Eindösen vor dem Fernseher am Abend.

Nutzen Sie das Bett nur zum Schlafen (und nicht zum Lesen, Lernen, Essen, Fernsehen oder Telefonieren). → Ihr Körper soll lernen, dass das Bett ein Ort zum Schlafen ist, und am besten schon beim Anblick des Bettes »müde werden«.

Versuchen Sie aus dem gleichen Grund, nicht lange wach im Bett zu liegen. → Können Sie nicht schlafen, stehen Sie lieber noch einmal auf und gehen erst ins Bett zurück, wenn Sie wieder schläfrig werden.

Trinken Sie drei Stunden vor dem Zubettgehen keinen Alkohol mehr. → Alkohol verhilft zwar manchem Schlafgestörten zu einem leichteren Einschlafen, er beeinträchtigt aber gravierend die Schlafqualität und führt gerade in der zweiten Nachthälfte oft zu Durchschlafproblemen und macht den Schlaf weniger erholsam.

Trinken Sie vier bis acht Stunden vor dem Zubettgehen keine koffeinhaltigen Getränke mehr. → Bestenfalls beschränken Sie den Konsum auf nicht mehr als drei Tassen Kaffee vor 10 Uhr vormittags.

Nehmen Sie drei Stunden vor dem Zubettgehen keine größeren Mengen an Essen und / oder Trinken mehr zu sich.

Vermeiden Sie körperliche Überanstrengung nach 18 Uhr. → Starke körperliche Anstrengung regt unser sogenanntes »Sympathisches Nervensystem« an. Es braucht mehrere Stunden, bis die Aktivität des Sympathischen Nervensystems wieder abflaut. Gehen Sie aber grundsätzlich sportlichen Aktivitäten am Tage nach: Menschen, die tagsüber kaum einer körperlichen Betätigung nachgehen, können durch regelmäßiges körperliches Training ihren Schlaf verbessern.

Wenn Sie nachts nicht schlafen können, dann stehen Sie auf und tun etwas Ablenkendes (z. B. ein Buch oder eine Zeitschrift lesen) oder etwas Sinnvolles (z. B. putzen, arbeiten), → sodass Ihnen die verstreichende Zeit weniger qualvoll oder sinnlos erscheint.

Wenn Sie nachts aufwachen, sollten Sie nichts essen. → Regelmäßiges Essen in der Nacht führt innerhalb kurzer Zeit dazu, dass ihr Körper von selbst nachts wach wird, weil er erwartet, von Ihnen »gefüttert« zu werden.

Als wirksam im Umgang mit Schlafproblemen haben sich schließlich **Entspannungsverfahren** wie die progressive Muskelrelaxation (PMR) erwiesen. Ausführliche und hilfreiche Informationen rund um das Thema Schlaf finden sich auf dieser Internetseite: https://schlafgestoert.de/site-1.html.

Die Schlafentzugstherapie wird üblicherweise im stationären Setting durchgeführt. Oftmals ist es leichter, gemeinsam mit anderen Patientinnen und Patienten wach zu bleiben oder hierbei durch den Pflegedienst unterstützt zu werden. Auf diese Weise lassen sich auch nächtliche Einsamkeitsgefühle besser abfedern. Grundsätzlich ist ein Schlafentzug aber natürlich auch im Rahmen einer ambulanten Therapie oder auch ohne therapeutische Begleitung umzusetzen!

Zusammengefasst

Zur Behandlung depressiver Störungen liegen diverse Therapiemöglichkeiten und Interventionen vor. Insbesondere bei gering ausgeprägten depressiven Beschwerden kann man sich – auch ohne professionelle Unterstützung – den gut belegten Effekt von Sport und körperlichem Training zunutze machen, auf eine ausgewogene Tagesstrukturierung achten und mithilfe von Selbsthilfematerialien, ob online oder in Buchform, an einer Stimmungsstabilisierung arbeiten.

Bei mittelgradigen und schweren Depressionen stellen Psychotherapie und medikamentöse Behandlung die Verfahren der Wahl dar. In Bezug auf die unterschiedlichen Arten von Psychotherapie (Verhaltenstherapie, Tiefenpsychologie, Psychoanalyse) konnte bislang nicht nachgewiesen werden, dass ein Verfahren den anderen deutlich überlegen oder unterlegen wäre. Eine Psychotherapie ist dann hilfreich, wenn sie dazu beiträgt, dass Betroffene ihr Leben wieder aktiver oder bedürfnisgerecht gestalten, Rückzugsverhalten überwinden und sich nicht länger durch negative Annahmen und Überzeugungen einschränken lassen. Verschiedene Wege können zu diesem Ziel führen. In psychotherapeutischen Sprechstunden können Sie sich über das Behandlungsangebot informieren.

Antidepressiva können allein oder in Kombination mit Psychotherapie verwendet werden. Da sie potenziell Nebenwirkungen und Langzeitfolgen haben sowie Absetzsymptome auftreten können, empfiehlt sich die Einnahme von Antidepressiva nicht bei leichten depressiven Zuständen. Zudem sollte beim Ansetzen eines Antidepressivums das Absetzen immer gleich mitbedacht werden. Sollten die Medikamente keine erwünschte Wirkung zeigen, dann ist davon abzuraten, immer wieder neue Medikamente auszuprobieren oder – insbesondere bei den SSRIs – die Dosis immer weiter zu steigern. Stattdessen eigenen sich eher Medikamentenkombinationen oder die sogenannte Augmentation mit anderen Medikamenten. Schlussendlich kann im Fall anhaltender und therapieresistenter Depressionen an eine Elektrokrampftherapie gedacht werden. Eine Wachtherapie hilft dabei, kurze Pausen der Depression zu ermöglichen – einmal »durchatmen zu können«. Lichttherapie wird bei Winterdepressionen genutzt. All diese Methoden helfen nicht allen Betroffenen. Leider lässt sich vorab nicht sagen, wer von welcher Methode am besten profitiert. Da die Methoden jedoch an ganz unterschiedlichen Stellen ansetzen, ist die Chance immer sehr hoch, dass ein oder zwei Ansätze sich bei Ihnen als wirksam erweisen.

Wir hoffen, dass Ihnen die Auseinandersetzung mit den Inhalten dieses Buchs geholfen hat, Ihre Situation oder die Situation eines erkrankten Angehörigen besser zu verstehen, dass Sie selbst nun möglicherweise mit einem weniger »harten Blick« auf sich oder andere schauen und dass es Ihnen vielmehr leichter fällt, einen mitfühlenden Umgang mit sich und anderen zu finden. Depressionen sind keine Kleinigkeit, sie sind nicht Zeichen von Schwäche und sie begründen auch keine anderen Aussagen über einen Betroffenen. Lassen Sie sich nicht stigmatisieren und stigmatisieren Sie sich auch nicht selbst. Die Auseinandersetzung mit der Depression erfordert so schon genug Kraft und Energie.

Lassen Sie sich vielmehr gut behandeln. Optionen hierzu gibt es genug. Manchmal muss man verschiedene Methoden ausprobieren, bevor etwas wirkt und hilft. Das ist bei Depression nicht anders als bei schweren körperlichen Erkrankungen. Und manchmal muss man auch einen Umgang damit finden, dass man anfällig für das Wiederauftreten von Depressionen ist. Nutzen Sie Ihre Spielräume, pflegen Sie Ihre Sozialkontakte und lassen Sie sich unterstützen. Wir wünschen Ihnen hierbei alles erdenklich Gute!

Depression: Allgemeine Ratgeber

GROEN, G.; VERBEEK, D. (2020): Wieder besser drauf! Ein Ratgeber für junge Menschen zum Umgang mit Stimmungstiefs und Depressionen. Köln: BALANCE buch + medien verlag.

HAUTZINGER, M. (2018): Ratgeber Depression. Göttingen: Hogrefe.

HAUTZINGER, M. (2006): Wenn Ältere schwermütig werden. Hilfe für Betroffene und Angehörige bei Depressionen im Alter. Göttingen: Hogrefe.

HOFFMANN, N.; HOFMANN, B. (2002): Depression. Informationsmaterial für Betroffene und Patienten. Lengerich: Pabst.

SCHWEIGER, U.; SIPOS, V. (2020): Depressionen verstehen und behandeln. Freiburg: Herder.

Depression: Spezifische Ratgeber

Perfektionismus

ALTSTÖTTER-GLEICH, C.; GEISLER, F. (2017): Perfektionismus. Mit hohen Ansprüchen selbstbestimmt leben. Köln: BALANCE buch + medien verlag.

Partnerschaft

BODENMANN, G. (2009): Depression und Partnerschaft. Bern: Huber.

Sexualität

GROMUS, B. (2005): Was jede Frau über weibliche Sexualität wissen will. Ein Ratgeber zu sexuellen Problemen für Frauen und ihre Partner. Göttingen: Hogrefe.

ZILBERGELD, B. (2000): Die neue Sexualität der Männer. Was sie schon immer über Männer, Sex und Lust wissen wollten. Tübingen: dgvt.

Selbstwert

HANNING, S.; CHMIELEWSKI, F. (2019): Ganz viel Wert. Selbstwert aktiv aufbauen und festigen. Weinheim: Beltz.

Prokrastination

HÖCKER, A.; ENGBERDING, M.; RIST, F. (2016): Heute fange ich wirklich an! Prokrastination und Aufschieben überwinden. Göttingen: Hogrefe.

Suizidalität

Leutgeb, V.; Steiner, E.; Waibel-Krammer, E. (2019): Kinder und Jugendliche in suizidalen Krisen. Wie Eltern helfen können – ein Ratgeber. Göttingen: Hogrefe.

Teismann, T.; Dorrmann, W. (2015): Suizidgefahr? Ein Ratgeber für Betroffene und Angehörige. Göttingen: Hogrefe.

Schlaf

Müller, T.; Paterok, B. (2017): Schlaf erfolgreich trainieren. Ein Ratgeber zur Selbsthilfe. Göttingen: Hogrefe.

Grübeln

Teismann, T. (2014): Grübeln. Wie Denkschleifen entstehen und wie man sie löst. Köln: BALANCE buch + medien verlag.

Verbitterung

Engelbrecht, S.; Linden, M. (2018): Lass los! Es reicht – Wege aus der Verbitterung. Salzburg: ecowin.

Kinderbücher

Backhaus, S.; Linke, R. (2018): Molly und das große Nichts. Ein Bilderbuch über Leben- und Nicht-leben-Wollen. Köln: BALANCE buch + medien verlag.

Gliemann, C.; Faichney, N. (2014): Papas Seele hat Schnupfen. Karlsruhe: Monterosa.

Homeier, S. (2006): Sonnige Traurigtage. Ein Kinderfachbuch für Kinder psychisch kranker Eltern. Frankfurt a. M.: Mabuse.

von Mosch, E. (2014): Mamas Monster. Kindern Depression erklären. Köln: BALANCE buch + medien verlag.

Bipolare Störung: Ratgeber

Basco, M. R. (2017): Manie und Depression. Selbsthilfe bei Bipolaren Störungen. Köln: BALANCE buch + medien verlag.

Meyer, T. D. (2014): Mal himmelhoch, mal abgrundtief. Bipolare Störung – Hilfen für Betroffene und Angehörige. Weinheim: Beltz.

MEYER, T. D.; HAUTZINGER, M. (2013): Ratgeber Manisch-depressive Erkrankung. Göttingen: Hogrefe.

Trauer: Ratgeber

ZNOY, H. (2005): Ratgeber Trauer. Göttingen: Hogrefe.

Selbsthilfebücher

BURNS, D. B. (2006): Feeling good. Depressionen überwinden, Selbstachtung gewinnen. Paderborn: Junfermann.

BRAKEMEIER, E.-L.; BUCHHOLZ, A. (2013): Die Mauer überwinden. Wege aus der chronischen Depression. Selbsthilfe und Therapiebegleitung mit CBASP. Weinheim: Beltz.

GREENBERGER, D.; PADESKY, C. (2017): Gedanken verändern Gefühle. Fertigkeiten, um Stimmungen, Verhalten und Beziehungen grundlegend zu verändern. Paderborn: Junfermann.

HAMMER, M. (2012): Das innere Gleichgewicht finden. Achtsame Wege aus der Stressspirale. Köln: BALANCE buch + medien verlag.

MERKLE, R. (2018): Wenn das Leben zur Last wird. Depressionen überwinden, ins Leben zurückkehren. München: PAL.

MICHALAK, J.; MEIBERT, P.; HEIDENREICH, T. (2017): Achtsamkeit üben. Hilfe bei Stress, Depressionen, Ängsten und häufigem Grübeln. Göttingen: Hogrefe.

ZWICK, J.; HAUTZINGER, M. (2018): Dem Leben wieder Farbe geben. Weinheim: Beltz.

Antidepressiva

BSCHOR, T. (2018): Antidepressiva. München: Südwest-Verlag.

GREVE, N.; OSTERFELD, M.; DIEKMANN, B. (2017): Umgang mit Psychopharmaka. Köln: BALANCE buch + medien verlag.

RIECKE-NIKLEWSKI, R.; NIKLEWSKI, G. (2018): Medikamente im Test – Depression & Burnout. Berlin: Stiftung Warentest.

Kritische Arbeiten

Frances, A. (2014): Normal. Gegen die Inflation psychiatrischer Diagnosen. Köln: DuMont.

Gotsche, P. C. (2016): Tödliche Psychopharmaka und organisiertes Leugnen. München: Riva.

Weinmann, S. (2019): Die Vermessung der Psychiatrie. Täuschung und Selbsttäuschung eines Fachgebietes. Köln: Psychiatrie Verlag.

Whitaker, R. (2011): Anatomy of an Epidemic. New York: Broadway Books.

Whitaker, R.; Cosgrove, L. (2015): Psychiatry under the influence. New York: Palgrave.

Belletristik

Maack, B. (2020): Wenn das noch geht, kann es nicht so schlimm sein. Berlin: Suhrkamp.

Melle, T. (2016): Die Welt im Rücken. Berlin: Rowohlt.

Hilfreiche Internetseiten

Infoseiten: Depression allgemein

www.deutsche-depressionshilfe.de/start

www.leitlinien.de/nvl/depression

www.psychenet.de

Infoseiten: Depression spezifische Aspekte

Schlaf

https://schlafgestoert.de

Suizidalität

www.frnd.de

www.suizidprophylaxe.de

www.u25-deutschland.de

www.agus-selbsthilfe.de

https://8leben.psychenet.de/

Online-Depressionsprogramme

www.deprexis24.de

https://geton-institut.de/training/depression-akut/

https://geton-institut.de/training/stimmung/

www.aok.de/pk/nordwest/inhalt/moodgym-online-selbsthilfe-bei-depressionen-11/

Psychotherapeutensuche

www.wege-zur-psychotherapie.org

www.bptk.de/service/therapeutensuche/

www.kbv.de/html/arztsuche.php

www.kbv.de/html/terminservicestellen.php

www.cbasp-network.de

www.mbsr-mbct-verband.de

Medikamenteneinnahme in Schwangerschaft und Stillzeit

www.embryotox.de

www.reprotox.de

Selbsthilfegruppen und Hilfe für Angehörige

https://depression.aok.de

www.nakos.de.

ABRAMSON, L. Y.; SELIGMAN, M. E.; TEASDALE, J. D. (1978): Learned helplessness in humans: Critique and reformulation. In: Journal of Abnormal Psychology, 87 (1), S. 49–74.

AL-KARAWI, D.; JUBAIR, L. (2016): Bright light therapy for nonseasonal depression: meta-analysis of clinical trials. In: Journal of Affective Disorders, 198, S. 64–71.

ALLOY, L. B.; ABRAMSON, L. Y. (1979): Judgment of contingency in depressed and nondepressed students: sadder but wiser? In: Journal of Experimental Psychology: General, 108 (4), S. 441–485.

ALLOY, L. B.; ABRAMSON, L. Y. (1999): The Temple-Wisconsin Cognitive Vulnerability to Depression (CVD) project: Conceptual background, design and methods. In: Journal of Cognitive psychotherapy: An International Quarterly, 13, S. 227–262.

ALLOY, L. B.; ABRAMSON, L. Y.; WALSHAW, P. D.; NEEREN, A. M. (2006): Cognitive vulnerability to unipolar and bipolar mood disorders. In: Journal of Social and Clinical Psychology, 25 (7), S. 726–754.

ANGST, J.; GAMMA, A.; BENAZZI, F.; AJDACIC, V.; RÖSSLER, W. (2007): Melancholia and atypical depression in the Zurich study: epidemiology, clinical charakteristics, course, comorbidity and personality. In: Acta psychiatrica Scandinavica Supplementum, 433, S. 72–84.

APA – American Psychiatric Association (Hg.) (2005): Diagnostische Kriterien DSM-5®: Deutsche Ausgabe. Göttingen: Hogrefe.

BARTH, J.; BERMETZ, L.; HEIM, E.; TRELLE, S.; TONIA, T. (2013A): The current prevalence of child sexual abuse worldwide: a systematic review and meta-analysis. In: International Journal of Public Health, 58 (3), S. 469–483.

BARTH, J.; MUNDER, T.; GERGER, H.; NÜESCH, E.; TRELLE, S.; ZNOJ, H.; JÜNI, P. u. a. (2013b): Comparative efficacy of seven psychotherapeutic interventions for patients with depression: a network meta-analysis. In: PLoS Medicine, 10 (5), e1001454.

Baxter, A. J.; Scott, K. M.; Ferrari, A. J.; Norman, R. E.; Vos, T.; Whiteford, H. A. (2014): Challenging the myth of an »epidemic« of common mental disorders: trends in the global prevalence of anxiety and depression between 1990 and 2010. In: Depression and Anxiety, 31 (6), S. 506 – 516.

Beck, A. T. (1963): Thinking and depression: I. Idiosyncratic content and cognitive distortions. In: Archives of General Psychiatry, 9, S. 324–333.

Beck, A. T. (1964): Thinking and depression: II. Theory and therapy. In: Archives of General Psychiatry, 10, S. 561–571.

Beck, A. T.; Bredemeier, K. (2016): A unified model of depression: Integrating clinical, cognitive, biological, and evolutionary perspectives. In: Clinical Psychological Science, 4 (4), S. 596–619.

Beck, J. (1999): Praxis der kognitiven Therapie. Weinheim: Beltz.

Beesdo-Baum, K.; Zaudig, M.; Wittchen, H.-U. (2019): SCID-5-CV. Strukturiertes Klinisches Interview für DSM-5®-Störungen – Klinische Version. Göttingen: Hogrefe.

Benazon, N. R.; Coyne, J. C. (2000): Living with depresses spouse. In: Journal of Family Psychology, 14 (1), S. 71–79.

Bernal, M.; Haro, J. M.; Bernert, S.; Brugha, T.; de Graaf, R.; Bruffaerts, R.; Lépine, J. P. u. a. (2007): Risk factors for suicidality in Europe: results from the ESEMED study. In: Journal of Affective Disorders, 101 (1–3), S. 27–34.

Biesheuvel-Leliefeld, K. E. M.; Kok, G. D.; Bockting, C. L. H.; Cuijpers, P.; Hollon, S. D.; van Marwijk, H. W. J.; Smit, F. (2014): Effectiveness of psychological interventions in preventing recurrence of depressive disorder: meta-analysis and meta-regression. In: Journal of Affective Disorders, 174, S. 400–410.

Bodenmann, G. (2009): Depression und Partnerschaft. Hintergründe und Hilfen. Bern: Huber.

Boland, E. M.; Rao, H.; Dinges, D. F.; Smith, R. V.; Goel, N.; Detre, J. A.; Basner, M. u. a. (2017): Meta-analysis of the antidepressant effect of acute sleep deprivation. In: The Journal of Clinical Psychiatry, 78 (8), e1020–e1034.

Bonierbale, M.; Lancon, C.; Tignol, J. (2003): The ELIXIR study: evaluation of sexual dysfunction in 4557 depressed patients in France. In: Current Medicine Research Opinion, 19 (2), S. 114–124.

Border, R.; Johnson, E. C.; Evans, L. M.; Smolen, A.; Berley, N.; Sullivan, P. F.; Keller, M. C. (2019): No support for historical candidate gene or candidate gene-by-interaction hypotheses for major depression across multiple large samples. In: American Journal of Psychiatry, 176 (5), S. 376–387.

Boschloo, L.; Bekhuis, E.; Weisz, E. S.; Reijnders, M.; DeRubeis, R. J.; Dimidijan, S.; Dunner, D. L. u. a. (2019): The symptom-specific efficacy of antidepressant medication vs. cognitive behavioral therapy in the treatment of depression: results from an individual patient data meta-analysis. In: World Psychiatry, 18 (2), S. 183–191.

Bostwick, J. M.; Pankratz, V. S. (2000): Affective disorders and suicide risk: a reexamination. In: American Journal of Psychiatry, 157 (12), S. 1925–1932.

Brakemeier, E.-L.; Buchholz, A. (2013): Die Mauer überwinden. Wege aus der chronischen Depression. Selbsthilfe und Therapiebegleitung mit CBASP. Weinheim: Beltz.

Brakemeier, E.-L.; Schramm, E.; Hautzinger, M. (2012): Chronische Depression. Göttingen: Hogrefe.

Brakemeier, E.-L.; Knoop, R. (2016): Cognitive Behavioral Analysis System of Psychotherapy bei Suizidalität. In: Teismann, T.; Koban, C.; Illes, F.; Oermann, A. (Hg.): Psychotherapie suizidaler Patienten. Göttingen: Hogrefe, S. 125–133.

Brakemeier, E.-L.; Merkl, A.; Willbertz, G.; Quante, A.; Regen, F.; Bührsch, N.; van Hall, F. u. a. (2014): Cognitive-behavioral therapy as continuation treatment to sustain response after electroconvulsive therapy in depression: a randomized controlled trial. In: Biological Psychiatry, 76 (3), S. 194–202.

Brettschneider, J.; Janitza, S.; Jacobi, F.; Thom, J.; Hapke, U.; Kurth, T.; Maske, U. E. (2018): Time trends in depression prevalence and health-related correlates: results from population-based surveys in Germany 1997–1999 vs. 2009–2012. In: BMC Psychiatry, 18 (1), S. 394.

Bromet, E.; Andrade, L. H.; Hwang, I.; Sampson, N. A.; Alonso, J.; de Giralmo, G.; de Graaf, R. u. a. (2011): Cross-national epidemiology of DSM-IV major depressive episode. In: BMC Medicine, 9, S. 90.

Brown, G. W.; Birley, J. L. T.; Wing, J. K. (1972): Influence of family life on the course of schizophrenic disorders: a replication. In: British Journal of Psychiatry, 121 (562), S. 241–258.

Brown, G. W.; Harris, T. (1978): Social origins of depression: a study of psychiatric disorder in women. London: Tavistock.

Bschor, T. (2018): Antidepressiva. München: Südwest-Verlag

Bschor, T.; Baethge, C.; Hiemke, C.; Müller-Oerlinghausen, B. (2017): Genetische Tests zur Steuerung der Behandlung mit Antidepressiva. In: Der Nervenarzt, 88 (5), S. 495–499.

Bschor, T.; Kern, H.; Henssler, J.; Baethge, C. (2018): Switching the antidepressant after nonresponse in adults with major depression: a systematic literature search and meta-analysis. In: The Journal of Clinical Psychiatry, 79 (1), 16r10749.

Burcusa, S. L.; Iacono, W. G. (2007): Risk for recurrence in depression. In: Clinical Psychology Review, 27 (8), S. 959–985.

Burke, H. M.; Davis, M. C.; Otte, C.; Mohr, D. C. (2005): Depression and cortisol responses to psychological stress: a meta-analysis. In: Psychoneuroendocrinology, 30 (9), S. 846–856.

Butzlaff, R. L.; Hooley, J. M. (1998): Expressed emotion and psychiatric relapse: a meta-analysis. In: Archives of General Psychiatry, 55 (6), S. 547–552.

Caspi, A.; Sugden, K.; Moffitt, T. E.; Taylor, A.; Craig, I. W.; Harrington, H.; McClay, J. u. a. (2003): Influence of life stress on depression: moderation by a polymorphism in the 5-HTT gene. In: Science, 301 (5631), S. 386–389.

Charlson, F.; Siskind, D.; Doi, S. A. R.; McCallum, E.; Broome, A.; Lie, D. C. (2012): ECT efficacy and treatment course: a systematic review and meta-analysis of twice vs thrice weekly schedules. In: Journal of Affective Disorders, 138 (1–2), S. 1–8.

CIPRIANI, A.; ZHOU, X.; DEL GIOVANE, C.; HETRICK, S. E.; QIN, B.; WHITTINGTON, C.; COGHILL, D. u. a. (2016): Comparative efficacy and tolerability of antidepressants for major depressive disorder in children and adolescents: a network meta-analysis. In: Lancet, 388 (10047), S. 881–890.

CIPRIANI, A.; FURUKAWA, T. A.; CHAIMANI, A.; ATKINSON, L. Z.; OGAWA, Y.; LEUCHT, S.; RUHE, H. G. u. a. (2018): Comparative efficacy and acceptability of 21 antidepressant drugs for the acute treatment of adults with major depressive disorder: a systematic review and network meta-analysis. In: Lancet, 391 (10128), S. 1357–1366.

CLARK, D. M.; TEASDALE, J. D. (1982): Diurnal variation in clinical depression and accessibility of memories of positive and negative experiences. In: Journal of Abnormal Psychology, 91 (2), S. 87–95.

COFFMANN S. J.; MARTEL, C. R.; DIMIDJIAN S.; GALLOP, R.; HOLLON, S. D. (2007): Extreme nonresponse in cognitive therapy: can behavioural activation succeed where cognitive therapy fails? In: Journal of Consulting and Clinical Psychology, 75 (4), S. 531–541.

COX, J. L.; HOLDEN, J. M.; SAGOVSKY, R. (1987): Detection of postnatal depression. Development of the 10-item Edinburgh Postnatal Depression Scale. In: British Journal of Psychiatry, 150, S. 782–786.

COYNE, J. C. (1976): Toward an interactional description of depression. In: Psychiatry, 39 (1), S. 28–40.

CUIJPERS, P.; VAN STRATEN, A.; WARMERDAM, L. (2008): Are individual and group treatments equally effective in the treatment of depression in adults? A meta-analysis. In: The European Journal of Psychiatry, 22 (1), S. 38–51.

CUIJPERS, P.; CLIGNET, F.; VAN MEIJEL, B.; VAN STRATEN, A.; LI, J.; ANDERSSON, G. (2011): Psychological treatment of depression in inpatients: a systematic review and meta-analysis. In: Clinical Psychology Review, 31 (3), S. 353–360.

CUIJPERS, P.; HOLLON, S. D.; VAN STRATEN, A.; BOCKTING, C.; BERKING, M.; ANDERSSON, G. (2013A): Does cognitive behaviour therapy have an enduring effect that is superior to keeping patients on continuation pharmacotherapy? A meta-analysis. In: BMJ Open, 3 (4); e002542.

Cuijpers, P.; Huibers, M.; Ebert, D. D.; Koole, S. L.; Andersson, G. (2013b): How much psychotherapy is needed to treat depression? A metaregression analysis. In: Journal of Affective Disorders, 149 (1–3), S. 1–13.

Cuijpers, P.; Sijbrandij, M.; Koole, S. L.; Andersson, G.; Beekman, A. T.; Reynolds, C. F. (2013c): The efficacy of psychotherapy and pharmacotherapy in treating depressive and anxiety disorders: a meta-analysis of direct comparisons. In: World Psychiatry, 12 (2), S. 137–148.

Cuijpers, P.; Karyotaki, E.; Weitz, E.; Andersson, G.; Hollon, S. D.; van Straten, A. (2014a): The effects of psychotherapies for major depression in adults on remission, recovery and improvement: a meta-analysis. In: Journal of Affective Disorders, 159, S. 118–126.

Cuijpers, P.; Turner. E. H.; Mohr, D. C.; Hofmann, S.; Andersson, G.; Berking, M.; Coyne, J. (2014b): Comparison of psychotherapies for adult depression to pill placebo control groups: a meta-analysis. In: Psychological Medicine, 44 (4), S. 685–695.

Cuijpers, P.; Cristea, I. A.; Karyotaki, E.; Reijnders, M.; Huibers, M. J. H. (2016): How effective are cognitive behavior therapies for major depression and anxiety disorders? A meta-analytic update of the evidence. In: World Psychiatry, 15 (3), S. 245–258.

Cuijpers, P.; Cristea, I. A.; Karyotaki, E.; Reijnders, M.; Hollon, S. D. (2017): Component studies of psychological treatments of adult depression: a systematic review and meta-analysis. In: Psychotherapy Research, 29 (1), S. 15–29.

Cuijpers, P.; Karyotaki, E.; de Wit, L.; Ebert, D. D. (2019a): The effects of fifteen evidence-supported therapies for adult depression: a meta-analytic review. In: Psychotherapy Research, 30 (3), S. 279–293.

Cuijpers, P.; Noma, H.; Karyotaki, E.; Cipriani, A.; Furukawa, T. A. (2019b): Effectiveness and acceptability of cognitive behavior therapy delivery formats in adults with depression: a network meta-analysis. In: JAMA Psychiatry, 76 (7), S. 700–707.

Culverhouse, R. C.; Saccone, N. L.; Horton, A. C.; Ma, Y.; Anstey, K. J.; Banaschewski, T.; Burmeister, M. u. a. (2018): Collaborative meta-analyses finds no evidence of a strong interaction between stress and 5-HTTLPR genotype contributing to the development of depression. In: Molecular Psychiatry, 23 (1), S. 133–142.

Cunningham, J.; Yonkers, K. A.; O`Brien, S.; Eriksson, E. (2009): Update on research and treatment of premenstrual dysphoric disorder. In: Harvard Review of Psychiatry, 17 (2), S. 120–137.

DGPPN, BÄK, KBV, AWMF (Hg.) (2015): S3-Leitlinie / Nationale VersorgungsLeitlinie. Unipolare Depression. Langfassung, Version 5. Online verfügbar unter: www.depression.versorgungsleitlinien.de (20.09.2020).

Dimidijan S.; Hollon S. D.; Dobson, K. S.; Schmaling, K. B.; Kohlenberg, R. J.; Addis, M. E.; Gallop, R. u. a. (2006): Randomized trial of behavioral activation, cognitive therapy, and antidepressant medication in the acute treatment of adults with major depression. In: Journal of Consulting and Clinical Psychology, 74 (4), S. 658–670.

Dunne, R. A.; McLoughlin, D. M. (2012): Systematic review and meta-analysis of bifrontal electroconvulsive therapy versus bilateral and unilateral electroconvulsive therapy in depression. In: The World Journal of Biological Psychiatry, 13 (4), S. 248–258.

Elias, A.; Phutane, V. H.; Clarke, S.; Prudic, J. (2018): Electroconvulsive therapy in the continuation and maintenance treatment of depression: systematic review and meta-analyses. In: Australian and New Zealand Journal of Psychiatry, 52 (5), S. 415–424.

Fava, G. A.; Gatti, A.; Belaise, C.; Guidi, J.; Offidani, E. (2015): Withdrawal symptoms after selective serotonin reuptake inhibitor discontinuation: a systematic review. In: Psychotherapy and Psychosomatic, 84 (2), S. 72–81.

Fava, G. A.; Benasi, G.; Lucente, M.; Offidani, E.; Cosci, F.; Guidi, J. (2018): Withdrawal symptoms after serotonin-noradrenalin reuptake inhibitor discontinuation: systematic review. In: Psychotherapy and Psychosomatic, 87 (4), S. 195–203.

Folstein, M. F.; Folstein, S. E.; McHugh, P. R. (1975): »Mini-mental state«. A practical method for grading the cognitive state of patients for the clinician. In: Journal of Psychiatric Research, 12 (3), S. 189–198.

GARTLEHNER, G.; HANSEN, R. A.; MORGAN, L. C.; THALER, K.; LUX, L.; VAN NOORD, M.; MAGER, U. u. a. (2011): Comparative benefits and harms of second generation antidepressants for treating major depressive disorder: an updated meta-analysis. In: Annals of Internal Medicine, 155 (11), S. 772–785.

GOLDEN, R. N.; GAYNES, B. N.; EKSTROM, R. D.; HAMER, R. M.; JACOBSEN, F. M.; SUPPES, T.; WISNER, L. u. a. (2005): The effects of light therapy in the treatment of mood disorder: a review and meta-analysis of the evidence. In: The American Journal of Psychiatry, 162 (4), S. 656–662.

GORTNER, E. T.; GOLLAN, J. K.; DOBSON, K. S.; JACOBSEN, N. S. (1998): Cognitive-behavioral treatment for depression: relapse prevention. In: Journal of Consulting and Clinical Psychology, 66 (2), S. 377–384.

GREEN, J. G.; MCLAUGHLIN, K. A.; BERGLUND, P. A.; GRUBER, M. J.; SAMPSON, N. A.; ZASLAVSKY, A. M.; KESSLER, R. C. (2010): Childhood adversities and adult psychopathology in the National Comorbidity Survey Replication (NCS-R) I: Associations with first onset of DSM-IV disorders. In: Archives of General Psychiatry, 67 (2), S. 113.

GRIGORIADIS, S.; VONDERPORTEN, E. H.; MAMISASHVILI, L.; ROERECKE, M.; REHM, J.; DENNIS, C. L.; KOREN, G. U. A. (2013): Antidepressant exposure during pregnancy and congenital malformations: Is there an association? A systematic review and meta-analysis of the best evidence. In: Journal of Clinical Psychiatry, 74 (4), S. 293–308.

GUIDI, J.; TOMBA, E.; FAVA, G. A. (2016): The sequential integration of pharmacotherapy and psychotherapy in the treatment of major depressive disorder: a meta-analysis of the sequential model and a critical review of the literature. In: American Journal of Psychiatry, 173 (2), S. 128–137.

GUTIERREZ-GALVE, L.; STEIN, A.; HANINGTON, L.; HERON, J.; LEWIS, G.; O`FARRELLY, C.; RAMCHANDANI, P. G. (2019): Association of maternal and paternal depression in the postnatal period with offspring depression at age 18 years. In: JAMA Psychiatry, 76 (3), S. 290–296.

HAMMEN, C. L.; GLASS, D. R. (1975): Depression, activity, and evaluation of reinforcement. In: Journal of Abnormal Psychology, 84 (6), S. 718–721.

HANNING, S.; CHMIELEWSKI, F. (2019): Ganz viel Wert. Selbstwert aktiv aufbauen und festigen. Weinheim: Beltz.

Haq, A. U.; Sitzmann, A. F.; Goldman, M. L.; Maixner, D. F.; Mickey, B. J. (2015): Response of depression to electroconvulsive therapy: a meta-analysis of clinical predictors. In: Journal of Clinical Psychiatry, 76 (10), S. 1374–1384.

Hautzinger, M.; Keller, F.; Kühner, C. (2006): BDI-II Beck Depressions-Inventar Revision. Frankfurt am Main: Pearson.

Heijnen, W. T.; Birkenhäger, T. K.; Wierdsma, A. I.; van den Broek, W. W. (2010): Antidepressant pharmacotherapy failure and response to subsequent electroconvulsive therapy: a meta-analysis. In: Journal of Clinical Psychopharmacology, 30 (5), S. 616–619.

Henssler, J.; Bschor, T.; Baethge, C. (2016): Combining antidepressants in acute treatment of depression: a meta-analysis of 38 studies including 4511 patients. In: The Canadian Journal of Psychiatry, 61 (1), S. 29–43.

Henssler, J.; Heinz, A.; Brandt, L.; Bschor, T. (2019): Absetz- und Rebound-Phänomene bei Antidepressiva. In: Deutsches Ärzteblatt International, 116 (20), S. 355–361.

Hinsch, R.; Pfingsten, U. (2016): Gruppentraining sozialer Kompetenzen. Weinheim: Beltz.

Hoyer, J.; Teismann, T. (2016): Behavioral Activation for Depression Scale – Deutsche Version. Online verfügbar unter: www.psychometrikon.de (20.09.2020).

Jacobi, F.; Höfler, M.; Strehle, J.; Mack, S.; Gerschler, A.; Scholl, L.; Busch, M. A. u. a. (2014): Psychische Störungen in der Allgemeinbevölkerung. Studie zur Gesundheit Erwachsener in Deutschland und ihr Zusatzmodul Psychische Gesundheit (DEGS1-MH). In: Der Nervenarzt, 85 (1), S. 77–87.

Jacobi, F.; Höfler, M.; Strehle, J.; Mack, S.; Gerschler, A.; Scholl, L.; Busch, M. A. u. a. (2016): Erratum zu: Psychische Störungen in der Allgemeinbevölkerung. Studie zur Gesundheit Erwachsener in Deutschland und ihr Zusatzmodul »Psychische Gesundheit« (DEGS1-MH). In: Der Nervenarzt, 87 (1), S. 88–90.

Jacobi, F.; Linden, M. (2018): Macht die moderne Arbeitswelt psychisch krank – oder kommen psychisch Kranke in der modernen Arbeitswelt nicht mehr mit. In: ASU –Zeitschrift für medizinische Prävention, 53, S. 530–536.

Jacobson, N. S.; Dobson, K. S.; Truax, P. A.; Addis, M. E.; Koerner, K.; Gollan, J. K.; Gortner, E. u. a. (1996): A component analysis of cognitive-behavioral treatment for depression. In: Journal of Consulting and Clinical Psychology, 64 (2), S. 295–304.

Jelovac, A.; Kolshus, E.; McLoughlin, D. M. (2013): Relapse following successful electroconvulsive therapy for major depression. In: Neuropsychopharmacology, 38 (12), S. 2467–2474.

Johnson, T. J.; Friborg, O. (2015): The effects of cognitive behavioral therapy as an anti-depressive treatment is falling: a meta-analysis. In: Psychological Bulletin, 141 (4), S. 747–768.

Joiner, T. E.; Metalsky, G. I.; Katz, J.; Beach, S. R. H. (1999): Depression and excessive reassurance-seeking. In: Psychology Inquiry, 10 (3), S. 269–278.

Karyotaki, E.; Riper, H.; Hoogendoorn, A.; Kleiboer, A.; Mira, A.; Mackinnon, A.; Meyer, B. u. a. (2017). Efficacy of self-guided internet-based cognitive behavioral therapy in the treatment of depressive symptoms: a meta-analysis of individual participant data. In: JAMA Psychiatry, 74 (4), S. 351–359.

Keller, M. B. (2013): Clinical guide to depression and bipolar disorder. Findings from the collaborative depression study. Washington: American Psychiatric Publishing.

Keller, M. B.; McCullough, J. P.; Klein, D. N.; Arnow, B.; Dunner, D. L.; Gelenberg, A. J.; Markowitz, J. C. u. a. (2000): A comparison of nefazodone, the cognitive behavioral-analysis system of psychotherapy, and their combination for the treatment of chronic depression. In: New England Journal of Medicine, 342 (20), S. 1462–1470.

Kessler, R. C.; Berglund, P.; Demler, O.; Jin, R.; Koretz, D.; Merikangas, K. R.; Rush, A. J. u. a. (2003): The epidemiology of major depressive disorder: results from the National Comorbidity Survey Replication (NCS-R). In: JAMA, 289 (23), S. 3095–3105.

KHAN, A.; BROWN, W. A. (2015): Antidepressants versus placebo in major depression: an overview. In: World Psychiatry, 14 (3), S. 294–300.

KIRSCH, I.; DEACON, B. J.; HUEDO-MEDINA, T. B.; SCOBORIA, A.; MOORE, T. J.; JOHNSON, B. T. (2008): Initial severity and antidepressant benefits: a meta-analysis of data submitted to the food and drug administration. In: PLOS Medicine, 5 (2), e45.

KLEIN, D. N.; SHANKMAN, S. A.; ROSE, S. (2006): Ten-year prospective follow-up study of the naturalistic course of dysthymic disorder and double depression. In: American Journal of Psychiatry, 163 (3), S. 872–880.

KNAEVELSRUD, C.; BRAND, J.; LANGE, A.; RUWAARD, J.; WAGNER, B. (2015): Web-based psychotherapy for posttraumatic stress disorder in war-traumatized arab patients: randomized controlled trial. In: Journal of Medical Internet Research, 17 (3), e71.

KNORR, U.; VINBERG, M.; KESSING, L.V., WETTERSLEY, J. (2010): Salivary cortisol in depressed patients versus control persons: a systematic review and meta-analysis. In: Psychoneuroendocrinology, 35 (9), S. 1275–1286.

KROENKE, K.; SPITZER, R. L.; WILLIAMS, J. B. (2001): The PHQ-9: validity of a brief depression severity measure. In: Journal of General Internal Medicine, 16 (9), S. 606–613.

KUHN, M.; RIEMANN, D.; BERGER, M.; NISSEN, C. (2017): Praxis der Wachtherapie. In: Konrad, C. (Hg.): Therapie der Depression. Berlin: Springer, S. 333–343.

KUYKEN, W.; WARREN, F. C.; TAYLOR, R. S.; WHALLEY, B.; CRANE, C.; BONDOLFI, G.; HAYES, R. u. a. (2016): Efficacy of mindfulness-based cognitive therapy in prevention of depressive relapse: an individual patient data meta-analysis from randomized trials. In: JAMA Psychiatry, 73 (6), S. 565–574.

KVAM, S.; KLEPPE, C. L.; NORDHUS, I. H.; HOVLAND, A. (2016): Exercise as a treatment for depression: a meta-analysis. In: Journal of Affective Disorders, 202, S. 67–86.

LE NOURY, J.; NARDO, J. M.; HEALY, D.; JUREIDINI, J.; RAVEN, M.; TUFANARU, C.; ABI-JAOUDE, E. (2015): Restoring study 329: efficacy and harms of paroxetine and imipramine in treatment of major depression in adolescence. In: BMJ, 351, h4320.

LEBOWITZ, M. S.; AHN, W.-K. (2018): Blue genes? Understanding and mitigating negative consequences of personalized information about genetic risk for depression. In: Journal of Genetic Counselling, 27 (1), S. 204–216.

LEBOWITZ, M. S.; APPELBAUM, P. S. (2019): Biomedical explanations of psychopathology and their implications for attitudes and beliefs about mental disorders. In: Annual Review of Clinical Psychology, 15, S. 555–577.

LEWINSOHN, P. (1974): A behavioral approach to depression. In: FRIEDMAN, R. J; KATZ, M. M. (Hg.): Psychology of depression: Contemporary theory and research. Oxford: Wiley & Sons.

LEWITZKA, U. (2008): Irreversible MAO-Hemmer. In: BSCHOR, T. (Hg.): Behandlungsmanual therapieresistente Depression. Stuttgart: Kohlhammer, S. 102–113.

LINARDON, J.; CUIJPERS, P.; CARLBRING, P.; MESSER, M.; FULLER-TYSZKIEWICZ, M. (2019): The efficacy of app-supported smartphone interventions for mental health problems: a meta-analysis of randomized controlled trials. In: World Psychiatry, 18 (3), S. 325–336.

LOHSE, M. J.; MÜLLER-OERLINGHAUSEN, B. (2019): Psychopharmaka. In: SCHWABE, U.; PAFFRATH, D.; LUDWIG, W. D.; KLAUBER, J. (Hg.): Arzneimittelverordnungs-Report 2019. Berlin: Springer, S. 927–959.

LOVEJOY, M. C.; GRACZYK, P. A.; O'HARE, E.; NEUMAN, G. (2000): Maternal depression and parenting behavior: a meta-analytic review. In: Clinical Psychology Review, 20 (5), S. 561–592.

LÖWE, B.; SPITZER, R. L.; ZIPFEL, S.; HERZOG, W. (2002): PHQ-D. Gesundheitsfragebogen für Patienten. Manual. Kurzversion und Kurzform. Autorisierte deutsche Version des »Prime MD Patient Health Questionaire (PHQ). Heidelberg: Pilzer.

MA, S. H.; TEASDALE, J. D. (2004): Mindfulness-based cognitive therapy for depression: replication and exploration of differential relapse prevention effects. In: Journal of Consulting and Clinical Psychology, 72 (1), S. 31–40.

MAGID, M.; FINZI, E.; KRUGER, T. H. C.; ROBERTSON, H. T.; KEELING, B. H.; JUNG, S.; REICHENBERG, J. S. U. A. (2015): Treating depression with botulinum toxin: a pooled analysis of randomized controlled trials. In: Pharmacopsychiatry, 48 (6), S. 205–210.

Magnusson, A. (2000): An overview of epidemiological studies on seasonal affective disorder. In: Acta Psychiatrica Scandinavica, 101 (3), S. 176–184.

Mantanzis, K.; Schlaghecken, F.; Sünram-Lea, S. I.; Maylor, E. A. (2019): Sugar rush or sugar crash? A meta-analysis of carbohydrate effects on mood. In: Neuroscience and Biobehavioral Reviews, 101, S. 45–67.

March, J. S.; Silva, S.; Petrycki, S.; Curry, J.; Wells, K.; Fairbank, J.; Burns, B. u. a. (2007): The treatment for adolescents with depression study (TADS): long-term effectiveness and safety outcomes. In: Archives of General Psychiatry, 64 (10), S. 1132–1143.

Margraf, J.; Cwik, J. C.; Suppiger, A.; Schneider, S. (2017): DIPS Open Access: Diagnostisches Interview bei psychischen Störungen. Bochum: Mental Health Research and Treament Center, Ruhr-Universität Bochum. Doi: 10.13154/rub.100.89.

Martell, C. R.; Addis, M. E.; Jacobson, N. S. (2001): Depression in context. Strategies for guided action. New York: W. W. Norton.

Mårtensson, B.; Pettersson, A.; Berglund, L.; Ekselius, L. (2015): Bright white light therapy in depression: a critical review of the evidence. In: Journal of Affective Disorders, 182, S. 1–7.

Masters, W. H.; Johnson, V. E. (1970): Human sexual inadequacy. Toronto, New York: Bantam Books.

Mazure, C. M. (1998): Life stressors as risk factors in depression. In: Clinical Psychology: Science and Practice, 5 (3), S. 291–313.

McCormack, J.; Korownyk, C. (2018): Effectiveness of antidepressants. In: BMJ, 360, k1073.

McCullough, J. P. (2000): Treatment of chronic depression. Cognitive Behavioral Analysis System of Psychotherapy. New York: Guilford Press.

Mitchell, A. J.; Vaze, A.; Rao, S. (2009): Clinical diagnosis of depression in primary care: a meta-analysis. In. Lancet, 374 (9690), S. 609–619.

Monroe, S. M.; Harkness, K. L. (2011): Recurrence in major depression: a conceptual analysis. In: Psychological Review, 118 (4), S. 655–674.

Müller, V. I.; Cieslik, E. C.; Serbanescu, I.; Laird, A. R.; Fox, P. T.; Eickhoff, S. B. (2017): Altered brain activity in unipolar depression revisited:

meta-analysis of neuroimaging studies. In: JAMA Psychiatry, 74 (1), S. 47–55.

Najman, J. M.; Khatun, M.; Mamun, A.; Clavarino, A.; Williams, G. M.; Scott, J.; O'Callaghan, M. u. a. (2014): Does depression experienced by mothers lead to a decline in martial quality: a 21-year longitudinal study. In: Social Psychiatry and Psychiatric Epidemiology, 49 (1), S. 121–132.

Ng, Q. X.; Venkatanarayanan, N.; Ho, C. Y. X. (2017): Clinical use of hypericum perforatum (St John's wort) in depression: a meta-analysis. In: Journal of Affective Disorders, 210, S. 211–221.

Nikfar, S.; Rahimi, R.; Hendoiee, N.; Abdollahi, M. (2012): Increasing the risk of spontaneous abortion and major malformations in newborns following use of serotonin reuptake inhibitors during pregnancy: a systematic review and updated meta-analysis. In: DARU Journal of Pharmaceutical Science, 20 (1), S. 75.

Nolen-Hoeksema, S. (1991): Responses to depression and their effects on the duration of depressive episodes. In: Journal of Abnormal Psychology, 100 (4), S. 569–582.

Nolen-Hoeksema, S. (2006): Warum Frauen zu viel denken. Wege aus der Grübelfalle. München: Heyne.

Nübel, J.; Müllender, S.; Hapke, U.; Jacobi, F. (2019): Epidemie der Depression? Prävalenzentwicklung und Inanspruchnahme von Hilfs- und Versorgungsangeboten. In: Der Nervenarzt, 90, S. 1177–1186.

Ohayon, M. M.; Schatzberg, A. F. (2002): Prevalence of depressive episodes with psychotic features in the general population. In: American Journal of Psychiatry, 159 (11), S. 1855–1861.

Ozer, E. J.; Fernald, L. C.; Weber, A.; Flynn, E. P.; VanderWeele, T. J. (2011): Does alleviating poverty affect mothers' depressive symptoms? A quasi-experimental investigation of mexico's oportunidades programme. In: International Journal of Epidemiology, 40 (6), S. 1565–1576.

Pae, C.-U.; Tharwani, H.; Marks, D. M.; Masand, P. S.; Patkar, A. A. (2009): Atypical depression: a comprehensive review. In: CNS Drugs, 23 (10), S. 1023–1037.

PAGNIN, D.; DE QUEIROZ, V.; PINI, S.; CASSANO, G. B. (2004): Efficacy of ECT in depression: a meta-analytic review. In: The Journal of ECT, 20 (1), S. 13–20.

PERERA, S.; EISEN, R.; BHATT, M.; BHATNAGAR, N.; DE SOUZA, R.; THABANE, L.; SAMAAN, Z. (2016): Light therapy for non-seasonal depression: systematic review and meta-analysis. In: British Journal of Psychiatry Open, 2 (2), S. 116–126.

PIGOTT, H. E. (2011): STAR*D: Tale and trail of bias. In: Ethical Human Psychology and Psychiatry, 13 (1), S. 6–28.

PIGOTT, H. E.; LEVENTHAL, A. M.; ALTER, G. S.; BOREN, J. J. (2010): Efficacy and effectiveness of antidepressants: current status of research. In: Psychotherapy and Psychosomatics, 79 (5), S. 267–279.

PLÖDERL, M. (2019): Antidepressiva in der Suizidprävention – eine kritische Bestandsaufnahme. In: Suizidprophylaxe, 46, S. 53–64.

RASMUSSEN, S. A.; MAZUREK, M. F.; ROSEBUSH, P. I. (2016): Catatonia: our current understanding of its diagnosis, treatment and pathophysiology. In: World Journal of Psychiatry, 6 (4), S. 391–398.

READ, J.; ARNOLD, C. (2017): Is electroconvulsive therapy for depression more effective than placebo? A systematic review of studies since 2009. In: Ethical Human Psychology and Psychiatry, 19 (1), S. 5–23.

RICHARDS, D. A.; EKERS, D.; MCMILLAN, D.; TAYLOR, R. S.; BYFORD, S.; WARREN, F. C.; BARRETT, B. u. a. (2016): Cost and outcome of behavioural activation versus cognitive behavioural therapy for depression (COBRA): a randomized, controlled, non-inferiority trial. In: Lancet, 388 (10047), S. 871–880.

RINK, L.; BRAUN, C.; BSCHOR, T.; HENSSLER, J.; FRANKLIN, J.; BAETGHE, C. (2018): Does increase versus unchanged continuation of antidepressants after initial antidepressant treatment failure in patients with major depressive disorder: a systematic review and meta-analysis of randomized, double-blind trials. In: Journal of Clinical Psychiatry, 79 (3), 17r11693.

ROBINS, L. N.; WING, J.; WITTCHEN, H.-U.; HELZER, J. E.; BABOR, T. F.; BURKE, J.; FARMER, A. u. a. (1988): The Composite International Diagnostic Interview. An epidemiologic instrument suitable for use in conjunction with different diagnostic systems and in different cultures. In: Archives of General Psychiatry, 45 (12), S. 1069–1077.

Robinson, M. S.; Alloy, L. B. (2003): Negative cognitive styles and stress-reactive rumination interact to predict depression: a prospective study. In: Cognitive Therapy and Research, 27 (3), S. 275–292.

Rössler, W.; Ajdacic-Gross, V.; Riecher-Rössler, A.; Angst, J.; Hengartner, M. P. (2016): Does menopausal transition really influence mental health? Findings from the prospective long-term Zurich study. In: World Psychiatry, 15 (2), S. 146–154.

Sackheim, H. A.; Prudic, J.; Fuller, R.; Keilp, J.; Lavori, P. W.; Olfson, M. (2007): The cognitive effects of electroconvulsive therapy in community settings. In: Neuropsychopharmacology, 32 (1), S. 244–254.

Schmaal, L.; Veltman, D. J.; van Erp, T. G. M.; Sämann, P. G.; Frodl, T.; Jahanshad, N.; Loehrer, E. u. a. (2016): Subcortical brain alterations in major depressive disorder: findings from the ENIGMA major depressive disorder working group. In: Molecular Psychiatry, 21 (6), S. 806–812.

Schmaal, L.; Hibar, D. P.; Sämann, P. G.; Hall, G. B.; Baune, B. T.; Jahanshad, N.; Cheunget, J. W. u. a. (2017): Cortical abnormalities in adults and adolescents with major depression based on brain scans from 20 cohorts worldwide in the ENIGMA major depressive disorder working group. In: Molecular Psychiatry, 22 (6), S. 900–909.

Schuch, F. B.; Vancampfort, D.; Richards, J.; Rosenbaum, S.; Ward, P. B.; Stubbs, B. (2016): Exercise as a treatment for depression: a meta-analysis adjusting for publication bias. In: Journal of Psychiatric Research, 77, S. 42–51.

Segal, Z. V.; Kennedy, S.; Gemar, M.; Hood, K.; Pedersen, R.; Buis, T. (2006): Cognitive reactivity to sad mood provocation and the prediction of depressive relapse. In: Archives of General Psychiatry, 63 (7), S. 749– 755.

Segal, Z. V.; Williams, J. M.; Teasdale J. (2008): Achtsamkeitsbasierte kognitive Therapie. Tübingen: dgvt-Verlag.

Seligman, M. (2016): Erlernte Hilflosigkeit. Weinheim: Beltz.

Shonkoff, J. P.; Garner, A. S.; Committee on Psychosocial Aspects of Child and Family Health; Committee on Early Childhood, Adoption, and Dependent Care; Section on Developmental and Behavioral Pediatrics (2012): The lifelong effects of early childhood adversity and toxic stress. In: Pediatrics, 129 (1), e232–e246.

Shorey, S.; Chee, C. Y. I.; Ng, E. D.; Chan, Y. H.; San Tam, W. W.; Chong, Y. S. (2018): Prevalence and incidence of postpartum depression among healthy mothers: a systematic review and meta-analysis. In: Journal of Psychiatric Research, 104, S. 235–248.

Spijker, J. A. N.; de Graaf, R.; Bijl, R. V.; Beekman, A. T.; Ormel, J.; Nolen, W. A. (2002): Duration of major depressive episodes in the general population: results from The Netherlands Mental Health Survey and Incidence Study (NEMESIS). In: The British Journal of Psychiatry, 181, S. 208–213.

Steffen, A.; Holstiege, J.; Akmatov, M. K.; Bätzing, J. (2019): Zeitliche Trends in der Diagnoseprävalenz depressiver Störungen: eine Analyse auf Basis bundesweiter vertragsärztlicher Abrechnungsdaten der Jahre 2009 bis 2017. Zentralinstitut für die kassenärztliche Versorgung in Deutschland (Zi). Versorgungsatlas-Bericht Nr. 19 / 05. Berlin.

Stiftung Deutsche Depressionshilfe; Deutsche Bahn Stiftung (Hg.) (2017): Deutschland-Barometer Depression. Online verfügbar unter: www.deutsche-depressionshilfe.de/presse-und-pr/downloads (20.09.2020).

Stiftung Warentest (Hg.) (2019): Depression: Digital raus aus dem Tal. Online verfügbar unter: www.test.de/Depression-Psychotherapie-online-geht-das-Acht-Programme-im-Test-5485708-0/ (20.09.2020).

Sullivan, P. F.; Neale. M. C.; Kendler, K. S. (2000). Genetic epidemiology of major depression: review and meta-analysis. In: American Journal of Psychiatry, 157 (10), S. 1552–1562.

Takizawa, R.; Maughan, B.; Arseneault, L. (2014): Adult health outcomes of childhood bullying victimization: evidence from a five-decade longitudinal British birth cohort. In: American Journal of Psychiatry, 171 (7), S. 777–784.

Teismann, T. (2014): Grübeln. Wie Denkschleifen entstehen und wie man sie löst. Köln: BALANCE buch + medien verlag.

Terhorst, Y.; Rathner, E.-M.; Baumeister, H.; Sander, L. (2018): »Hilfe aus dem App-Store?«: Eine systematische Übersichtsarbeit und Evaluation von Apps zur Anwendung bei Depressionen. In: Verhaltenstherapie, 28, S. 101–112.

Torring, N.; Sanghani, S. N.; Petrides, G.; Kelnner, C. H.; Ostergaard, S. D. (2017): The mortality rate of electroconvulsive therapy: a systematic review and pooled analysis. In: Acta Psychiatrica Scandinavica, 135 (5), S. 388–397.

Trivedi, M. H.; Rush, A. J.; Wisniewski, S. R.; Nierenberg, A. A.; Warden, D.; Ritz, L.; Norquist, G. u. a. (2006): Evaluation of outcomes with citalopram for depression using measurement-based care in STAR*D: implications for clinical practice. In: American Journal of Psychiatry, 163 (1), S. 28–40.

Uebelacker, L. A.; Battle, C. L.; Friedman, M. A.; Cardemil, E. V.; Beevers, C. G.; Miller, I. W. (2008): The importance of interpersonal treatment goals for depressed inpatients. In: The Journal of Nervous and Mental Disease, 196 (3), S. 217–222.

van Diermen, L.; van den Ameele, S.; Kamperman, A. M.; Sabbe, B. C. G.; Vermeulen, T.; Schrijvers, D.; Birkenhäger, T. K. (2018): Prediction of electroconvulsive therapy response and remission in major depression: meta-analysis. In: British Journal of Psychiatry, 212 (2), S. 71–80.

Vorderholzer, U.; Valerius, G.; Schaerer, L.; Riemann, D.; Giedke, H.; Schwärzler, F.; Berger, M. u. a. (2003): Is the antidepressive effect of sleep deprivation stabilized by a three day phase advance of the sleep period? In: European Archives of Psychiatry and Clinical Neuroscience, 253 (2), S. 68–72.

Watkins, E. R.; Nolen-Hoeksema, S. (2014): A habit-goal framework of depressive rumination. In: Journal of Abnormal Psychology, 123 (1), S. 24–34.

Weissman, M. M.; Pilowsky, D. J.; Wickramaratne, P. J.; Talati, A.; Wisniewski, S. R.; Fava, M.; Hughes, C. W. (2006): Remissions in maternal depression and child psychopathology: a STAR*D-child report. In: JAMA, 295 (12), S. 1389–1398.

Wells, A. (2011): Metakognitive Therapie bei Angststörungen und Depression. Weinheim: Beltz.

WHO – World Health Organization (2014): Preventing suicide: a global imperative. Geneva: World Health Organization.

WHO – World Health Organization (2017): Depression and other common mental disorders. Global Health Estimates. Geneva: World Health Organization.

Wilson, S.; Durbin, C. E. (2010): Effects of paternal depression on fathers' parenting behaviors: a meta-analytic review. In: Clinical Psychology Review, 30 (2), S. 167–180.

Wittchen, H.-U.; Becker, E.; Lieb, R.; Krause, P. (2002): Prevalence, incidence and stability of premenstrual dysphoric disorder in the community. In: Psychological Medicine, 32 (1), S. 119–132.

Wittchen, H.-U.; Jacobi, F.; Rehm, J.; Gustavsson, A.; Svensson, M.; Jönsson, B.; Olesen, J. u. a. (2011): The size and burden of mental disorders and other disorders of the brain in Europe 2010. In: European Neuropsychopharmacology, 21 (9), S. 655–679.

Wu, J. C.; Bunney, W. E. (1990): The biological basis of an antidepressant response to sleep deprivation and relapse: review and hypothesis. In: The American Journal of Psychiatry, 147 (1), S. 14–21.

Young, M. A. (1999): Integrating psychological and physiological mechanisms of SAD. The dual-vulnerability model. In: Biological Rhythms Bulletin, 1, S. 4–6.

Zavorotnyy, M.; Grözinger, M. (2017): Praxis der Elektrokonvulsionstherapie. In: Konrad, C. (Hg.): Therapie der Depression. Berlin: Springer, S. 357–380.

Zhou, X.; Hetrick, S. E.; Cuijpers, P.; Qin, B.; Barth, J.; Whittington, C. J.; Cohen, D. u. a. (2015): Comparative efficacy and acceptability of psychotherapies for depression in children and adolescents: a systematic review and network meta-analysis. In: World Psychiatry, 14 (2), S. 207–222.

Zimmermann, M.; Ellison, W.; Young, D.; Chelminski, I.; Dalrymple, K. (2015): How many different ways do patients meet the diagnostic criteria for major depressive disorder? In: Comprehensive Psychiatry, 56, S. 29–34.